山东省职业教育规划教材

供中职护理、助产及其他医学相关专业使用

妇产科护理

主　编　姜丽英　瞿学烨

副主编　王雪芹　兰晓明

编　者（按姓氏汉语拼音排序）

曹丽娜（招远市第一职业中等专业学校）

陈梦茹（山东省济宁卫生学校）

杜秀红（山东省临沂科技普通中等专业学校）

姜丽英（山东省烟台护士学校）

兰晓明（山东省青岛卫生学校）

瞿学烨（山东省济宁卫生学校）

王雪芹（山东省莱阳卫生学校）

肖荣霞（山东省烟台护士学校）

张颖子（山东省烟台山医院）

科　学　出　版　社

北　京

内 容 简 介

　　本教材是中等职业教育护理专业的一门必修课程。本教材共21章，主要内容包括女性生殖系统解剖及生理、产科护理、妇科护理计划生育及妇女保健等。大多数内容是以问题引出，并将护理程序贯穿始终，引导学生针对具体案例确定护理问题、护理目标，制订护理措施，以提高学生发现问题、解决问题的能力；与护士执业资格考试接轨，内容中配备考点；与增值服务融为一体，不仅有与教材配套的 PPT，还有知识链接、护考链接、小结及自测题等，整本教材立体化，方便学生随时随地学习，利于教师教学。

　　本教材可供中职护理、助产及相关专业使用。

图书在版编目（CIP）数据

妇产科护理 / 姜丽英，瞿学烨主编.—北京：科学出版社，2019.6
山东省职业教育规划教材
ISBN 978-7-03-059504-1

Ⅰ. 妇… Ⅱ. ①姜… ②瞿… Ⅲ. 妇产科学–护理学–中等专业学校–教材 Ⅳ. R473.71

中国版本图书馆 CIP 数据核字（2018）第 260782 号

责任编辑：丁海燕　丁晓魏 / 责任校对：王　瑞
责任印制：徐晓晨 / 封面设计：图阅盛世

科 学 出 版 社 出版
北京东黄城根北街 16 号
邮政编码：100717
http://www.sciencep.com

北京虎彩文化传播有限公司 印刷
科学出版社发行　各地新华书店经销
*
2019 年 6 月第 一 版　开本：787×1092　1/16
2019 年 6 月第一次印刷　印张：17
字数：403 000
定价：49.80 元
（如有印装质量问题，我社负责调换）

山东省职业教育规划教材质量审定委员会

Preface 前　言

　　为了贯彻《教育部关于深化职业教育教学改革全面提高人才培养质量的若干意见》，开发具有山东省特色的专业教学指导方案和课程标准并建立与之相适应的课程教材体系，《妇产科护理》一书的编写工作全面展开。

　　妇产科护理是中等职业教育护理专业的一门必修课程。本教材依据 2015 年《中等职业学校专业教学标准（试行）》，遵循"以服务为宗旨，以岗位需求为标准"的职业教育指导思想，在体现"三基"（基本理论、基本知识、基本技能）、"五性"（思想性、科学性、先进性、启动性、适用性）的基础上，注重学生的职业道德、执业能力、创新精神的培养，突出技能对接岗位，突出考学融合、中高衔接，力求做到实用性强、深度和广度适宜、好教好学。

　　本教材共 21 章，内容包括女性生殖系统解剖及生理、产科护理、妇科护理、计划生育及妇女保健等。大多数内容是以问题引出，并将护理程序贯穿始终，引导学生针对具体案例确定护理问题、护理目标，制订护理措施，以提高学生发现问题、解决问题的能力；与护士执业资格考试接轨，内容中配备考点；与增值服务融为一体，不仅有与教材配套的 PPT，还有知识链接、护考链接、小结及自测题等，整本教材立体化，方便学生随时随地学习，利于教师教学。

　　本教材适合中等职教育护理、助产及相关专业学习、使用。

　　在编写过程中，本教材得到了各位编者和编者所在学校的大力支持，在此向他们表示诚挚谢意。由于时间紧迫，本教材可能存在不妥之处，殷切希望使用教材的师生和同人提出宝贵意见！

姜丽英

2018 年 7 月 2 日

Contents 目录

第 1 章

绪 论

一、妇产科护理的性质和内容

妇产科护理是现代护理学的重要组成部分,是一门诊断并处理妇女对现存和潜在健康问题的反应,为妇女健康提供服务的科学。妇产科护理的对象包括生命各阶段的女性、相关家庭和社会成员,内容包括女性生殖系统解剖和生理、产科护理、妇科护理、计划生育及妇女保健,其中产科护理主要围绕孕产妇、胎儿及新生儿的生理心理及病理改变来开展护理;妇科护理主要针对非妊娠期妇女生殖系统的生理与病理改变而开展护理;计划生育及生殖护理主要对女性生育调节开展指导;妇女保健主要为健康女性提供自我保健、预防疾病并维持健康等相关知识。

二、我国妇产科护理的发展

妇产科护理最早源于产科护理。自有人类以来,就有专人参与照顾妇女的生育过程,这就是早期的产科及产科护理雏形。公元前 1300～前 1200 年,在以甲骨文撰写的卜辞中就有王妃分娩时染疾的记载,这是我国关于产科疾病的最早记录。在历史的长河中,祖国医学不断发展,唐代昝殷所著《经效产宝》是我国现存最早的一部中医妇产科专著,从此产科与内科分立;宋代嘉祐五年后,中医有关妇产科的研究发展较快,不乏妇产科专著,其中以宋代陈自明的《妇人大全良方》及清代乾隆版《御纂医宗金鉴·妇科心法要诀》内容更为系统、详尽。近代妇产科护理的发展更为迅速,试管婴儿的诞生、微创理念与技术的引入,信息科学、电子通信、计算机技术与临床医学、护理学的结合,让更多的患者享受到了高水平的医疗卫生服务。目前,国际上一般以妇女和儿童的健康水平作为衡量国家经济和社会发展状况的一个标志,这对妇产科护理人员的知识结构有了更高的要求。根据我国国情,现代妇产科护理人员进行了多种形式的改革和尝试。

为适应医学模式从生物医学模式转向生物-心理-社会医学模式,妇产科护理观念、工作范畴及护理模式也都发生了相应转变。护士除了关注患者本身外,还应关注患者所处的环境、心理状态、物理因素等对疾病康复的影响,由"以疾病为中心的护理"转变为"以患者为中心的护理","以孕产妇为中心的产科护理"转为"以家庭为中心的产科护理"。妇产科护士的执业场所由医院扩展到社区及家庭;护理内容也从传统、机械、被动地执行医嘱,扩大到系统化整体护理,即以护理程序为核心,以科学的思维方法为指导,在护理评估的基础上作出护理诊断、确定护理目标、提出最佳的护理措施,以目标为依据进行护理评价。正常孕产妇具有自我护理能力,应当使其摆脱"患者"的角色,主动参与护理活动。目前开展的"以家庭为中心的产科护理",即确定并针对个案中家庭在生理、心理、社会等方面的需要进行调试,向他们提供具有安全性和高质量的健康照顾,尤其强调提供促进家庭成员间的凝聚力和维护身体安全的母婴照顾,是当代整体化护理的具体体现,代表了妇产科护理的发展趋势。

三、妇产科护理的学习目的及方法

学习妇产科护理学的目的在于学好理论并掌握技能,培养评判性临床思维能力,发挥护理特有职能,帮助护理对象预防疾病、减轻痛苦、促进康复、尽快获得生活自理能力等。

学好妇产科护理必须具备医学基础学科和社会人文学科的知识,还需具有护理学基础、内科护理、外科护理、儿科护理等专业知识。妇产科护理是一门实践性很强的学科,强调理论联系实际。妇产科护理的对象为女性，护士应对其尊重，维护其尊严，为其保守秘密；涉及暴露私密部位操作时，注意做好解释和有效遮挡，保护患者隐私。在临床实践中，护士应注重培养评判性思维，既要理解机体内生殖系统与其他系统的疾病可相互影响，也要理解生殖系统内的产科护理问题可能是妇科疾病所致；反之亦然。由于妇产科护理的特殊性，有些妇产科护理操作可能涉及母胎（或新生儿）生命，所以妇产科护士应具有更强的责任心及职业道德，有良好的语言、文字表达能力，善于与人合作共事，言谈举止文明，情绪稳定，以确保母婴的身体健康。

（姜丽英）

第 2 章

女性生殖系统解剖及生理

女性生殖系统是新生命的发源地。女性的生殖器官有哪些？其形态、结构和功能是怎样的？卵子从哪里来？在哪里与精子相遇？"生命的种子"在哪里播种？它靠什么获得养分？最后从哪里娩出？女性各阶段生理特点是什么？青春期后为什么女性每个月都会从阴道排出血液？本章将具体介绍。

第1节　女性生殖系统解剖

一、骨盆及骨盆底

（一）骨盆

女性骨盆腔是生殖器所在，也是胎儿娩出必经的骨性产道，其大小、形态将直接影响分娩。当骨盆异常时可导致异常分娩。

1. 骨盆组成及其连结

（1）骨盆的组成：骨盆由 1 块骶骨、1 块尾骨及左右 2 块髋骨构成。每块髋骨由髂骨、坐骨及耻骨组成。髂骨上缘称髂嵴，髂嵴前端突出称髂前上棘；坐骨体后部肥厚粗糙称坐骨结节，其上方三角形突起称坐骨棘。骶骨形似倒置的三角形，由 5～6 块骶椎骨融合而成，骶骨底前缘突出称骶岬，是产科骨盆内测量对角径的重要标志，也是妇科腹腔镜手术的重要标志之一。尾骨由 4～5 块尾椎融合而成（图 2-1）。

考点：骨盆的组成

（2）骨盆的关节：包括耻骨联合、骶髂关节和骶尾关节。耻骨联合由两侧耻骨联合面借纤维软骨连结而成；骶髂关节由骶骨和髂骨耳状面构成；骶尾关节是骶骨与尾骨之间的关节。

（3）骨盆的韧带：骨盆各关节周围都有韧带附着，其中以骶结节韧带和骶棘韧带最为重要。前者从髂骨翼后缘和骶骨、尾骨侧缘连到坐骨结节；后者从骶骨、尾骨侧缘连到坐骨棘。妊娠期受激素影响导致韧带松弛，关节活动度稍增加。由于骶棘韧带宽度和坐骨切迹宽度一致，临床上把它作为判断中骨盆是否狭窄的重要指标。

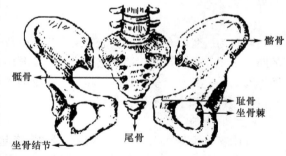

图 2-1　正常女性骨盆（正面观）

（标注：髂骨、骶骨、耻骨、坐骨棘、坐骨结节、尾骨）

2. 骨盆的分界　以骶岬上缘、髂耻缘（弓状线、耻骨梳和耻骨嵴）及耻骨联合上缘为界，将骨盆分为上方的大骨盆和下方的小骨盆。大骨盆又称假骨盆，小骨盆又称真骨盆，是胎儿娩出的通道，故又称骨产道。临床上通过参考假骨盆的某些径线长短来衡量真骨盆大小。

考点：骨盆的分界线

3. 骨盆的类型　根据骨盆形状，可分为 4 种类型：①女型；②男型；③类人猿型；④扁平型。女型骨盆入口呈椭圆形，入口横径较前后径稍长，耻骨弓较宽，两侧坐骨棘间径大于或等于 10cm，利于胎儿娩出，是女性的正常骨盆。临床以混合型骨盆多见。

（二）骨盆底

骨盆底由多层肌肉和筋膜组成，封闭骨盆出口，有支撑盆腔脏器并保持其正常位置的作用。

骨盆底后为尾骨尖，前为耻骨联合下缘，两侧为坐骨结节、坐骨升支及耻骨降支。两侧坐骨结节间做一横线将骨盆底分为前面的尿生殖三角和后面的肛门三角，前者有尿道和阴道通过，后者有肛管穿过。骨盆底有三层组织：

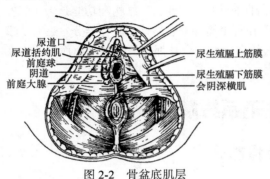

图 2-2　骨盆底肌层

1. 外层　即浅层筋膜与肌肉。在外生殖器、会阴皮肤及皮下组织的下面有一层会阴浅筋膜，其深面由球海绵体肌、坐骨海绵体肌、会阴浅横肌三对肌肉及肛门外括约肌组成浅肌肉层。

2. 中层　即泌尿生殖膈，由上、下两层坚韧的筋膜及一层薄肌肉组成。在两层筋膜间有一对由两侧坐骨结节至中心腱的会阴深横肌及位于尿道周围的尿道括约肌（图 2-2）。

3. 内层　即盆膈，是骨盆底最坚韧的一层，由肛提肌及其筋膜组成，有尿道、阴道及直肠通过。肛提肌可加强盆底托力、加强肛门及阴道括约肌的收缩作用。

考点：会阴的概念

广义的会阴是指盆膈以下封闭骨盆出口的全部软组织。狭义的会阴，又称会阴体，是指阴道口与肛门之间的软组织，呈楔状，厚 3～4cm，由浅入深分别是皮肤、皮下脂肪、筋膜、部分肛提肌和会阴中心腱。妊娠期会阴组织变软，有利于分娩。分娩时，助产人员要保护此区，以避免撕裂。

二、外生殖器

外生殖器又称外阴，是生殖器官的外露部分，位于两股内侧之间，前面为耻骨联合，后面以会阴为界（图 2-3）。

（一）阴阜

阴阜为耻骨联合前面的皮肤隆起，皮下有较多的脂肪组织，是女性第二性征之一。青春期开始表面生有阴毛，其分布呈倒置的三角形。阴毛的密度及色泽因种族和个体不同存在差异。

（二）大阴唇

大阴唇为邻近两股内侧的一对纵长的皮肤隆起，起自阴阜，止于会阴，多富有色素。两侧大阴唇前端有子宫圆韧带止于此，后端在会阴体前相融合形成后连合。大阴唇外侧面皮层内有皮脂腺和汗腺，青春期

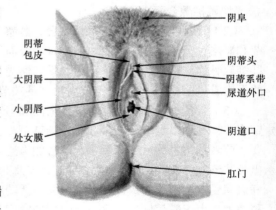

图 2-3　女性外生殖器

长出阴毛；其内侧面皮肤湿润似黏膜。大阴唇皮下富含脂肪组织，当局部受伤时，易出血形成血肿。

（三）小阴唇

小阴唇是位于大阴唇内侧的一对较薄的皮肤皱襞。表面光滑湿润、无阴毛，因富含神经末梢，故非常敏感。两侧小阴唇前端各分为两个小皱襞，外侧皱襞在阴蒂前面相连形成阴蒂包皮，左右内侧皱襞在阴蒂后面会合形成阴蒂系带。左右小阴唇后端相连形成阴唇系带。

（四）阴蒂

阴蒂由两个阴蒂海绵体组成，位于小阴唇顶端的联合处，相当于男性阴茎海绵体，有勃起性。阴蒂头暴露于外阴，富含神经末梢，故极敏感。

（五）阴道前庭

阴道前庭是位于两侧小阴唇之间的菱形裂隙。其前端有尿道外口，后端有阴道口。在此区域内主要有以下各部：

1. **前庭大腺**　又称巴氏腺，位于前庭球后端，状如黄豆，左右各一。以细长的腺管开口于阴道口与小阴唇之间的沟内。性兴奋时，腺体分泌黏液润滑阴道口。正常情况不能触及此腺，若因腺管闭塞而形成囊肿或脓肿时即能看到或触及。

考点：前庭大腺的位置

2. **尿道口**　位于前庭前部。其后壁上有一对并列腺体为尿道旁腺，常有细菌潜伏。

3. **阴道口及处女膜**　阴道口位于前庭后部，其大小、形状不规则。阴道口周围有一层较薄黏膜称处女膜。膜上有一孔，多位于中央。处女膜多在初次性交时破裂，也可因剧烈运动而破裂，受分娩影响，产后仅留有处女膜痕。

三、内 生 殖 器

考点：女性内生殖器的组成

女性内生殖器包括阴道、子宫、输卵管及卵巢，后两者称子宫附件。

（一）阴道

阴道为肌性管道，是性交器官、经血流出和胎儿分娩的通道。

1. **位置和形态**　位于真骨盆下部中央，前方是膀胱和尿道，后方是直肠，为上宽下窄的肌性管道。上端包绕子宫颈阴道部形成环状的阴道穹，分为前、后及两侧部，其中以后部最深，与盆腔最低处的直肠子宫陷凹紧密相邻，当此陷凹积血或积液时，可经阴道穹后部穿刺或引流。下端开口于阴道前庭后部。阴道前壁与膀胱、尿道相邻，后壁与直肠贴近。

考点：直肠子宫陷凹是盆腔的最低处，贴近阴道穹窿后部

2. **组织结构**　阴道壁由黏膜、肌层和纤维组织膜构成，横纹皱襞较多，故伸展性较大。阴道黏膜由复层鳞状上皮细胞覆盖，呈淡红色，无腺体，受性激素影响呈周期性变化。阴道肌层为平滑肌，肌束呈螺旋状，交错排列。在肌层的外面有一层富含弹力纤维的纤维组织膜。阴道壁因富有静脉丛，故局部受损伤易出血或形成血肿。

考点：阴道上皮的类型

知识链接

阴 道 闭 锁

阴道闭锁有先天性阴道闭锁和后天性阴道闭锁两种。先天性阴道闭锁多由胚胎发育异常所致。后天性阴道闭锁往往是由产伤、腐蚀性药物、手术或感染等造成瘢痕挛缩狭窄，闭锁位置低者可影响性生活。在妊娠期，瘢痕可随妊娠的进展而充血软化，如仅有轻度狭窄，临产后先露部对环状瘢痕有持续扩张作用，常能完成分娩。若闭锁位置低，可根据情况作单侧或双侧预防性会阴侧切，以防严重的会阴裂伤。瘢痕广、部位高者不宜经阴道分娩，以剖宫产为宜。

（二）子宫

子宫为壁厚、腔狭的肌性器官。青春期后受性激素影响产生月经；性交后是精子到达输卵管的通道；妊娠期为受精卵着床及胎儿发育的场所；分娩时子宫收缩，使胎儿及其附属物娩出。

1. **位置**　子宫位于盆腔中央、膀胱与直肠之间，下端与阴道相续，两侧有输卵管和卵巢。子宫的正常位置靠子宫韧带、盆底肌和筋膜的支托保持轻度前倾前屈位。

2. **形态**　成年人子宫呈前后略扁的倒置梨形，重 50～70g，长 7～8cm，最宽处 4～5cm，厚 2～3cm，为中空器官，宫腔容量约 5ml。子宫可分为三部分，①子宫底：两侧输卵管子宫口连线以上的隆突部分，两侧是与输卵管相通的子宫角；②子宫体：子宫底向下的移行部分，下端与子宫颈相续；③子宫颈：呈圆柱状，向上与子宫体相续，成年妇女长 2.5～3.0cm。子宫颈下 1/3 伸入阴道内的部分，称子宫颈阴道部，上 2/3 在阴道上面，称子宫颈阴道上部。子宫体与子宫颈连接处较窄细，

称子宫峡部。非妊娠期长约 1cm，妊娠末期可长达 7～10cm，是临床上剖宫产切开子宫的常用部位。子宫峡部上端称解剖学内口，较狭窄；下端称组织学内口，此处黏膜由宫腔内膜转变为宫颈黏膜（图 2-4，图 2-5）。成人子宫体与子宫颈比例为 2∶1，婴儿期为 1∶2，老年期为 1∶1。

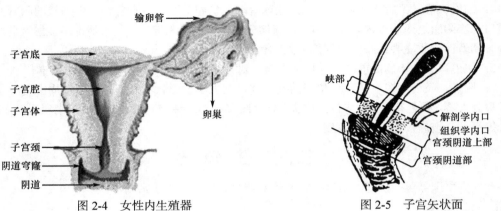

图 2-4　女性内生殖器　　　　　　　图 2-5　子宫矢状面

考点：子宫的大小、形态，子宫峡部、子宫颈管

子宫内腔分为上、下两个部分，①子宫腔：位于上部，呈上宽下窄的三角形。②子宫颈管：位于下部，呈梭形，上口通子宫腔，下口通阴道，称子宫颈外口（图 2-4）。未产妇的子宫颈外口呈圆形，经产妇的呈横裂形。

知识链接

瘢痕子宫

　　瘢痕子宫主要发生于剖宫产术、子宫肌瘤剔除术、子宫穿孔或破裂修复术等妇产科手术之后，以剖宫产术最常见，应减少无指征剖宫产，对孕妇提前进行分娩方式教育，并提高镇痛分娩比例，减少因疼痛所造成的剖宫产事件。瘢痕子宫再次妊娠发生子宫破裂、产后出血、前置胎盘的可能性增大；瘢痕子宫行剖宫产分娩时，手术并发症（损伤、感染、切口愈合不良等）增加。如剖宫产后子宫切口瘢痕愈合不良，出现经后淋漓出血等相关症状或拟再次妊娠，可考虑行经阴道或腹腔镜经腹瘢痕修补术。

　　3. 组织结构　子宫体和子宫颈的结构不同。

　　（1）子宫体：子宫体壁由内向外由子宫内膜、肌层和子宫浆膜构成。

　　1）子宫内膜：分为两层。①功能层：靠近子宫腔的 2/3 部，从青春期开始受卵巢激素影响发生周期性变化，也是受精卵着床的场所；②基底层：靠近子宫肌层的 1/3 部，月经期不脱落，有分裂增殖的能力，可修复脱落的功能层。

　　2）子宫肌层：非妊娠时厚约 0.8cm，肌层由平滑肌束及弹力纤维所组成。肌层可分三层：内环、外纵、中交叉。妊娠期，肌纤维受激素影响而增多增大。肌层中含有血管，子宫肌收缩时血管被压缩，能有效制止产后子宫出血。

　　3）子宫外膜：子宫除子宫颈外，均由浆膜覆盖。浆膜在子宫前面近子宫峡部向前反折形成膀胱子宫陷凹；在子宫后面，子宫颈后方及阴道穹窿后部反折形成直肠子宫陷凹。

护考链接

月经后子宫内膜由哪层再生（　　　）

A. 致密层　　　　　　　B. 功能层　　　　　　　C. 基底层

D. 子宫肌层　　　　　　E. 海绵层

答案：C

分析：基底层月经期不脱落，有分裂增殖的能力，可修复脱落的功能层。

（2）子宫颈：主要由大量含弹性纤维的致密结缔组织和少量平滑肌构成。黏膜上皮主要为单层高柱状上皮，上皮内陷形成宫颈腺，能分泌碱性黏液，形成黏液栓将子宫颈管与外界隔开。子宫颈阴道部外表面为复层鳞状上皮，表面光滑。在子宫颈管外口柱状上皮与鳞状上皮交界处，是宫颈癌的好发部位。子宫颈黏膜无周期性剥脱，但其分泌的黏液受性激素影响而有周期性变化。妊娠时，黏液浓稠，可防止精子和细菌侵入子宫。

✎ 护考链接

正常子宫颈阴道部上皮为（　　　）

A. 单层立方上皮　　　B. 单层扁平细胞　　　C. 复层柱状上皮

D. 复层鳞状上皮　　　E. 单层柱状上皮

答案：D

分析：子宫颈阴道部外表面为复层鳞状上皮，表面光滑。子宫颈管内主要是柱状上皮。在子宫颈管外口柱状上皮与鳞状上皮交界处，是宫颈癌的好发部位。

4. 子宫韧带　共有 4 对（图 2-6）。

（1）圆韧带：起于两侧输卵管与子宫连接处的下方，向前外下侧方走行，穿过腹股沟管、止于大阴唇前端，维持子宫前倾位。

（2）阔韧带：连于子宫两侧与骨盆侧壁之间的双层腹膜皱襞。其上缘内侧 2/3 包绕部分输卵管，外侧 1/3 包绕卵巢血管形成称卵巢悬韧带。卵巢内侧与子宫角之间增粗的阔韧带称卵巢固有韧带。在宫体两侧的阔韧带中有丰富的血管、神经、淋巴管及结缔组织，称宫旁组织。子宫动

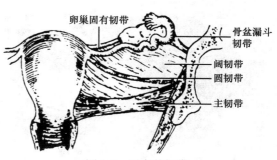

图 2-6　子宫的韧带

静脉和输尿管均从阔韧带基底部穿过。阔韧带限制子宫向两侧移动。

（3）主韧带：又称宫颈横韧带，为连于子宫颈两侧和骨盆侧壁之间的圆索状结构，有子宫血管和输尿管下段穿过。主韧带是固定子宫正常位置的重要结构。

（4）宫骶韧带：从子宫颈阴道上部后面（相当于组织学内口水平），向后绕过直肠两侧到达第 2、3 骶椎前面。韧带将子宫颈向后上牵引，间接维持子宫前倾位。

考点：子宫韧带的功能

若上述韧带受损伤，可导致子宫位置异常。

（三）输卵管

输卵管是一对输送卵子的肌性管道，也是卵子与精子相遇的场所。

1. 位置　位于子宫阔韧带的上缘内，内侧与子宫角相连通，外端游离，与卵巢接近。

2. 形态　细长而弯曲，全长为 8～14cm，由外向内分为 4 个部分。①伞部：为输卵管外侧扩大部分，呈漏斗状，漏斗底有输卵管腹腔口开口于腹腔，其末端游离缘上有输卵管伞，有"拾卵"作用；②壶腹部：管径粗而长，长 5～8cm，行程弯曲，是卵子受精和输卵管妊娠的主要部位；③峡部：位于壶腹部与间质部之间，细而直，长 2～3cm，输卵管结扎术常在此部位进行；④间质部：为贯穿子宫壁的部分，狭窄而短，长约 1cm（图 2-7）。

3. 组织结构　输卵管壁由黏膜、肌层和浆膜 3 层构成。黏膜上皮为单层柱状上皮，以纤毛细胞为主，其间夹杂着分泌细胞。肌层由内环、外纵两层平滑肌组成，常有节奏地收缩。纤毛细胞的纤毛摆动和输卵管平滑肌的收缩有利于卵子向子宫方向移动；输卵管肌层和黏膜层受性激素

影响呈周期性变化。

（四）卵巢

卵巢是产生和排出卵细胞、分泌性激素的实质性器官（图2-8）。

1. **位置**　卵巢位于小骨盆侧壁髂内、外动脉夹成的卵巢窝内，外侧以卵巢悬韧带连于骨盆壁，内侧以卵巢固有韧带与子宫底两侧连接。

2. **形态**　卵巢为一对扁椭圆形的生殖腺，成年女性的卵巢约4cm×3cm×1cm大小，重5～6g，呈灰白色。青春期前，卵巢较小，表面光滑；青春期开始后，由于排卵，卵巢表面逐渐凹凸不平；绝经后卵巢萎缩，变小、变硬。

3. **组织结构**　卵巢表面覆盖单层立方上皮称表面上皮，又称生发上皮；其深面有一薄层致密结缔组织称白膜。白膜深层的卵巢组织分为皮质与髓质两个部分。浅层较厚为皮质，其中有数以万计的原始卵泡、不同发育阶段的卵泡及致密结缔组织；中央为髓质，由疏松结缔组织构成，含丰富血管、神经及淋巴管等。

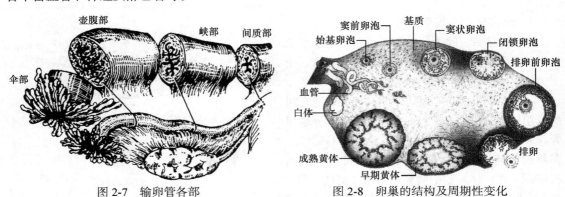

图2-7　输卵管各部　　　　　图2-8　卵巢的结构及周期性变化

四、血管、淋巴和神经

（一）血管

女性生殖器官的血液供应主要来自卵巢动脉、子宫动脉、阴道动脉及阴部内动脉。盆腔静脉与同名动脉相伴而行，并在相应器官及其周围形成静脉丛，因此，盆腔静脉感染易蔓延。

（二）淋巴

女性盆部淋巴器官和淋巴结丰富，淋巴结一般沿着相应的血管排列，其位置、大小和数目均不固定。主要有外生殖器淋巴结与盆腔淋巴结两组。当内、外生殖器发生感染或肿瘤时，常沿着各部回流的淋巴管传播，导致相应淋巴结肿大。

（三）神经

外生殖器的神经主要是阴部神经。内生殖器的神经主要有交感神经和副交感神经。交感神经自腹主动脉前神经丛分出，下行入盆腔分为卵巢神经丛和骶前神经丛。子宫平滑肌有自律性，完全切除其神经后仍能完成分娩活动。临床上可见低位截瘫的产妇能顺利自然分娩。

五、邻近器官

女性生殖器官与盆腔其他器官相邻，它们的血管、淋巴及神经联系密切。当某一生殖器官发生感染、肿瘤等病变时，易累及邻近器官（图2-9）。

（一）尿道

尿道为膀胱通向体外的管道，前方为耻骨联合，后方为阴道。女性尿道宽、短而直，长 3～5cm，易发生泌尿系统感染。

（二）膀胱

膀胱为肌性储尿器官。前方与耻骨联合相邻，后方与子宫和阴道相邻。充盈的膀胱可影响子宫及阴道的位置，且在手术中易误伤。故妇科检查及手术前必须排空膀胱。

（三）输尿管

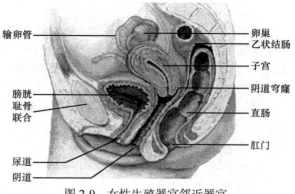

图 2-9　女性生殖器官邻近器官

输尿管为一对细长肌性管道，起于肾盂，在腹膜后沿腰大肌前面下行至小骨盆入口处，经髂外动脉起点的前方进入骨盆腔后沿盆侧壁下行，在阔韧带基底部向前内方行于子宫颈外侧约 2cm 处，在子宫动脉后下方与之交叉，再经阴道穹侧部绕向前方至膀胱，在膀胱肌壁内斜行 1.5～2.0cm，开口于膀胱底。在进行子宫切除和结扎子宫动脉时，应避免损伤输尿管。

（四）直肠

直肠位于盆腔后部，上续乙状结肠，下端接肛管，前方是子宫和阴道，后方是骶骨。在其周围有肛门内外括约肌及肛提肌，妇科手术及会阴切开缝合时应注意避免损伤肛管和直肠。

（五）阑尾

阑尾根部附于盲肠的后内侧壁，是 3 条结肠带汇集的部位，阑尾远端游离，位置不固定，有的下端可达右侧输卵管及卵巢部位，妊娠期阑尾可随妊娠月份增加而逐渐向上方移位。女性患阑尾炎时有可能累及子宫附件，应注意鉴别。

考点：内生殖器邻近器官的名称

第 2 节　女性生殖系统生理

案例 2-1

张某，女，13 岁，阴道流血 4 日，自觉头晕、心悸。查体：面色苍白，四肢冰冷，BP 95/65mmHg，B 超示：子宫正常大小，附件正常。无外伤及性生活史。

问题：1. 你认为阴道流血最可能的原因是什么？
2. 需要对其进行哪些健康指导？

女性一生中各时期具有不同的生理特点，可按年龄划分为胎儿期、新生儿期、儿童期、青春期、性成熟期、绝经过渡期和绝经后期 7 个阶段，但并无截然界限，可因遗传、环境、营养等条件影响而有个体差异。

一、女性一生各阶段的生理特点

（一）胎儿期

妊娠第 6 周出现未分化生殖腺，如果体细胞及原始生殖细胞表面无 H-Y 抗原，则发育为卵巢。妊娠第 16 周时出现原始卵泡。

（二）新生儿期

出生后 4 周内称新生儿期。女性胎儿在宫内受到母体性激素的影响，其子宫、卵巢和乳房等均有一定程度的发育，出生后常见外阴较丰满，乳房略隆起或少许泌乳，也可有少量阴道出血（假月经），这些均属正常现象，短期内可自行消失。

（三）儿童期

从出生 4 周到 12 岁左右称儿童期。在 8 岁前，生殖器为幼稚型，子宫、输卵管及卵巢位于腹腔内。8 岁起，卵巢内的卵泡受垂体-促性腺激素的影响有一定发育，但不成熟；子宫、输卵管及卵巢逐渐向骨盆腔内下降。

（四）青春期

由儿童期向性成熟期过渡的时期称青春期。世界卫生组织（WHO）规定青春期为 10～19 岁，青春期的发动往往在 8～10 岁。这一时期的生理特点有：

1. 生长加速　11～12 岁少女身高迅速增长，体型逐渐达成人体型。

2. 第一性征　由于下丘脑-垂体-卵巢轴作用加强，使卵巢发育，雌激素分泌，外生殖器变为成人型：①阴阜隆起，大小阴唇变肥厚且有色素沉着；②阴道的长和宽均增加，其黏膜变厚且有皱襞；③子宫体明显增大，是子宫颈长度的 2 倍；④输卵管变粗，弯曲度减小；⑤卵巢增大，皮质内有不同发育阶段的卵泡，致使卵巢表面稍呈凹凸不平。

3. 第二性征　是指除生殖器官以外女性所特有的征象。此时音调变高，乳房丰满而隆起，乳晕加深，阴阜皮肤开始生长阴毛，腋窝出现腋毛，骨盆呈女型，胸、肩及臀部脂肪增多。

4. 月经初潮　女性第一次月经来潮称月经初潮，是青春期的一个重要标志。

5. 青春期激素水平的变化　青春期开始雌激素水平虽达到一定高度，但尚不足以引起黄体生成素的高峰，故月经周期尚不规律且多无排卵。

考点：青春期的特点和开始的标志

知识链接　　　性早熟

性早熟是指在性发育年龄以前出现了第二性征，即乳房发育，阴毛、腋毛出现，身高、体重迅速增长，外生殖器发育。其任何一个性征出现的年龄比正常人群的平均年龄要早 2 个标准差。目前一般认为，女孩在 8 岁前第二性征发育或 10 岁前月经来潮，男孩在 10 岁前开始性发育，可诊断为性早熟。在发育过程中，由于骨骼的过快增长可使骨骺较早闭合，早期身高虽然较同龄儿童高，但是成年后身高较矮小。

（五）性成熟期

性成熟期一般自 18 岁左右开始，历时约 30 年。此期是卵巢生殖功能和内分泌功能最旺盛的时期。身体各部发育成熟，月经周期规律且出现周期性的排卵，具有旺盛的生育能力。

（六）绝经过渡期

从卵巢开始出现功能衰退的征兆到最后一次月经终止的时期称绝经过渡期。可始于 40 岁，长短因人而异，短至 1～2 年，长至 10 年。此期卵巢功能开始逐渐衰退。绝经期前，多数女性出现月经周期不规律，常为无排卵性，直至绝经。

（七）绝经后期

女性最后一次月经后的时期称绝经后期。一般 60 岁后机体逐渐老化进入老年期。此期卵巢进一步萎缩，功能完全衰退，生殖器官萎缩，主要表现为：①易感染而出现老年性阴道炎；②骨质疏松而易发生骨折；③心血管等其他器官也易发生疾病。

二、卵巢周期性变化及其性激素的功能

（一）卵巢的周期性变化

从青春期开始到绝经前，卵巢在形态和功能上发生周期性变化称卵巢周期。

1. 卵泡的发育及成熟　女性卵巢中卵泡的发育始于胚胎时期，出生时卵巢内卵泡有100万~200万个。每个原始卵泡由一个初级卵母细胞和周围的一层卵泡细胞组成。进入青春期，原始卵泡开始发育成生长卵泡，进而成熟。女性的一生中，约有400个卵泡能发育成熟，其余退化，这个退化的过程称卵泡闭锁。成熟卵泡直径可达18~23mm，自青春期每月有15~20个卵泡发育，一般只有1个卵泡成熟并排出。

2. 排卵　卵泡液急剧增加，卵泡向卵巢表面突出，卵泡壁破裂，次级卵母细胞与透明带、放射冠随同卵泡液从卵巢排出的过程称为排卵。排卵常发生在下一次月经来潮前14日左右。例如，月经是3月26日来潮，3月12日则是排卵日。卵子排出后12~24小时即失去受精能力。

考点：排卵日的计算

✎ 护考链接

月经周期为32日的妇女，其排卵时间是（　　　　）

A. 本次月经来潮后14日左右　　　　　B. 本次月经干净后14日左右
C. 下次月经来潮前14日左右　　　　　D. 两次月经周期中间
E. 不能确定

答案：C

分析：排卵时间要明确，护考中往往会变化题干、增加干扰信息，如加入简单病案或考查排卵时间与激素水平高值出现时间的先后关系等。

3. 黄体的形成及退化　排卵后，卵泡壁塌陷，卵泡壁的卵泡颗粒细胞和内膜细胞向内侵入，周围被卵泡外膜包围，新鲜时呈黄色，称黄体。黄体具有分泌雌激素和孕激素的作用。排卵后7~8日，黄体体积和功能达高峰。若卵子未受精，黄体在排卵后9~10日开始萎缩变小，功能逐渐衰退，排卵后14日月经来潮。若卵子受精，黄体继续发育，转变为妊娠黄体，至妊娠3个月末退化。黄体退化后被结缔组织所代替，外观呈白色，称白体。

考点：黄体形成及退化时间

（二）卵巢分泌的激素及功能

卵巢主要合成并分泌雌激素和孕激素，此外还有少量雄激素，三种激素皆是甾体激素。
雌激素、孕激素对作用对象的生理作用既相互协同又相互拮抗（表2-1）。

表2-1　雌、孕激素对作用对象的生理作用

作用对象	雌激素	孕激素
子宫肌	维持和促使子宫发育 增加子宫平滑肌对缩宫素的敏感性	降低妊娠子宫对缩宫素的敏感性，抑制子宫收缩，有利于受精卵植入与胎儿在子宫腔内生长发育
子宫内膜	使子宫内膜增生	使增生期内膜转化为分泌期内膜
子宫颈	使子宫颈口松弛 使子宫颈黏液分泌增加，质变稀薄，易拉成丝状 结晶为羊齿植物叶状	使子宫颈口闭合，黏液减少、变稠，拉丝度减少。结晶呈成排的椭圆体
卵泡发育	促进卵泡发育	
输卵管	促进输卵管肌层发育和上皮分泌活动 加强输卵管节律性收缩	抑制输卵管肌层节律性收缩
阴道上皮	使阴道上皮细胞增生和角化 使细胞内糖原增加，维持酸性环境	使阴道上皮细胞脱落

续表

作用对象	雌激素	孕激素
第二性征	使乳腺腺管增生 乳头、乳晕着色	促进乳腺腺泡发育成熟
调节作用	对下丘脑和垂体有正、负反馈调节	对下丘脑和垂体有负反馈调节 兴奋体温调节中枢，使排卵期基础体温 升高 0.3～0.5℃
代谢作用	促进水、钠潴留 降低血胆固醇 促进钙、磷的重吸收及在骨质中沉积	促进水、钠的排泄

三、月　经

（一）月经及其临床表现

随卵巢的周期性变化，子宫内膜周期性脱落及出血，称月经，是生殖功能成熟的重要标志。女性出现第一次月经，称月经初潮。我国女性多在 13～15 岁出现，也可早在 11～12 岁，或迟至 15～16 岁。月经初潮的早、晚受各种内外因素的影响。

出血的第 1 日为月经周期的开始，相邻两次月经第 1 日的间隔时间称一个月经周期。周期长短因人而异，一般 21～35 日，平均 28 日。每次月经持续的时期称经期，一般 2～8 日。每次月经的失血总量称经量，一般为 20～60ml，超过 80ml 为月经过多。

1. 月经血的特征　月经血一般呈暗红色，血液中混合子宫内膜碎片、子宫颈黏液及脱落的阴道上皮细胞。月经血不凝固。

2. 正常月经的症状　多无特殊症状，但由于经期盆腔淤血，有些女性可出现下腹及腰骶部下坠感，个别可有膀胱刺激症状（如尿频）、轻度神经系统症状（如头痛、失眠、精神抑郁、易于激动）、胃肠功能紊乱（如食欲不振、恶心、呕吐、便秘或腹泻）及鼻黏膜出血、皮肤痤疮等，一般不影响正常工作和学习。

（二）经期健康教育

考点：月经周期及经血的特征

月经属生理现象，要保持平和的心态。由于经期盆腔充血、子宫颈口松弛等因素，容易感染。应重视经期卫生，禁止盆浴、游泳和性生活；注意保暖，避免受凉、雨淋等；避免剧烈活动和重体力劳动；加强营养，忌食冷饮和辛辣刺激食物。

四、其他生殖器官的周期性变化

（一）子宫内膜的周期性变化

在月经周期中，子宫内膜形态和功能发生周期性变化，可分为 3 期（图 2-10）。

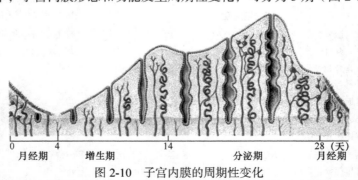

图 2-10　子宫内膜的周期性变化

1. 增生期　从月经停止到排卵日，相当于月经周期第 5～14 日。此期在卵泡不断分泌的雌激素作用下，子宫内膜上皮、间质细胞、腺体和血管增生，使内膜厚度从 0.5mm 增加为 3.0～5.0mm。

2. 分泌期　从排卵后到月经到来日，相当于月经周期第 15～28 日。此期黄体形成，在雌激素和孕激素作用下，内膜继续增厚并出现分泌现象；腺体增大并分泌糖原；血管进一步弯曲呈螺旋状；间质疏松，有利于孕卵着床。

3. 月经期　从月经开始到流血停止日，相当于月经周期第 1～4 日。此期黄体退化、萎缩，雌、孕激素水平下降，螺旋小动脉持续痉挛，使子宫内膜缺血、坏死，血管破裂出血，形成内膜底部血肿，使内膜脱落。

考点：月经周期的时间划分及特点

（二）阴道黏膜的周期性变化

排卵前，受雌激素影响，阴道上皮增生、角化，糖原增多，环境偏酸性；排卵后在孕激素作用下表层细胞脱落。临床上根据阴道脱落细胞的变化来了解雌激素水平和排卵。

（三）子宫颈黏液的周期性变化

排卵前，雌激素水平高，子宫颈黏液增多、稀薄透明；排卵期黏液可拉丝长达 10cm 以上，其涂片可见羊齿植物叶状结晶；排卵后受孕激素影响，黏液减少变稠，拉丝易断，其涂片可见排列成行的椭圆体。

五、月经周期的形成及调节

月经周期的形成主要是下丘脑-垂体-卵巢轴活动的结果（图 2-11）。

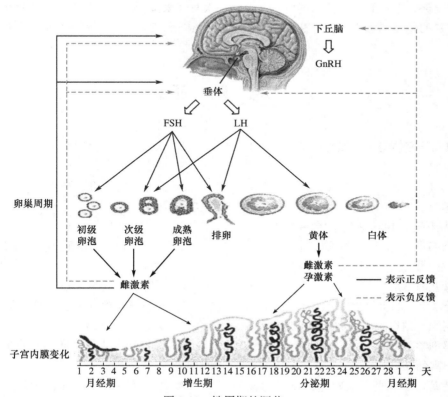

图 2-11　性周期的调节

GnRH：促性腺激素释放激素；FSH：卵泡刺激素；LH：黄体生成素

（一）增生期的形成与调节

青春期开始，下丘脑发育成熟，促性腺激素释放激素（GnRH）分泌增多，使腺垂体分泌卵泡刺激素（FSH）和黄体生成素（LH）也增多，FSH 促使卵泡生长发育，与 LH 配合促进卵巢分泌雌激素。雌激素使子宫内膜发生增生期变化，在排卵前一日，血液中雌激素达高峰，通过正反馈使下丘脑进一步分泌 GnRH，从而 FSH 和 LH 增多，其中以 LH 更为显著，形成 LH 高峰。在高浓度 LH 作用下，引发排卵。

（二）分泌期和月经期的形成与调节

考点：下丘脑、垂体、卵巢分泌的激素及相互关系

排卵后，在 LH 作用下其残余物形成黄体并分泌雌激素和孕激素，尤其是孕激素，使子宫内膜发生分泌期变化。随着黄体生长，雌激素和孕激素随之增加，到排卵后 8～10 日，它们在血液中的浓度达高水平，通过负反馈抑制下丘脑和腺垂体分泌 GnRH、FSH 和 LH，由于 LH 减少，月经黄体开始退化、萎缩，使雌激素和孕激素分泌减少，子宫内膜突然失去性激素的支持而发生脱落流血，形成月经。随着血中雌激素和孕激素减少，对下丘脑、腺垂体的负反馈抑制作用解除，卵泡又在 FSH 和 LH 作用下生长发育，新的月经周期开始。

🔔 小 结

骨盆是生殖器官所在，也是胎儿娩出的必经通道，其大小、形态直接影响分娩。外生殖器包括阴阜、大阴唇、小阴唇、阴蒂和阴道前庭。内生殖器包括阴道、子宫、输卵管及卵巢；子宫韧带有圆韧带、阔韧带、主韧带、宫骶韧带，可维持子宫正常位置；输卵管分间质部、峡部、壶腹部和伞部，壶腹部为受精的场所。女性第一次月经来潮标志青春期开始，规律的月经是生殖功能成熟的外在标志之一。青春期后，下丘脑-垂体-卵巢轴对月经周期的形成和调节发挥着重要作用。

📝 自 测 题

A₁ 型题

1. 成人子宫体与子宫颈之比是（　　）

A. 2：1　　　　　　B. 3：1

C. 1：1　　　　　　D. 1：2

E. 2：2

2. 限制子宫向两侧移位的韧带是（　　）

A. 圆韧带　　　　　B. 阔韧带

C. 主韧带　　　　　D. 宫骶韧带

E. 以上都不是

3. 子宫峡部的上界为（　　）

A. 组织学内口　　　B. 组织学外口

C. 解剖学内口　　　D. 解剖学外口

E. 子宫颈外口

4. 能提高子宫平滑肌对缩宫素敏感性的激素是（　　）

A. 雌激素　　　　　B. 孕激素

C. 雄激素

D. 人绒毛膜促性腺激素

E. 胎盘催乳素

5. 关于非妊娠期成人正常子宫，下列说法正确的是（　　）

A. 子宫长 17～18cm

B. 子宫体位于骨盆腔中央，前有膀胱后有直肠

C. 子宫容积约为 50ml

D. 子宫颈阴道部占子宫颈长度的 2/3

E. 峡部长 7～8cm

6. 最适合受精卵着床和发育的子宫内膜时期是（　　）

A. 增生期初　　　　B. 分泌期

C. 月经期前　　　　D. 增生期末

E. 月经期后

7. 下列关于月经的描述，错误的是（　　）

A. 月经受卵巢周期性变化的影响

B. 月经血呈暗红色，通常月经血不凝

C. 两次月经第一日的间隔称为月经周期

D. 正常经量不少于 80ml

E. 月经期出血是因为子宫内膜突然失去雌激素和孕激素的支持而发生的

8. 雌孕激素对丘脑下部及脑垂体前叶的反馈是（　　）

A. 雌激素—负反馈　孕激素—正反馈

B. 雌激素—正反馈　孕激素—负反馈

C. 雌激素—负反馈　孕激素—负反馈

D. 雌激素—正负反馈　孕激素—负反馈

E. 雌激素—负反馈　孕激素—正负反馈

A_2 型题

9. 18 岁女学生，骑自行车与三轮车相撞后 1 小时，自觉外阴疼痛难忍并肿胀而就诊。根据女性外阴解剖学的特点，可能发生的是（　　）

A. 小阴唇裂伤

B. 大阴唇血肿

C. 阴道前庭损伤

D. 前庭大腺肿大及出血

E. 阴道破裂

10. 某妇女，孕 2 产 1，3 年前自然分娩一女婴。现前来妇科检查，其子宫颈正常，子宫颈外口形状应该呈（　　）

A. 圆形　　　　　　B. 椭圆形

C. 横裂形　　　　　D. 纵裂形

E. 不规则形

11. 某妇女，月经规律，周期为 30 日，经期 6 天，现月经干净 6 天，目前处于（　　）

A. 增生早期　　　　B. 增生期

C. 分泌早期　　　　D. 分泌期

E. 月经前期

A_3 型题

（12、13 题共用题干）

杨某，女，26 岁，已婚，未避孕，平素月经规律，现停经 50 天，下腹部撕裂样痛，肛门坠胀感，少量阴道出血，临床诊断为"输卵管异位妊娠破裂"。

12. 血液最可能积聚的部位（　　）

A. 膀胱子宫陷凹　　B. 直肠子宫陷凹

C. 膀胱　　　　　　D. 阴道

E. 直肠

13. 穿刺部位应选择（　　）

A. 耻骨联合上缘　　B. 耻骨联合下缘

C. 阴道穹前部　　　D. 阴道穹后部

E. 直肠

（瞿学烨）

第3章 正常妊娠期妇女的护理

每个家庭都渴望生育健康、聪明的宝宝。孕育新生命对女性来说是人生中重大且独特的事件，那么孕妇会有哪些身体和心理上的变化？护士如何针对妊娠期妇女不同时期的特点进行管理和健康指导？本章将具体介绍。

第1节　妊　娠　生　理

考点：妊娠的概念

妊娠是指在母体内胚胎形成和胎儿发育成长的过程。卵子受精是妊娠的开始，胎儿及其附属物自母体排出是妊娠终止。妊娠开始是从末次月经第一日算起，全过程约40周。

一、受精及受精卵植入与发育

（一）受精

受精是指精子穿入卵细胞并与之融合的过程。已受精的卵子称受精卵或孕卵。受精卵形成标志着新生命的开始（图3-1）。

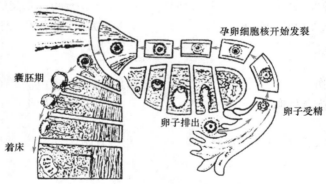

图 3-1　卵子受精与着床

卵子排出后，被输卵管伞摄取，通过输卵管平滑肌蠕动和纤毛摆动将卵子输送到输卵管壶腹，与获能的精子相遇，精子顶体外膜破裂而释放顶体酶，使放射冠颗粒细胞脱落、透明带部分水解，精子突破放射冠与透明带进入卵细胞与之融合后形成受精卵。一般在排卵后12小时内发生，整个受精过程约24小时。

（二）受精卵的输送与发育

受精卵在输卵管的蠕动和纤毛的摆动下向宫腔移动，同时进行有丝分裂（卵裂），受精后第3日，形成12～16个卵裂球的实心胚，形似桑葚称桑葚胚。受精后第4日进入宫腔，继续分裂发育成晚期胚泡。

考点：植入开始及结束时间

（三）受精卵植入

胚泡植入子宫内膜的过程称植入，又称着床。在受精后第6～8日开始，11～12日结束，植入经过定位、黏附和穿透三个过程。植入多发生在子宫前壁或后壁中上部。

知识链接   体外受精与胚胎移植

　　体外受精是指哺乳动物的精子和卵子在体外人工控制的环境中完成受精过程的一种特殊技术。20世纪60年代初到80年代中期，人们以家兔、小鼠等进行实验研究，在精子获能方面取得很大进展。1987年Parrish等用含肝素的介质处理牛的冷冻精液并体外受精获得成功。20世纪80年代后期，牛的活体取卵技术发展迅速，成为欧美等发达国家繁殖牲畜的重要技术。

　　在不孕症治疗中，体外受精与胚胎移植相关联。就是说当受精卵在人工孵育的条件下分裂达到8～16个卵裂细胞时，再用人工方法移入分泌期的妇女子宫内，使孕卵着床。在我国经常把"体外受精和胚胎移植"称为"试管婴儿"。

（四）蜕膜

　　着床后的子宫内膜称蜕膜。按蜕膜与着床胚泡的关系，可将蜕膜分为3部分（图3-2）：

　　1. 底蜕膜　为胚泡植入部位深面的子宫内膜。随着胚胎的发育，参与胎盘的形成。

　　2. 包蜕膜　为包在胚泡外面，突向宫腔的蜕膜。最后与壁蜕膜融合，致子宫腔消失。

　　3. 壁蜕膜　为底蜕膜与包蜕膜之外的蜕膜。

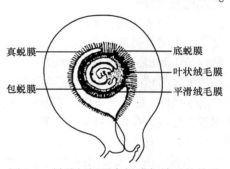

图 3-2　早孕妊娠子宫蜕膜与绒毛的关系

考点：蜕膜的形成与分类

二、胎儿附属物的形成与功能

　　胎儿以外的妊娠产物称胎儿附属物，包括胎盘、胎膜、脐带和羊水。

（一）胎盘

　　1. 胎盘的形态　足月妊娠的胎盘呈圆形或椭圆形盘状。胎盘分为母体面和胎儿面，母体面粗糙，呈暗红色；胎儿面光滑，呈灰白色（图3-3）。

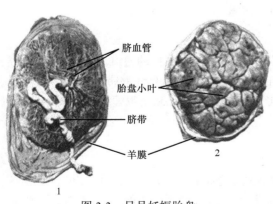

图 3-3　足月妊娠胎盘
1. 胎儿面；2. 母体面

　　2. 胎盘的结构　胎盘由底蜕膜、叶状绒毛膜和羊膜构成，是母体与胎儿间进行物质交换的重要器官。

　　（1）底蜕膜：构成胎盘的母体部分。主要形成胎盘隔和绒毛间隙。胎盘隔伸入到绒毛间隙内将其分隔为胎盘小叶，子宫血管穿过蜕膜，开口于绒毛间隙。

　　（2）叶状绒毛膜：构成胎盘的胎儿部，是胎盘的主要结构。胚泡植入子宫内膜后，在胚泡表面形成许多毛状突起称为绒毛。底蜕膜侧的绒毛因血供丰富而生长茂盛，称叶状绒毛膜，与底蜕膜共同构成了胎盘母体部分。包蜕膜侧的绒毛因血供不良而退化，称平滑绒毛膜。

　　（3）羊膜：是附着在绒毛膜板表面上的光滑、无血管、神经及淋巴的半透明薄膜，构成胎盘的胎儿部的胎儿面。

考点：胎盘的构成

　　3. 胎盘的血液循环　胎盘内有母体和胎儿两套血液循环，两者在各自管道内循环，不直接相通，但可进行物质交换。

4. 胎盘的功能

（1）物质交换：选择性的物质交换是胎盘的主要功能。胎儿通过胎盘与母体进行 O_2 和 CO_2 气体交换；从母体获取营养物质，排出代谢产物等。

（2）防御功能：母体免疫球蛋白 IgG 可通过胎盘进入胎儿体内，使新生儿在出生后短期内避免感染一些疾病（如麻疹）。各种病毒（如风疹病毒）及部分药物易通过胎盘导致胎儿发育畸形甚至死胎。细菌、弓形虫、衣原体、支原体、螺旋体等不能通过胎盘，但是可在胎盘形成病灶，破坏绒毛结构，从而感染胎儿。

（3）免疫功能：妊娠期母体对于同种异体物的胎儿和胎盘不产生排斥现象，可能与胎盘的免疫功能有关。

（4）合成功能：胎盘形成后取代黄体，开始分泌激素以维持妊娠并促进胎儿生长。主要有：①人绒毛膜促性腺激素（hCG），由合体滋养层分泌。在受精后 10 天左右即可用放射免疫法在母体血清中测出，妊娠 8~10 周达到高峰，持续 1~2 周后逐渐下降，于产后 2 周内消失。临床上测定 hCG 的值，用于诊断早期妊娠和滋养细胞疾病。②人胎盘催乳素：于妊娠 5~8 周开始由合体滋养层分泌。能促进母体乳腺生长，也能促进胎儿的代谢与生长发育。③雌激素和孕激素：由合体滋养层分泌，在妊娠期两者共同参与母体各系统的生理变化。

> **考点**：胎盘的功能

（二）胎膜

胎膜，由外层绒毛膜和内层羊膜组成。胎膜的主要作用是保护胎儿，阻止病原体进入子宫腔，避免感染。胎膜在分娩发动上也起一定的作用。

✎ **护考链接**

组成胎膜的是（　　　）

A．真蜕膜和羊膜　　　B．底蜕膜和羊膜　　　C．绒毛膜和羊膜

D．包蜕膜和羊膜　　　E．绒毛膜和底蜕膜

答案：C

分析：胎膜由绒毛膜和羊膜组成，外层为绒毛膜，内层为羊膜。

（三）脐带

脐带为连接胚体与胎盘的条索状结构，是胎儿和胎盘进行物质交换的通道。脐带内有两条脐动脉和一条脐静脉，脐血管周围布满了胶样结缔组织，称 Wharton jelly（脐带胶质），有保护脐带血管的作用。足月胎儿脐带长 30~100cm，平均 55cm，过长可导致脐带缠绕胎儿颈部，过短则可引起胎盘早期剥离而大量出血。

> **考点**：脐带内的血管组成

（四）羊水

充满在羊膜腔内的液体，称为羊水。

1. 羊水的来源　妊娠早期羊水主要来源于母体血清的渗透和羊膜上皮的分泌；妊娠中晚期主要来源于胎儿的尿液。羊膜腔内羊水不断通过胎盘、胎膜、胎儿进行液体交换，以保持羊水量的相对平衡。

2. 羊水的量及性状　足月妊娠羊水 800~1000ml。妊娠早期羊水澄清；妊娠足月后羊水中因含有胎脂、胎儿脱落上皮细胞、毳毛、白蛋白等，略显混浊，pH 7.20，临床上穿刺吸取羊水进行细胞染色体检查或测定羊水中某些生化指标，能对某些遗传疾病进行早期诊断。

3. 羊水的功能

（1）保护胎儿：防止胎儿肢体粘连；保持羊膜腔内恒温、恒压；缓冲外力对胎儿的挤压和震动。

（2）保护母体：可减轻因胎动所致母体的不适感；分娩时扩张宫颈并冲洗阴道，减少感染。

> **考点**：正常足月妊娠羊水的量、羊水的功能

知识链接

羊水穿刺

羊水穿刺是在超声引导下将一根细长针穿过孕妇腹壁、子宫壁进入羊膜腔，抽取羊水的过程。最佳穿刺抽取羊水的时间是妊娠16~24周。此期胎儿小，羊水相对较多，胎儿漂在羊水中，操作时不易刺伤胎儿，由于抽取羊水量只占总量的1/20~1/12，不会引起子宫腔骤然变小而流产，且此期羊水中的活力细胞比例最大，细胞培养成活率高，可作胎儿染色体核型分析、染色体遗传病诊断和性别判定，也可用羊水细胞DNA做基因病和代谢病诊断。测定羊水中甲胎蛋白，还可诊断胎儿开放性神经管畸形等。

三、胎儿的发育特征

以4周为一个孕龄单位，受精后8周（妊娠第10周）内是人胚主要器官完成分化的时期，称为胚胎期。受精后9周（妊娠第11周）起，是各器官进一步发育成熟的时期，称为胎儿期。胎儿发育特征如下：

8周末：已初具人形，能辨认眼、鼻、耳等头面部器官。超声显像可见心脏搏动。

12周末：胎儿身长约9cm，体重约20g，外生殖器已发育，部分可辨认出男女，四肢可活动，指甲形成。

16周末：胎儿身长约16cm，体重约100g，可确认胎儿性别，头发已出现，皮肤无皮下脂肪，开始出现呼吸运动，部分孕妇有胎动感。

20周末：胎儿身长约25cm，体重约300g。全身覆有胎脂并有毳毛，开始出现吞咽、排尿功能，听诊能听到胎心音。

24周末：胎儿身长约30cm，体重约700g。各脏器均已发育，开始出现皮下脂肪沉积但量少，皮肤呈皱缩状，出现眉毛和眼毛。

28周末：胎儿身长约35cm，体重约1000g。眼睛半张开，有呼吸运动。此时娩出生存能力很差，若加强护理，可能存活。

32周末：胎儿身长约40cm，体重约1700g。皮肤深红，面部毳毛已脱落，出生后注意护理可以存活。

36周末：胎儿身长约45cm，体重约2500g。皮下脂肪多，面部皱褶消失，指（趾）甲已达指（趾）端，毳毛明显减少，出生可以存活。

40周末：胎儿身长约50cm，体重约3000g以上。发育成熟，皮下脂肪多，皮肤粉红，外观体形丰满，女性大小阴唇发育良好，男性睾丸已降至阴囊内。

考点：妊娠8周、12周、20周、40周胎儿发育特征及临床意义

第2节 妊娠期母体变化

在胎盘产生的激素作用下，在神经内分泌系统的影响下，妊娠期母体发生一系列生理和心理的变化。护理人员要了解妊娠期母体身心变化，做好妊娠期保健工作和心理疏导，帮助其顺利度过妊娠期并为分娩和哺乳做好准备。

一、生理变化

（一）生殖系统

1. 子宫

（1）子宫体：子宫体逐渐增大变软，妊娠12周后超出盆腔。足月妊娠，子宫增大至35cm×

25cm×22cm 左右，重量约 1100g，宫腔容积由非妊娠时 5ml 增大至约 5000ml。妊娠晚期由于盆腔左侧为乙状结肠占据，子宫呈不同程度的右旋，孕妇应左侧卧位。

考点：妊娠期子宫的变化

（2）子宫峡部：非妊娠时长 1cm，妊娠期逐渐伸展拉长变薄，临产时伸展为 7～10cm，成为产道的一部分，称为子宫下段，是产科手术的重要部位。

（3）子宫颈：妊娠早期子宫颈外观充血肥大、紫蓝色，质地变软。子宫颈管内腺体肥大，黏液多而黏稠，可防止宫腔感染。

2. 输卵管　妊娠期输卵管伸长但肌层不增厚，黏膜上皮变扁平，有时呈蜕膜样变。

3. 卵巢　略增大，停止排卵。受孕后，排卵侧卵巢可见妊娠黄体，于妊娠 10 周前产生雌激素和孕激素。妊娠 10 周后由胎盘代替，妊娠 3～4 个月时黄体开始萎缩。

4. 外阴和阴道　外阴充血，大小阴唇色素沉着，大阴唇变松软。阴道黏膜变软，充血水肿呈紫蓝色，皱襞增多，伸展性增大，分泌物增多，阴道上皮糖原增多，pH 值降低，利于防止感染。

（二）乳房

乳房于妊娠早期开始增大。乳头增大变黑，易勃起。乳晕色素沉着，外围皮脂腺肥大形成小隆起，称蒙氏结节。妊娠中、晚期可挤出少量稀薄黄色乳汁，称为初乳。正式泌乳开始于分娩后。

（三）血液

1. 血容量　妊娠 6～8 周，循环血量开始增加，妊娠 32～34 周达高峰，增加 30%～45%。血浆增加较红细胞增加多血液稀释，出现生理性贫血。

2. 血液成分

（1）红细胞：由于妊娠期生理性血液稀释，红细胞计数为 $3.6×10^{12}$/L，血红蛋白 110g/L。孕妇储备铁约 0.5g，为适应红细胞增加和胎儿生长，应在妊娠中、晚期开始补铁。

（2）白细胞：从妊娠 7～8 周开始轻度增加，30 周达高峰，一般 $14×10^9$～$16×10^9$/L，主要是中性粒细胞增多。

（3）凝血因子：因纤维蛋白原、球蛋白含量增高及多种凝血因子增加，血液处于高凝状态。

（4）血浆蛋白：由于血液稀释，血浆蛋白减少，主要是白蛋白。

（四）循环系统

1. 心脏　妊娠后期膈上升，使心脏向上、向左、向前移位，心尖冲动左移 1cm。大血管有扭曲，多数孕妇心尖区可闻柔和吹风样收缩期杂音。心率和心容量均增加。

2. 心输出量　自妊娠 10 周开始增加，32～34 周达高峰。临产后，心输出量显著增加。

考点：妊娠期血容量的变化

3. 血压　妊娠早、中期血压偏低，妊娠晚期轻度升高。孕妇坐位时血压高于仰卧位，若长时间处于仰卧位姿势，能引起回心血量减少，血压下降，称仰卧位低血压综合征。

✏️ **护考链接**

妊娠晚期，孕妇若长时间取仰卧位姿势，则容易出现（　　）
A. 血压升高　　　　　B. 仰卧位低血压综合征　　　C. 胎膜早破
D. 前置胎盘　　　　　E. 产后出血
答案：B
分析：孕妇坐位时血压高于仰卧位，若长时间处于仰卧位姿势，能引起回心血量减少，血压下降。

（五）消化系统

妊娠期在雌激素的作用下，齿龈肥厚，容易患齿龈炎而出血。妊娠早期多数孕妇出现恶心、呕吐、食欲不振等现象。妊娠中、晚期，胃肠蠕动减弱，出现腹部饱胀、便秘等。因胆道平滑肌松弛，胆汁黏稠而淤积，易诱发胆石症。

（六）泌尿系统

妊娠早、晚期因膀胱受压出现尿频。妊娠期肾脏略大，肾血流量和肾小球滤过率均增加，夜尿量多于日尿量，饭后可有生理性糖尿。肾盂及输尿管自妊娠中期轻度扩张，尿流缓慢，且妊娠期子宫右旋压迫右侧输尿管，孕妇易患右侧肾盂肾炎。

（七）呼吸系统

妊娠中期耗氧量与肺通气量增加，肺通气量增加更显著，利于供给母体和胎儿 O_2，并排出胎儿血中的 CO_2。妊娠期母体以胸式呼吸为主。呼吸道局部黏膜充血、水肿，抵抗力下降，易患呼吸道感染。

（八）内分泌系统

妊娠期无卵泡发育成熟及排卵，脑垂体、肾上腺、甲状腺等腺体均有不同程度的增大，但无功能异常的表现。

（九）皮肤

脑垂体分泌促黑素细胞激素增加，面部、乳头、外阴、腹白线出现色素沉着，颧部、颊部等处呈蝶状褐色斑，称妊娠黄褐斑。随着妊娠子宫增大及糖皮质激素增多，可使腹部皮肤弹力纤维变性断裂，呈紫红色或淡红色的条纹，称妊娠纹。

知识链接 　　　　　　　　　　　**妊娠纹和萎缩纹**

妊娠纹是萎缩纹的一种。萎缩纹是人体在健身、体重骤增、妊娠过程当中皮肤弹性纤维断裂，呈红色、白色或紫色的条纹。妊娠纹一般于妊娠 6 个月后较明显，这时皮肤弹性纤维逐渐出现断裂，腹部皮肤表面慢慢出现粉红色或紫红色的不规则纵行裂纹。生产后，断裂的皮肤弹性纤维逐渐得以修复，但难以恢复到以前的状态。而原先皮肤上的裂纹便渐渐退色，最后变成银白色的妊娠纹。女性可以通过控制体重，均衡营养以减轻妊娠纹的严重程度，同时腹部应用护肤品也可以减轻妊娠纹。

（十）其他

基础代谢率在妊娠早期稍降低，妊娠中期后逐渐增高。妊娠 12 周前体重无明显变化，以后平均每周增加 350～500g，至妊娠足月体重平均增加 12.5kg。蛋白质、脂肪、糖类、矿物质、维生素等物质代谢增加。关节及韧带松弛，常出现腰骶部及肢体轻微疼痛。

考点： 妊娠期孕妇体重的变化

二、心理变化

妊娠期是女性一生中的特殊阶段，是一个充满变化和挑战的经历，既期待腹中胎儿的到来，又因孕妇身体和形象的变化、文化背景和期望的态度，导致不同程度的压力和焦虑等心理变化。因此，护士应及时评估孕妇的心理反应，并提供相应的护理指导。

（一）妊娠各时期常见的心理变化

1. 早期妊娠心理变化　这一时期，由于内分泌激素变化和早孕反应，不仅身体出现了不适，心理反应也很强烈。大多数孕妇有惊讶和震惊、兴奋和骄傲感，但心理上变得脆弱、依赖性强；如果是计划外妊娠或为住房、收入、照料婴儿等问题担心，则会出现矛盾、焦虑、抑郁等。

2. 中期妊娠心理变化　随着身体不适的减少，孕妇紧张和焦虑等情绪有明显改善，此时期是发生胎动的时间，做妈妈的喜悦感增加，同时对伴侣的依赖感也增加。由于受体内激素的影响，孕妇心理反应不稳定，情绪波动大。

3. 晚期妊娠心理变化　妊娠晚期，随着子宫不断增大，孕妇感到身体越来越沉重，行动不便，渴望尽快结束分娩，但又担心分娩是否安全和胎儿是否健康，以及新生儿出生后的养育等问题，因此心理压力加重，有时出现焦虑甚至恐惧。

（二）妊娠期的心理调适

面对妊娠期复杂的情绪，孕妇需要做好心理调适：多阅读相关书籍，寻求良好的产科护理知识，避免不必要的紧张和恐慌；投入到工作中去，转移对妊娠的过分关注；保证每天有足够的时间与家人尤其是配偶在一起，并保持良好的交流；多与其他孕妇交流分享妊娠期各种感受；适当参加体育锻炼和户外活动，放松身心。

第3节　妊娠诊断

考点：正常妊娠的分期

根据妊娠不同时期的特点，临床上将妊娠分为3个时期：妊娠13周末以前称为早期妊娠；第14～27周末称为中期妊娠；第28周及以后称为晚期妊娠。

一、早期妊娠诊断

（一）临床表现

1. 停经　平时月经周期规律，有性生活的育龄妇女，若月经过期10天或以上首先考虑妊娠。停经可能是妊娠最早、最重要的症状。

2. 早孕反应　多数妇女在停经6周左右出现嗜睡、恶心、晨起呕吐、食欲不振、喜食酸物或厌油腻食物等症状，称早孕反应，多于妊娠12周左右自行消失。

3. 尿频　妊娠早期出现尿频，约在12周以后尿频症状消失。

4. 乳房　乳房逐渐增大，孕妇自觉乳房轻微胀痛，乳头及乳晕着色加深，乳晕周围显现深褐色蒙氏结节。

考点：早孕的症状和体征

5. 妇科检查　阴道壁及子宫颈充血呈紫蓝色，双合诊检查发现子宫变软，子宫峡部极软，宫体与子宫颈之间似不相连，称黑加征（Hegar sign），是早孕典型体征。妊娠约6周时，子宫增大呈球形；妊娠12周时，宫底超出盆腔，可在耻骨联合上方触及。

（二）辅助检查

1. 妊娠试验　受精后10日，可用免疫学方法测出血液中hCG升高。临床上常用免疫学方法检测血或尿中hCG含量，协助诊断早期妊娠。

2. B型超声检查　是诊断早期妊娠快速、准确的方法。最早在妊娠5周时可见到圆形妊娠囊回声，妊娠8周可见到胎心管的搏动。

考点：确诊早孕的辅助检查方法

3. 子宫颈黏液检查　涂片干燥后光镜下只见排列成行的椭圆体状结晶而不见羊齿植物叶状结晶，则早期妊娠的可能性大。

4. 基础体温测定　双相基础体温，高温相持续18日不下降的育龄妇女，早孕可能性大。

二、中、晚期妊娠诊断

妊娠中期后，孕妇子宫增大明显，能扪到胎体，感到胎动，闻及胎心音。

（一）临床表现

1. 子宫增大　子宫底随着妊娠进展逐渐增高，手测子宫底高度或尺测耻上子宫长度，可以估计胎儿大小及孕周（图3-4，表3-1）。

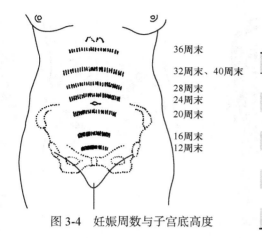

图 3-4 妊娠周数与子宫底高度

表 3-1 不同妊娠周数的子宫底高度及子宫长度

妊娠周数	手测子宫底高度	尺测耻上子宫长度（cm）
12 周末	耻骨联合上 2～3 横指	
16 周末	脐耻之间	
20 周末	脐下 1 横指	18（15.3～21.4）
24 周末	脐上 1 横指	24（22.0～25.1）
28 周末	脐上 3 横指	26（22.4～29.0）
32 周末	脐与剑突之间	29（25.3～32.0）
36 周末	剑突下 2 横指	32（29.8～34.5）
40 周末	脐与剑突之间或略高	33（30.0～35.3）

考点： 不同妊娠周数子宫的变化

知识链接 各月宫高记忆歌诀

三月宫高耻上三，四月宫高脐耻间，五月宫高脐下一，六月宫高超脐眼，
七月宫高脐上三，八月宫高剑脐间，九月宫高剑下二，十月又回剑脐间。

2. 胎动　是指胎儿在子宫内冲击子宫壁的活动。通常于妊娠 12 周后，可用听诊器经腹壁听到胎动，于妊娠 18～20 周时开始自觉胎动。正常每小时 3～5 次。

考点： 胎动出现时间和正常值

3. 胎心音　妊娠 12 周可用多普勒胎心听诊仪经腹壁探测到胎心音，妊娠 18～20 周可用普通听诊器经腹壁听到，呈双音，每分钟 110～160 次。注意与子宫杂音、腹主动脉音和脐带杂音相鉴别。

考点： 腹部听到胎心音时间和正常值

4. 胎体　妊娠 20 周以后可经腹壁触到子宫内的胎体。妊娠 24 周以后，用四步触诊法可区分胎头、胎背、胎臀和胎儿肢体。

5. 体格检查　生命体征无异常，心脏可出现轻微吹风样杂音。

（二）辅助检查

B 超检查可显示胎儿数目、胎方位、胎先露、胎产式、胎盘位置、羊水量、胎儿有无畸形等，还能测量股骨长度、胎头双顶径等径线，了解胎儿生长发育情况及筛查胎儿畸形。

考点： B 超是中、晚期妊娠诊断的主要辅助检查。

三、胎产式、胎先露和胎位

胎儿在子宫内的姿势称胎势。正常时胎头俯屈，颏部贴近胸壁，脊柱略前弯，四肢屈曲交叉弯曲于胸腹前，整个胎体似椭圆形，适应妊娠期子宫腔的形状。由于胎儿在子宫内位置不同，有不同的胎产式、胎先露和胎方位。

（一）胎产式

胎体纵轴与母体纵轴的关系称胎产式。两纵轴平行者称纵产式，最常见；两纵轴垂直者称横产式；两纵轴交叉者称斜产式，在分娩过程中多转为纵产式，偶尔转为横产式（图 3-5）。

考点： 胎产式概念及类型

（二）胎先露

最先进入母体骨盆入口的胎儿部分称为胎先露。纵产式有头先露和臀先露。横产式有肩先露。偶尔见头先露或臀先露与胎手或胎臀同时入盆，称为复合先露。头先露包括枕先露、前囟先露、额先露和面先露（图 3-6）。臀先露分为混合臀先露、单臀先露、单足先露和双足先露（图 3-7）。

考点： 胎先露概念及类型

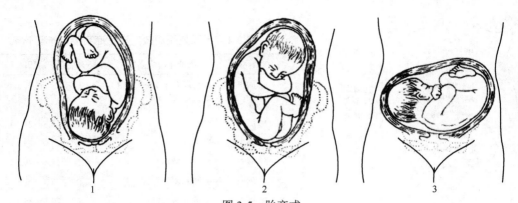

图 3-5　胎产式

1. 纵产式——头先露；2. 纵产式——臀先露；3. 横产式——肩先露

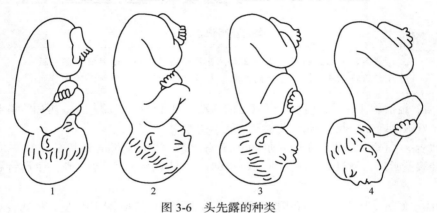

图 3-6　头先露的种类

1. 枕先露；2. 前囟先露；3. 额先露；4. 面先露

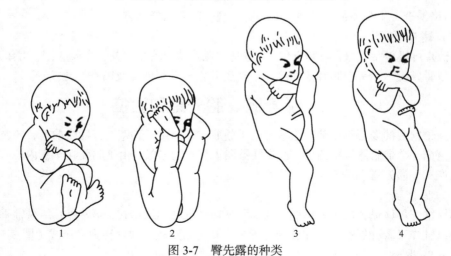

图 3-7　臀先露的种类

1. 混合臀先露；2. 单臀先露；3. 单足先露；4. 双足先露

（三）胎方位

胎儿先露部指示点与母体骨盆的关系称胎方位，简称胎位。枕先露、面先露、臀先露、肩先露分别以枕骨、颏骨、骶骨、肩胛骨为指示点。枕左前和枕右前为正常胎位。根据指示点与母体骨盆前、后、左、右、横的关系而有不同的胎位（表 3-2）。

表 3-2　胎产式、胎先露与胎方位的关系及种类

纵产式 （99.75%）	头先露 （95.75%～97.75%）	枕先露 （95.55%～97.55%）	枕左前（LOA）、枕左横（LOT）、枕左后（LOP） 枕右前（ROA）、枕右横（ROT）、枕右后（ROP）
		面先露 （0.20%）	颏左前（LMA）、颏左横（LMT）、颏左后（LMP） 颏右前（RMA）、颏右横（RMT）、颏右后（RMP）
	臀先露 （2.00%～4.00%）		骶左前（LSA）、骶左横（LST）、骶左后（LSP） 骶右前（RSA）、骶右横（RST）、骶右后（RSP）
横产式 （0.25%）	肩先露 （0.25%）		肩左前（LScA）、肩左后（LScP） 肩右前（RScA）、肩右后（RScP）

考点：胎位概念及正常胎位

第 4 节　妊娠期管理

案例 3-1

　　王女士，28 岁，停经 48 日，伴有恶心、困倦不适 1 周。现病史：患者诉末次月经为 2017 年 8 月 12 日，有性生活，无避孕。最近 1 周出现恶心、困倦、嗜睡等不适感，无头晕、眼花、呕吐、腹部疼痛等不适感。现来院就诊。

问题： 1. 王女士出现的症状可能是什么原因引起的？

　　　　 2. 护士应指导其做哪些检查来帮助诊断？

　　　　 3. 应采取哪些护理措施？

　　妊娠期管理包括对孕妇定期进行产前检查和对胎儿的监护，对胎盘和胎儿成熟度的监测，进行妊娠期营养、用药和卫生指导，及早发现并处理异常情况，保障孕妇和胎儿健康直至安全分娩。

　　围生医学是研究在围生期内加强对孕产妇和围生儿卫生保健的一门科学。围生期是指产前、产时和产后的一段时间。我国采用从妊娠满 28 周（即胎儿体重≥1000g 或身长≥35cm）至产后 1 周来计算围生期。围生期死亡率是衡量产科和新生儿科质量的重要指标。妊娠期管理对降低围生期死亡率、早期发现遗传性疾病和先天缺陷具有重要意义。

【护理评估】

　　定期进行产前检查是妊娠期护理的重要内容，产前检查应从确诊早孕开始。根据 2018 年中华医学会妇产科学分会产科学组发布的《孕前和孕期保健指南（2018）》，推荐的产前检查时间是：妊娠 6～13^{+6} 周、14～19^{+6} 周、20～24 周、25～28 周、29～32 周、33～36 周各 1 次，37～41 周则每周 1 次。高危妊娠应酌情增加产前检查次数。

考点：产前检查的时间安排

　　1. 健康史

　　（1）个人资料：包括姓名、年龄、籍贯、职业、宗教信仰、婚姻状况及结婚年龄、经济状况、住址和联系方式等。

　　（2）推算预产期：计算方法为从末次月经第 1 日算起，月份减 3 或加 9，日期加 7（农历月份减 3 或加 9，日期加 15）。例如，末次月经第 1 日是公历 2017 年 9 月 12 日，预产期应为 2018 年 6 月 19 日。若孕妇记不清末次月经的日期或月经不规律，则根据早孕反应出现时间、胎动开始时间及子宫高度、B 超检查胎儿大小等进行估计。

考点：预产期的推算

护考链接

28 岁孕妇，平素月经规律，末次月经为 2012 年 1 月 6 日。其预产期是（　　）

A. 2012 年 9 月 6 日　　　B. 2012 年 9 月 13 日　　　C. 2012 年 10 月 6 日

D. 2012 年 10 月 13 日　　E. 2013 年 1 月 6 日

答案：D

分析：从末次月经第 1 日算起，月份减 3 或加 9，日期加 7。月份 1＋9＝10，日期 6＋7＝13。

（3）月经史和孕产史：月经史包括月经初潮的年龄、月经周期和经期时间；孕产史包括既往妊娠次数、流产、早产、足月产、过期产、自然分娩、剖宫产、难产、急产、产后出血史等。

（4）本次妊娠经过：了解早孕反应出现的时间和严重程度，病毒感染史及用药史，出现胎动的时间，有无阴道流血、头痛、心悸、气短、下肢水肿等症状。

（5）家族史：家族中有无高血压、心脏病、糖尿病、双胎妊娠及其他遗传性疾病。

（6）既往史和手术史：了解孕妇是否有血液病、高血压、心脏病、糖尿病、传染病（如结核病等）、肝肾疾病、骨软化症等，注意其发病时间和治疗情况，有无手术史及腹部外伤史。

（7）丈夫健康状况：着重了解有无遗传性疾病和烟酒嗜好等。

2. 身体状况

考点：孕妇的正常血压

（1）全身检查：观察发育、营养及精神状态；测量孕妇的身高，身高在 145cm 以下的孕妇常有骨盆狭窄，应予以注意；检查脊柱及下肢有无畸形；检查乳房发育及大小；检查心、肺等器官有无异常；检查有无水肿；测量血压，血压不应超过 140/90mmHg；测量体重，妊娠晚期体重每周增加不应超过 500g。

（2）产科检查：包括腹部检查、骨盆测量、阴道检查、阴道检查及绘制妊娠图。

1）腹部检查：孕妇排空膀胱后仰卧于检查床上，露出腹部，双腿稍屈曲使腹肌放松，检查者站在孕妇右侧。

① 视诊：观察腹形及大小，有无妊娠纹、水肿及手术瘢痕。腹部过大可见于羊水过多、双胎妊娠、巨大儿等，腹部过小可见于宫内发育不全。尖腹或悬垂腹，应考虑可能有骨盆狭窄。

考点：测量腹围经过处

② 触诊：注意腹肌紧张度及子宫肌敏感性。先用手测量宫底高度，用软尺测量耻骨联合上缘中点到达子宫底的弧线距离；测量经肚脐或腹部最膨隆处围绕腹部一周的长度，即腹围。随后用四步触诊法检查。前三步手法，检查者面向孕妇头部；第四步手法，检查者面向孕妇足端（图 3-8）。

第一步手法：检查者两手置于子宫底部，了解子宫外形及子宫底高度，估计胎儿大小与孕周是否相符。两手指腹相对并交替轻推以判断胎儿部分。若为胎头，则硬而圆且有浮球感；若为胎臀，则软而宽且形状稍不规则。

第二步手法：检查者两手紧贴子宫左右两侧，一手固定，另一手轻轻深按检查，两手交替进行。感觉平坦、饱满者是胎背；可变形且高低不平者是胎儿肢体，有时能感受到肢体活动。

第三步手法：检查者右手拇指与其余四指分开，置于耻骨联合上方轻握胎先露以确定是胎头还是胎臀。同时向左右推动，判断是否衔接。若胎先露高浮则未入盆；若不能被推动，提示已入盆。

第四步手法：检查者两手分别置于先露部的两侧，沿骨盆入口轻轻向下深按，进一步核实胎先露部的判断是否正确，并确定其入盆程度。

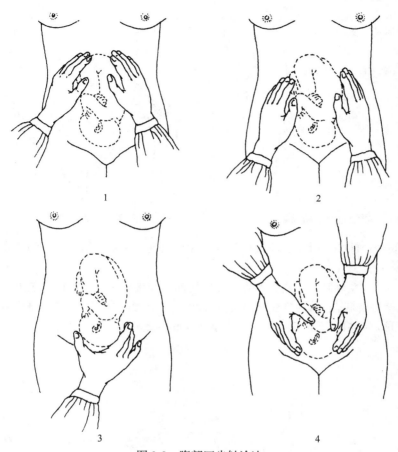

图 3-8　腹部四步触诊法

1. 第一步手法；2. 第二步手法；3. 第三步手法；4. 第四步手法

护考链接

　　某初孕妇，32 岁，妊娠 38 周，腹部触诊，宫底可触及圆而硬的胎儿部分，腹部右侧凹凸不平，左侧相对平坦，胎心音在脐上左侧听得最清楚，该孕妇胎儿胎位可能是（　　）

　　A. 枕左前位　B. 枕右前位　　C. 骶左前位

　　D. 骶右前位　E. 肩右前位

　　答案：C

分析： 宫底触及圆而硬的是胎头部分，此胎位为臀先露；腹部右侧凹凸不平，左侧相对平坦，胎心音在脐上左侧听得最清楚，皆说明胎背在左侧。

　　③ 听诊：胎心在靠近胎背上方听得最清楚。妊娠 24 周前，多在孕妇腹部脐下听取；妊娠 24 周后，头先露时胎心在孕妇脐下左侧或右侧听取，臀先露时在孕妇脐上左侧或右侧听取，肩先露则在脐下方听得最清楚（图 3-9）。

　　2）骨盆测量

　　① 骨盆外测量：间接判断骨盆大小和形态。常用骨盆测量器测量以下径线。

　　A. 髂棘间径：伸腿仰卧位，间接推算入口横径长度。测量两髂前上棘外缘间的距离，正常值为 23～26cm（图 3-10）。

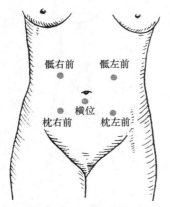

图 3-9　不同胎位胎心听诊部位

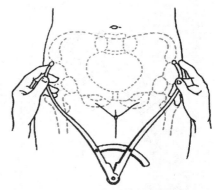

图 3-10　测量髂棘间径

B．髂嵴间径：伸腿仰卧位，间接推算入口横径长度。测量两髂嵴外缘间最宽的距离，正常值为 25～28cm（图 3-11）。

C．骶耻外径：左侧卧位，右腿伸直，左腿屈曲，间接推算入口前后径长度。测量第 5 腰椎棘突下凹陷处至耻骨联合上缘中点的距离，正常值为 18～20cm。第 5 腰椎棘突下凹陷相当于米氏菱形窝的上角，或相当于髂嵴后连线中点下 1.5cm（图 3-12）。

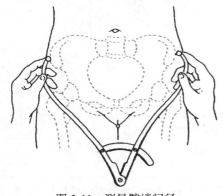

图 3-11　测量髂嵴间径

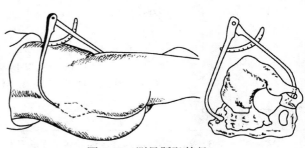

图 3-12　测量骶耻外径

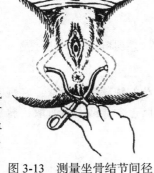

考点：骶耻外径可间接了解骨盆入口前后径

图 3-13　测量坐骨结节间径

D．坐骨结节间径：仰卧位，两腿弯曲，双手抱双膝，间接推算出口横径长度。测量两坐骨结节内侧缘的距离，正常值为 8.5～9.5cm（图 3-13）。

E．耻骨弓角度：用两手拇指尖斜着对拢，放置在被测量者耻骨联合下缘，左右两拇指平放在耻骨降支上面，测量两拇指间的角度即为耻骨弓角度，间接推算出口横径长度（图 3-14）。耻骨弓角度正常值为 90°，小于 80°则为异常。

② 骨盆内测量：适用于骨盆外测量狭窄者。孕妇取膀胱截石位，外阴消毒，检查者戴消毒手套并涂以润滑剂。主要测量径线有：

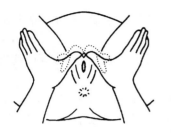 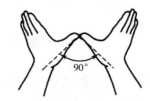 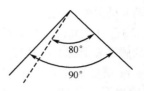

图 3-14　测量耻骨弓角度

A.骶耻内径：又称对角径，为耻骨联合下缘至骶岬上缘中点的距离，正常值为 12.5～13.0cm。此值减去 1.5～2.0cm，为骨盆入口前后径（即真结合径），正常值为 11cm。检查方法：检查者一手示指、中指伸入阴道，中指尖固定于骶岬上缘中点，示指上缘紧贴耻骨联合下缘，另一示指标记此接触点，抽出阴道内的手指，测量中指尖至此接触点的距离，即为对角径（图 3-15）。

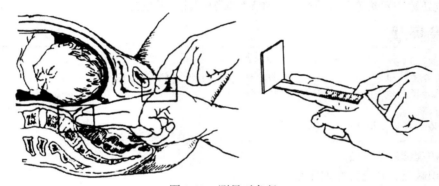

图 3-15　测量对角径

B.坐骨棘间径：测量两侧坐骨棘间的距离，正常值约为 10cm（图 3-16）。检查方法：一手示指和中指置于阴道，分别触及两侧坐骨棘，估量其距离。此径线是中骨盆最短的径线。

C.坐骨切迹宽度：为坐骨棘与骶骨下部间的距离，即骶棘韧带宽度（图 3-17），将伸入阴道内的示指置于骶棘韧带上，若能容纳 3 横指为正常。

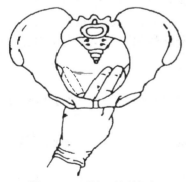 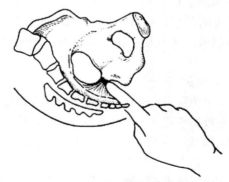

图 3-16　测量坐骨棘间径　　　　　图 3-17　测量坐骨切迹宽度

3）阴道检查：妊娠早期初诊时均应作双合诊检查，妊娠最后 1 个月内及临产后，应避免不必要的阴道检查。阴道检查可以了解胎先露部、骶骨前面弯曲度、坐骨棘及坐骨切迹宽度、骶尾关节的活动度。

4）绘制妊娠图：将产科检查结果填于妊娠图中，绘成曲线图。动态观察以早期发现并处理孕妇和胎儿的异常情况。

3. 心理-社会状况　早期妊娠主要评估孕妇对妊娠的接受程度，是否主动参与产前指导、谈论妊娠的感受和疑虑，以及与丈夫和家人的关系等。

中、晚期妊娠主要评估孕妇对妊娠的情绪反应，评估支持系统，尤其是丈夫对孕妇的关心支持程度。评估孕妇的家庭情况，如居住环境、民族习惯、宗教信仰及孕妇在家庭中的角色等。

4. 辅助检查　包括血常规、尿常规、肝肾功能、血糖、阴道分泌物检查、HBsAg 等，必要时可行 B 超检查。根据妊娠期孕妇的具体情况做下列检查：唐氏筛查、糖尿病筛查、血甲胎蛋白（AFP）测定、羊水细胞培养染色体核型分析等。

5. 高危因素评估　注意评估孕妇年龄（<18 岁或>35 岁），遗传性疾病，既往有无流产、早产、异位妊娠、死胎等异常孕产史，有无妊娠合并症和并发症。

✎ 护考链接

某产妇，38 岁。孕 2 产 0，妊娠 40 周临产。该产妇为（　　　　）
A. 高龄初产妇　　　　　B. 低龄初产妇　　　　　C. 高龄经产妇
D. 低龄经产妇　　　　　E. 正常初产妇
答案：A
分析： 38 岁为高龄，孕 2 产 0，说明是初产妇。

【常见护理诊断/问题】
1. 知识缺乏：缺乏妊娠期保健知识。
2. 焦虑　与担忧自身及胎儿安全有关。
3. 便秘　与妊娠引起肠蠕动减弱有关。
4. 有受伤的危险　与感染、遗传和胎盘功能异常有关。

【护理措施】
1. 心理护理　了解妊娠期孕妇和家庭成员的心理变化，鼓励家庭成员悉心照顾并陪伴孕妇参加产前检查和胎教活动等。加强妊娠期保健知识宣教，解答孕妇对妊娠、分娩、育婴等方面的疑虑，制订合理的妊娠期保健计划，减轻紧张情绪，鼓励孕妇多阅读相关书籍，帮助孕妇树立孕育信心。妊娠晚期，耐心讲解待产与分娩的相关知识，消除对分娩的恐惧心理。

2. 症状护理
（1）早孕反应：一般不影响孕妇自身和胎儿健康。指导孕妇少吃多餐，饮食清淡。若为严重恶心、呕吐影响进食者，需采取相应的治疗措施。

（2）尿频、尿急：指导孕妇及时排空膀胱，说明其多因妊娠子宫压迫膀胱所致，无须限制饮水。

（3）白带增多：妊娠期在激素的作用下，阴道分泌物增多但需排除淋菌、滴虫等感染。指导孕妇每日清洗外阴部，勤换内裤，保持外阴清洁干爽。

（4）下肢水肿及静脉曲张：指导孕妇休息时抬高下肢 15°，避免久坐或久站，适当做下肢运动。若水肿明显或休息后水肿不消退，适当限制盐的摄入并及时就医，静脉曲张者可穿弹力袜（裤）。

（5）下肢肌肉痉挛：往往与缺钙有关，多发生在小腿腓肠肌。指导孕妇避免腿部疲劳，从4月起开始增加钙的摄入，发作时可热敷按摩痉挛部位。

（6）便秘：指导孕妇多吃富含纤维的水果和蔬菜，摄入充足的水量，养成每日定时排便习惯，适量运动，预防便秘。未经医生允许不可随意用泻药。

（7）仰卧位低血压综合征：指导孕妇取左侧卧位缓解症状。

（8）生理性贫血：指导孕妇适当增加含铁丰富的食物，如蛋黄、动物肝脏等。若铁含量不足，根据病情补充铁剂，最好用果汁服送。

考点：孕妇便秘的健康指导

考点：妊娠期常见症状的护理

【健康指导】

（一）孕妇管理

孕妇确诊早孕时，应建立孕产妇保健卡或手册，告知按时产前检查的重要性，预约妊娠期检查时间，估计并核对妊娠期与胎龄是否相符，确定孕妇和胎儿健康状况，如有异常，应适当增加检查次数或转诊至上级医院监护。

（二）生活起居

1. 活动与休息　妊娠期适当减轻工作量，避免重体力劳动、高度紧张的工作，适当户外活动，每晚保证8～9小时睡眠，中午1～2小时休息，晚期妊娠睡眠以左侧卧位为宜。

2. 衣着及个人卫生　衣着应冷暖适宜、柔软舒适，穿软底平跟或矮跟鞋；经常洗澡，禁止盆浴，勤换内衣，保持外阴清洁。

3. 营养指导　协助孕妇制订合理的饮食计划，以清淡易消化食物为宜，选择高蛋白、高维生素、高矿物质、适量脂肪及碳水化合物、低盐饮食。

知识链接

妊娠期营养标准制定参考指标

1. 糖类　妊娠期每日至少增加100～300kcal热量，糖类提供的热量占65%，是人体热量的主要来源。每天保证450～500g的主食便可保证糖类的摄入量。

2. 蛋白质　妊娠早期，每日应增加进食蛋白质5g；妊娠4～6个月，每日应增加进食蛋白质15g；妊娠7～9个月，孕妇每日应增加进食蛋白质25g。

3. 脂肪　每天应在膳食中补充20～30g脂肪，但最好不超过50g，以免增加肝脏负担或造成肥胖。含脂肪丰富的食物有肥肉、果仁、食用油等。

4. 微量元素　妊娠3个月后，每日膳食中补锌20mg，妊娠4个月开始口服硫酸亚铁0.3g、补钙每日1000～1500mg。

5. 维生素　妊娠前口服叶酸，妊娠期多吃新鲜水果和蔬菜来补充维生素C、动物肝脏补充维生素A、鱼肝油补充维生素D。

4. 避免接触有害物质　妊娠期避免风疹病毒、疱疹病毒、巨细胞病毒、梅毒、支原体、衣原体等病原体感染，避免放射线及接触有害物质如铅、汞、有机磷农药等，特别是妊娠早期，以防胎儿畸形或流产。禁忌吸烟、吸毒和饮酒。

（三）乳房护理

妊娠24周后用温水擦洗乳头，并涂抹油脂预防皲裂。乳头内陷或扁平者应尽早反复向外牵拉乳头，为产后哺乳做好准备。

（四）用药指导

妊娠期特别是妊娠8周内用药要慎重，如抗生素、抗癫痫药、激素等可能致胎儿畸形。妊娠期需要用药者必须在医生指导下使用。

考点：妊娠期孕妇自我监测的方法及正常值

（五）自我监护

胎动计数和听诊胎心音是孕妇自我监护胎儿宫内情况的主要方法。教会家庭成员在孕妇腹壁听胎心音并做记录，正常胎心音为 110～160 次/分，从妊娠 28 周开始，孕妇每日计数胎动，正常胎动计数不少于 6 次/2 小时，若小于 6 次/2 小时或比平素的胎动突然减少 50% 以上，为胎儿宫内缺氧可能，应及时就诊。

🖉 护考链接

初产妇，29 岁，既往月经规律，妊娠 38^{+2} 周。门诊查体：宫高在脐剑之间，胎心率 120 次/分，对孕妇进行的最简便有效的判断胎儿安危的方法是（　　）

A. 胎儿电子监护　　　　　B. 胎心计数　　　　　C. 羊膜镜检查

D. 缩宫素激惹试验　　　　E. 胎动计数

答案：E

分析：胎儿在子宫内的活动称为胎动。胎动是医生和孕妇掌握胎儿状况的最简单、最重要途径。

（六）胎教指导

指导孕妇对胎儿进行抚摸训练，选用舒适、优雅的胎教音乐进行音乐训练。

（七）性生活指导

妊娠 12 周内和 28 周后应避免性生活，以免导致生殖道感染、流产及早产。

（八）识别先兆临产

临近预产期的孕妇阴道突然大量流液，应嘱孕妇平卧，并将其送医院就诊。若出现阴道血性分泌物或规律宫缩（间歇 5～6 分钟，持续 30 秒以上），说明临产征兆，应平卧位送院待产。

（九）分娩前的准备

指导孕妇做好心理、生理和物品准备。①心理准备：家属多给予支持与鼓励，让孕妇树立顺利分娩的信心。②生理准备：保证睡眠和营养，教会孕妇强化腹肌和盆底肌肉张力的产前运动，如盘腿坐式、收缩会阴、缩肛运动等。③物品准备：包括母亲用物准备和新生儿用物准备。

第 5 节　评估胎儿健康的技术

一、胎儿宫内情况的监护

高危孕妇应较早开始监护胎儿，一般于妊娠 26～28 周开始。

（一）早期妊娠

产科检查判断子宫大小与孕周是否相符；B 型超声检查了解胎儿发育情况，最早可在妊娠第 5 周见到妊娠囊。

（二）中期妊娠

测宫高、腹围，判断胎儿大小与孕周是否相符；监测胎心率；B 型超声检查胎头双顶径，妊娠 22 周起，每周增加约 0.22cm。

（三）晚期妊娠

1. 产前检查　测宫高、腹围及胎动计数、腹部听诊、B 型超声检查。

2．羊膜镜检查　观察羊水颜色，混有胎粪时可呈黄色或黄绿色。

3．胎儿心电图　是较好的胎心监护方法，也是临床常用的经腹壁外监护法。

4．胎儿电子监护

（1）胎心率的监测：有两种基本变化，即基线胎心率和一过性胎心率。

1）基线胎心率：即在无宫缩、无胎动的情况下记录 10 分钟的胎心率平均值，正常胎心率为 110～160 次/分。大于 160 次/分或小于 110 次/分，持续 10 分钟为心动过速或心动过缓。胎心率变异包括胎心率变异的振幅和频率，其存在表示胎儿有一定的储备能力，是胎儿健康的表现。

2）一过性胎心率：即与子宫收缩有关的胎心率变化。有两种情况：

① 加速：子宫收缩后胎心率加速，可能是胎儿躯干或静脉暂时受压所致。散发、短暂的加速是无害的。但若脐静脉持续受压，则发展为减速。

② 减速：指因宫缩出现的短暂性胎心率减慢。可分为 3 种：

A．早期减速：与子宫收缩几乎同时开始，子宫收缩后即恢复正常，幅度<50 次/分。早期减速一般认为是胎头受压，脑血流量一时性减少的表现，一般无临床意义（图 3-18）。

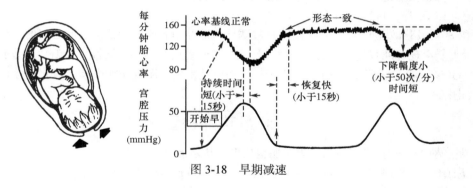

图 3-18　早期减速

B．变异减速：减速与宫缩无恒定关系。下降迅速，幅度大（>70 次/分），恢复快。一般认为是子宫收缩时脐带受压，迷走神经兴奋所致（图 3-19）。

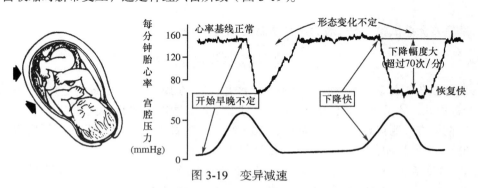

图 3-19　变异减速

C．晚期减速：子宫收缩开始一段时间后出现胎心减速<50 次/分，下降缓慢，持续时间长，恢复亦缓慢。晚期减速是胎儿缺氧的表现（图 3-20）。

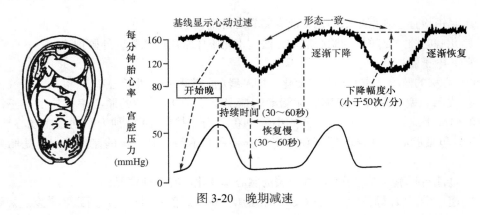

图 3-20　晚期减速

（2）预测胎儿宫内储备能力

1）无应激试验（NST）：通过观察胎动时胎心率的变化，了解胎儿的储备能力。试验时，孕妇取半卧位，腹部（胎心音区）放置电子监测器探头，在描记胎心率的同时，孕妇凭感觉有胎动时，用手按机钮在描记胎心率的纸上作出记号，至少连续记录 20 分钟。正常：3 次以上胎动伴胎心加速＞15 次/分，持续＞15 秒。

2）缩宫素激惹试验（OCT）：是用缩宫素诱导宫缩并用胎心监护仪记录胎心率的变化。若多次宫缩后重复出现晚期减速，基线胎心率变异减少，胎动后无胎心率增快，为阳性，提示胎盘功能减退。OCT 一般在妊娠 28～30 周后进行。如为阴性，提示胎盘功能尚佳，因假阳性多，阳性意义不如阴性大。

二、胎盘功能检查

1．超声检查　若见Ⅲ级胎盘，表示胎盘成熟，提示胎儿已成熟。

2．尿中雌三醇测定　正常值＞15mg/24h，＜10mg/24h 为危险值；多次测得雌三醇＜10mg/24h，表示胎盘功能减退。

3．血清胎盘生乳素　足月值为 4～11mg/L，若该值＜4mg/L 或突然降低 50%，提示胎盘功能低下。

4．缩宫素激惹试验　阳性者为胎盘功能低下。

三、胎儿成熟度检查

1．胎龄及胎儿大小　胎龄小于 37 周为早产儿；满 37 周至不满 42 周为足月儿；满 42 周及其以上为过期儿，体重＜2500g 为早产儿或足月小样儿，≥4000g 为巨大儿。

2．产前检查　测宫高及腹围。从妊娠 20～34 周，宫高增加约 1cm/周，34 周后增长减速，宫高在 30cm 以上表示胎儿已成熟。简单估算胎儿大小的公式为：

$$胎儿体重（g）=子宫长度（cm）\times 腹围（cm）+200（已入盆者加 500）$$

$$胎儿发育指数=宫底高度（cm）-（月份+1）\times 3$$

结果：＜-3 表示胎儿发育迟缓；

-3～+3 表示胎儿发育正常；＞5 可能为双胎、羊水过多或巨大儿。

3．超声检查　胎头双顶径＞8.5cm，提示胎儿已成熟；双顶径＞10cm 则可能为巨大儿。

4．羊水分析　检测卵磷脂/鞘磷脂值、肌酐值、胆红素值、淀粉酶值和脂肪细胞计数。

四、胎儿先天畸形及遗传性疾病的宫内诊断

1. 超声检查　可观察胎儿体表畸形，如无脑儿、脊柱裂及脑积水等。
2. 羊膜腔内胎儿造影　诊断胎儿体表畸形、泌尿系统畸形、消化系统畸形。
3. 胎儿镜检查　直接体表检查胎儿手、足等部位有无畸形；取血检查有无地中海贫血、血友病；取皮肤活检了解有无先天性皮肤病。
4. 绒毛细胞染色体检查　妊娠早期用以诊断胎儿染色体异常疾病，如唐氏综合征等。
5. 羊水检查　妊娠中期通过羊水细胞染色体检查诊断染色体异常疾病，如血友病、唐氏综合征；通过甲胎蛋白测定，可诊断开放性神经管缺陷畸形，如无脑儿；测定某些酶用于诊断先天性代谢缺陷疾病。
6. 抽取孕妇外周血提取胎儿细胞行遗传学检查。

小　结

成熟卵子受精是妊娠的开始。受精卵经输卵管蠕动及纤毛摆动被输送到子宫并着床，之后蜕膜和胎儿附属物形成。

妊娠期母体发生一系列生理和心理变化。根据妊娠期不同时期的特点，临床上将妊娠分为早期妊娠、中期妊娠和晚期妊娠。根据胎儿在子宫内位置不同，有不同的胎产式、胎先露和胎方位。

妊娠期管理从确诊妊娠开始，包括对孕妇定期产前检查和对胎儿监护，对胎盘和胎儿成熟度的监测，进行妊娠期营养、用药和卫生指导，及早发现并处理异常情况。

自测题

A₁型题

1. 某孕妇现为受孕的第4日，估计她的受精卵在（　　）
   A. 输卵管内
   B. 子宫腔，尚未植入
   C. 子宫腔，正在植入
   D. 子宫腔，已经植入
   E. 子宫腔，已经进入胎儿期

2. 有关胎盘结构功能，下述哪项不正确（　　）
   A. 胎盘有母体和胎儿两套血液循环，两者不直接相通
   B. 胎盘有内分泌功能
   C. 胎盘由羊膜、叶状绒毛膜和底蜕膜共同构成
   D. 母血中免疫物质IgM能通过胎盘进入胎儿
   E. 风疹病毒可以通过胎盘

3. 下列关于正常脐带的描述，哪项是不正确的（　　）
   A. 足月胎儿脐带长30～100cm
   B. 脐带内有两条脐静脉和一条脐动脉
   C. 脐带连接胎儿和胎盘
   D. 脐带是胎儿与母体进行物质交换的通道
   E. 脐带表面有羊膜覆盖

4. 计算妊娠开始的时间是（　　）
   A. 末次月经结束后14天
   B. 末次月经第1天
   C. 末次月经结束后第1天
   D. 末次月经前14天
   E. 末次月经第14天

5. 妊娠期子宫的变化，正确的是（　　）
   A. 妊娠10周超出盆腔
   B. 足月的子宫重量增加10倍，为500g
   C. 足月子宫腔容量约500ml
   D. 妊娠晚期子宫轻度左旋

E. 子宫峡部临产时可伸展至 7～10cm

6. 首次产前检查，下列哪个时间最合适
（　　　）

A. 确诊早孕时

B. 妊娠 8 周

C. 妊娠 9 周

D. 妊娠 10 周

E. 妊娠 12 周

7. 判断胎儿成熟度较为可靠的方法是
（　　　）

A. 测量宫高和腹围　B. B 超检查

C. 尿雌三醇测定　　D. 末次月经推算胎龄

E. 羊水检查

A₂ 型题

8. 刘某，女，25 岁，平时月经不规律，在停经 42 日查尿 hCG 阳性，停经 14 周，子宫底高度耻上 3 指，多普勒未闻及胎心，应选择下列哪种方法为宜（　　　）

A. X 线摄片　　　B. 检测尿 hCG

C. B 超检查　　　D. 胎儿监护

E. 胎儿心电图

9. 某孕妇，末次月经日期不详，自述停经 6 个多月，检查发现子宫底位于脐上 3 横指，胎心 138 次/分。该孕妇可能的孕周是（　　　）

A. 24 周末　　　　B. 26 周末

C. 28 周末　　　　D. 30 周末

E. 32 周末

A₃ 型题

（10～13 题共用题干）

孕妇王某，末次月经为 2017 年 6 月 20 日，现妊娠 38 周，四步触诊法检查宫底部胎儿部分，结果为圆而硬、有浮球感，耻骨联合上方胎儿部分软而宽、形态不规则，母体腹部右侧平坦饱满。

10. 预产期是（　　　）

A. 2018 年 3 月 13 日

B. 2018 年 9 月 13 日

C. 2018 年 3 月 27 日

D. 2018 年 9 月 27 日

E. 2018 年 3 月 25 日

11. 胎位是（　　　）

A. 枕左前　　　　B. 枕右前

C. 骶左前　　　　D. 骶右前

E. 肩右前

12. 听诊胎心最清楚部位应是（　　　）

A. 脐左下方　　　B. 脐左上方

C. 脐右下方　　　D. 脐右上方

E. 脐周

13. 骨盆外测量低于正常值的是（　　　）

A. 髂棘间径 25cm　B. 髂嵴间径 26cm

C. 骶耻外径 17cm　D. 耻骨弓角度 90°

E. 坐骨结节间径 9cm

（瞿学烨）

第 4 章

正常分娩期妇女的护理

分娩是一个动态变化的过程，而且受多种因素的影响。只有各种因素都正常并能相互协调，且分娩过程中护理得当才能正常分娩。本章重点阐述影响分娩的因素和正常分娩各产程妇女的护理；介绍了国际上目前镇痛分娩的常用方法。

分娩是指妊娠满 28 周的胎儿及其附属物从临产发动至从母体全部娩出的过程。妊娠满 28 周至不满 37 周之间分娩者，称早产；妊娠满 37 周至不满 42 周之间分娩者，称足月产；妊娠满 42 周及其以后分娩者，称过期产。临床上通常将足月妊娠自然经阴道分娩、母儿健康者称为正常分娩，即顺产。

第1节　决定分娩的因素

案例 4-1

李某，32 岁，初产妇，宫内妊娠 39 周，规律宫缩 3 小时入院。产妇诉昨晚开始出现无规律的腹部一阵阵发紧，而且持续 3～5 秒。于今晨才开始出现腹部规律性疼痛，每次持续 45 秒，间歇 5～6 分钟。

问题： 李某腹部阵发性疼痛提示什么信息？

发动分娩的原因至今尚未明确，通常认为是多因素综合作用的结果，而影响分娩的因素目前公认的有产力、产道、胎儿及产妇的精神心理因素四种。在分娩过程中，只有这四种因素各自正常并相互协调适应，胎儿才能顺利经阴道正常分娩。

考点：影响分娩的四个因素

护考链接

影响正常分娩的因素不包括（　　　）

A. 产力　　　　　　B. 产道　　　　　　C. 胎盘
D. 胎儿　　　　　　E. 精神心理因素

答案：C

分析： 影响分娩的因素包括产力、产道、胎儿及产妇的精神心理因素。

一、产　　力

产力是指将胎儿及其附属物从子宫内逼出的力量，包括主力和辅力。主力是子宫收缩力，贯穿于分娩全过程；辅力是腹肌、膈肌收缩力和肛提肌收缩力，起协同作用。

（一）子宫收缩力

子宫收缩力简称宫缩，是临产后的主要产力，贯穿于分娩的全过程。其主要作用是迫使子宫颈口扩张、胎儿下降和胎盘、胎膜娩出。宫缩是子宫体肌肉出现的有规律的阵发性收缩，产妇不能自行控制，同时会感觉疼痛，故又称为"阵痛"。临产后正常的子宫收缩力具有以下特点：

1. 节律性　每次子宫收缩总是由弱渐强（进行期），并维持一定时间（极期），随后再由强渐弱（退行期），直至消失进入间歇期。间歇期子宫肌肉松弛，随后再循环收缩，如此反复交替直至分娩结束（图 4-1）。临产开始时，每次子宫收缩持续 30～40 秒，间歇 5～6 分钟。随着产程的进展，宫缩持续时间逐渐延长，强度逐渐增加，间歇期逐渐缩短。当宫口开全（10cm）之后，子宫收缩持续时间可长达 60 秒；间歇期可缩短至 1～2 分钟。

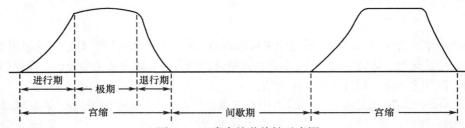

图 4-1　正常宫缩节律性示意图

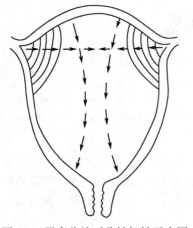

考点：子宫收缩力的特点

图 4-2　子宫收缩对称性极性示意图

2. 对称性和极性　正常子宫收缩的起搏点在两侧子宫角部，先以微波形式在宫底中线集中，再向子宫下段扩散，约在 15 秒内均匀协调地遍及整个子宫，左右对称，此为子宫收缩的对称性。宫缩以子宫底部最强、最持久，向下依次递减，子宫底部收缩力强度几乎是子宫下段的 2 倍，此为子宫收缩的极性（图 4-2）。

3. 缩复作用　宫缩时，宫体部肌纤维缩短变宽，收缩之后的肌纤维虽又重新松弛，但不能恢复到原来长度，经过反复收缩，肌纤维越来越短，称子宫收缩的缩复作用。正是这种缩复作用，使子宫上部肌壁逐渐增厚，宫腔变小，迫使胎儿逐渐下降，子宫下段被动拉长变薄、子宫颈管逐渐扩张，子宫颈口逐渐扩大。

（二）腹肌和膈肌收缩力（腹压）

腹肌和膈肌收缩力是分娩时第二产程中娩出胎儿的重要辅助力量。当宫口开全后，宫缩推动胎先露部下降压迫盆底组织和直肠，反射性引起排便感，产妇主动屏气用力，使腹肌和膈肌收缩、腹压增加，协同宫缩促使胎儿娩出。腹压在第二产程末期宫缩时运用最有效；在第三产程可促进胎盘娩出。

（三）肛提肌收缩力

肛提肌收缩力可协助胎先露部完成内旋转、胎头仰伸和胎盘娩出。

二、产　道

产道是胎儿娩出的通道，分骨产道和软产道两部分。

（一）骨产道

骨产道又称真骨盆，其入口和出口平面之间形成骨盆腔，是正常分娩时胎儿娩出的通道，其大小、形状与分娩关系密切，若骨产道异常，势必影响胎儿娩出。骨产道可分为 3 个假想平面（图 4-3）。骨盆入口平面为真假骨盆交界面，呈横椭圆形（图 4-4）；中骨盆平面前方为耻骨联合下缘，两侧为坐骨棘，后

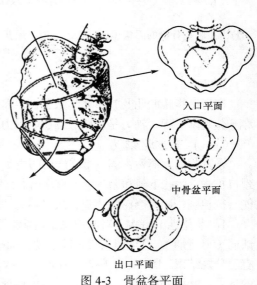

入口平面

中骨盆平面

出口平面

图 4-3　骨盆各平面

方为骶骨下端，呈纵椭圆形，最狭窄（图 4-5）；骨盆出口平面即真骨盆下口，由两个在不同平面的三角形组成：前三角平面顶端为耻骨联合下缘，两侧为耻骨降支，后三角平面顶端为骶尾关节，两侧为骶结节韧带（图 4-6）。骨盆平面各径线见表 4-1。

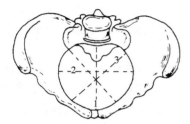

图 4-4　骨盆入口平面
1. 入口前后径；2. 入口横径；
3. 入口斜径

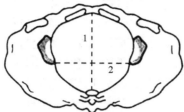

图 4-5　中骨盆平面各径线
1. 中骨盆前后径；2. 中骨盆横径

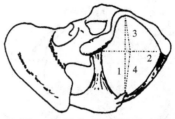

图 4-6　骨盆出口平面各径线
1. 出口前后径；2. 出口横径；
3. 出口前矢状径；4. 出口后矢状径

表 4-1　骨盆平面各径线

骨盆平面	径线	起止	平均值/cm
入口平面	前后径（真结合径）	耻骨联合上缘中点至骶岬前缘正中的距离	11.00
	横径	左右髂耻缘间的最大距离	13.00
	左（右）斜径	左（右）骶髂关节至右（左）髂耻隆突间距离	12.75
中骨盆	前后径	耻骨联合下缘中点通过两侧坐骨棘连线中点至骶骨下端间距离	11.50
	横径（坐骨棘间径）	两坐骨棘间的距离	10.00
出口平面	前后径	耻骨联合下缘至骶尾关节间的距离	11.50
	横径（坐骨结节间径）	两坐骨结节内侧缘的距离	9.00
	前矢状径	耻骨联合下缘至坐骨结节间径中点的距离	6.00
	后矢状径	骶尾关节至坐骨结节间径中点的距离	8.50

考点：骨盆各径线正常值

（二）软产道

软产道由子宫下段、子宫颈、阴道及骨盆底软组织组成。

考点：软产道的组成

1. 子宫下段的形成　妊娠后，子宫峡部随妊娠周数的增加而被动拉长，形成子宫下段，在妊娠晚期及临产后可从非妊娠期的 1cm 延长为 7～10cm，此时因子宫上、下段的肌层厚薄不同，在两者之间的子宫内面形成一个环状隆起，称为生理缩复环。正常情况下腹部不易见到此环，异常分娩时可见到病理性缩复环。

✎ 护考链接

分娩时形成子宫下段的部分是（　　　）

A. 子宫体部　　　　　B. 子宫角部　　　　　C. 子宫底部

D. 子宫峡部　　　　　E. 子宫颈阴道部

答案：D

分析：子宫下段由非妊娠时约 1cm 的子宫峡部伸展形成。

2. 子宫颈的变化

（1）子宫颈管消失：临产前子宫颈管长 2～3cm，初产妇较经产妇稍长。临产后由于宫缩牵拉子宫颈内口肌纤维及周围韧带，加之胎先露部下降，前羊水囊的楔状支撑，使子宫颈内口水平的肌纤维向上牵拉，子宫颈管逐渐缩短、消失直至展平。

考点：初产妇与经产妇子宫颈缩短、子宫颈口扩张的不同之处

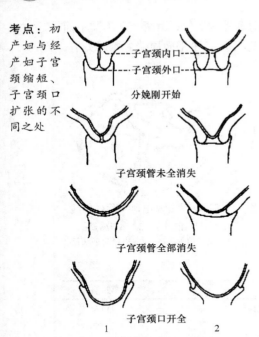

图 4-7　子宫颈管消失与子宫口扩张
1. 初产妇；2. 经产妇

（2）子宫颈口扩张：子宫颈管消失后，初产妇子宫颈外口仅容纳一指尖，经产妇则能容纳一指。初产妇一般是子宫颈管先消失、宫口后扩张，经产妇则是子宫颈管消失与宫口扩张同时进行（图 4-7）。随着产程的继续进展，子宫颈外口逐渐扩张，当子宫颈外口扩张至 10cm 时即为宫口开全，此时妊娠足月胎头方能通过（图 4-8）。

3. 阴道、盆底及会阴的变化　前羊水囊及胎先露部先将阴道上部撑开，破膜后胎先露部下降直接压迫骨盆底，使软产道下段形成一个向前弯曲的长筒，阴道扩张，阴道黏膜皱襞展平使腔道加宽。肛提肌向下向两侧扩展，肌纤维拉长，会阴体变薄，以利胎儿通过。会阴体虽能承受一定压力，但若分娩时会阴保护不当，容易造成裂伤。

（三）胎儿

胎儿能否顺利通过产道，除受产力、产道因素影响外，还与胎儿的大小、胎位、胎儿发育有无异常密切相关。

1. 胎儿大小　胎头是胎儿身体最大、最难通过骨盆的部分。胎儿过大，分娩时不易通过产道；胎儿过熟致颅骨过硬，胎头不易变形，也可引起相对头盆不称，造成难产。

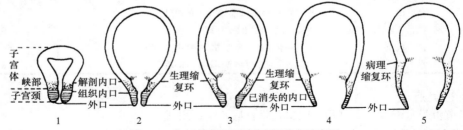

图 4-8　宫口扩张及子宫下段形成示意图
1. 非妊娠子宫；2. 足月妊娠子宫；3. 分娩第一产程子宫；4. 分娩第二产程子宫；5. 异常分娩第二产程子宫

（1）胎头颅骨组成：由顶骨、额骨、颞骨各 2 块及枕骨 1 块构成。在胎儿期各骨尚未愈合在一起，其间留有缝隙称颅缝，额骨与顶骨之间的颅缝称冠状缝，两侧顶骨之间的颅缝称矢状缝，顶骨与枕骨之间的缝隙称人字缝，颞骨与顶骨之间的颅缝称颞缝，两额骨之间的缝隙称额缝。两颅骨交界空隙较大处称囟门。胎头前部菱形的区域称前囟，后部三角形区域称后囟。颅缝与囟门的存在，使颅骨之间有一定的活动余地，使胎头有一定的可塑性。头颅通过产道时颅缝轻度叠压使其变形，胎头体积缩小，便于胎头娩出。

（2）胎头径线：①双顶径，两顶骨隆突间的距离，足月胎儿平均值约为 9.3cm，可通过 B 型超声检查测量此径线来估计胎儿大小；②枕额径，鼻根至枕骨隆突下方的距离，足月胎儿平均值约为 11.3cm，胎头常以此径线衔接；③枕下前囟径，前囟中央至枕骨隆突下方的距离，足月胎儿的平均值约9.5cm，胎头俯屈后以此径线通过产道；④枕颏径，颏骨下部中央至后囟顶部的距离，足月胎儿平均值为 13.3cm（图 4-9）。

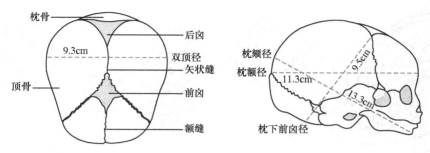

图 4-9　胎头颅骨组成及径线

2. 胎位　主要有头位、臀位和横位。胎儿以胎头周径最大、肩次之、臀最小。若胎头可以顺利通过产道，则肩和臀的娩出一般没有困难。

3. 胎儿畸形　胎儿某部分发育不正常，如联体儿、脑积水等，使胎头或胎体过大可造成难产。

（四）精神心理因素

分娩是一个正常的生理过程。但分娩对产妇是一种持久的应激刺激，产妇的精神心理因素在分娩过程中会影响到产力，因此越来越受到重视。大部分产妇对分娩都会有这样或那样的担忧，如能否正常分娩，分娩过程中的疼痛能否承受。担心胎儿是否健康，对胎儿的长相、性别是否满意。这种精神压力，会引起一系列特征性的心理情绪反应。

知识链接　　**心理因素真的会影响分娩吗?**

初产妇在分娩的过程中紧张焦虑会使心率加快、呼吸急促，导致子宫缺氧而发生宫缩乏力、宫口扩张缓慢、胎先露下降受阻。同时，交感神经兴奋使血压升高，导致胎儿缺氧而出现胎儿窘迫。在分娩过程中应尽量消除产妇紧张焦虑的心理状态，指导产妇相应的放松技巧，使分娩顺利完成。

第2节　枕先露的分娩机制

分娩机制是指胎儿先露部通过产道时为适应骨盆各平面的不同形态，沿骨盆轴下降过程中，被动地进行一系列适应性转动，以其最小径线通过产道的全过程。临床上枕先露占 95.75%～97.75%，其中又以枕左前位最多见。下面以枕左前位为例说明分娩机制（图 4-10）。

（一）衔接

衔接又称入盆，胎头双顶径进入骨盆入口平面，胎头颅骨最低点接近或达到坐骨棘水平，称衔接。初产妇多在预产期前 1～2 周内胎头衔接，若初产妇临产后胎头仍未衔接，应警惕头盆不称。经产妇多在分娩开始后胎头衔接。正常情况下，胎头以半俯屈状态进入骨盆入口，以枕额径衔接。由于枕额径大于骨盆入口前后径，故胎头矢状缝坐落于骨盆入口右斜径上，枕骨在骨盆的左前方（图 4-11）。

（二）下降

胎头沿骨盆轴前进的动作称下降。下降贯穿于分娩全过程，与其他动作相伴随。下降动作呈间歇性，胎头下降的速度可作为产程进展的一项重要标志。初产妇胎头下降速度因宫口扩张缓慢和软组织阻力大而进展较慢。

考点：贯穿整个分娩过程的动作是下降

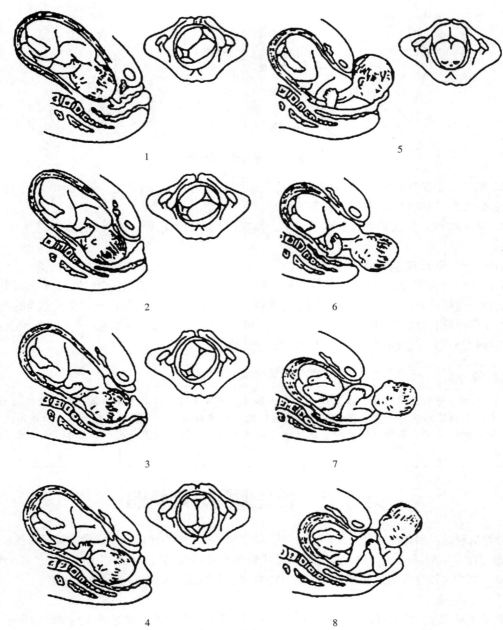

图 4-10　枕左前位分娩机制示意图

1. 衔接前胎头尚浮；2. 衔接俯屈下降；3. 继续下降与内旋转；4. 内旋转已完成，开始仰伸；

5. 仰伸已完成；6. 抬头外旋转；7. 前肩娩出；8. 后肩娩出

（三）俯屈

胎头继续下降至骨盆底时，原来处于半俯屈的胎头枕部遇肛提肌阻力即发生俯屈，此时胎儿下颏贴近胸部，使胎头由衔接时的枕额径（11.3cm）变为枕下前囟径（9.5cm），以最小径线适应产道，有利于胎头继续下降（图 4-12）。

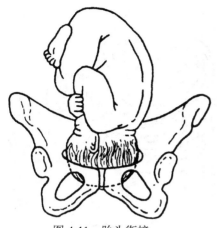

图 4-11　胎头衔接

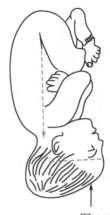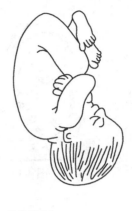

图 4-12　胎头俯屈

（四）内旋转

胎头到达中骨盆平面及出口平面时，为适应前后径大于横径的特点而旋转，使其矢状缝与中骨盆、骨盆出口前后径相一致，有利于胎头下降。枕左前位时前囟向母体前方旋转 45°，后囟转至耻骨弓下方。多数胎头于第一产程末完成内旋转动作（图 4-13）。

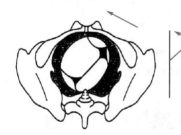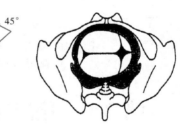

图 4-13　胎头内旋转

（五）仰伸

完成内旋转后，胎头下降达阴道外口时，子宫收缩和腹压继续迫使胎头下降，肛提肌反射性收缩，迫使胎头向前推进，两者合力使胎头逐渐仰伸，胎头枕骨下部达到耻骨联合下缘时，枕骨以耻骨弓为支点，使胎头的顶、额、鼻、口、颏相继娩出（图 4-14）。

（六）复位及外旋转

胎头娩出后，为使胎头与胎肩恢复正常关系，胎头枕部向左旋转 45°，称复位（图 4-15）。同时胎肩在盆腔内继续下降，前（右）肩向母体前方旋转 45°，使胎儿双肩径转成与出口前后径相一致的方向，而胎头枕部需在外继续向左旋转 45°，以保持胎头与胎肩的垂直关系，称外旋转。

（七）胎肩及胎儿娩出

胎头完成外旋转后，胎儿前肩在耻骨弓下娩出，胎体侧弯，随即后肩从会阴前缘娩出。胎儿双肩娩出后，胎体及胎儿下肢随之顺利娩出（图 4-16）。

分娩机制中各动作分别介绍，实际上是连贯动作，下降动作始终贯穿于分娩全过程。

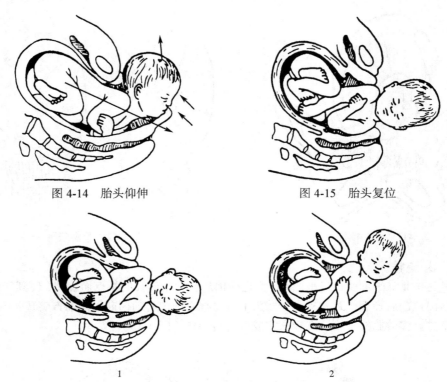

图 4-14　胎头仰伸　　　　　　　　　　图 4-15　胎头复位

1　　　　　　　　　　　　　　　　　2

图 4-16　胎儿前肩、后肩相继娩出

1. 前肩娩出；2. 后肩娩出

第3节　临产征象与产程分期

【临产征象】

1. 先兆临产　分娩发动之前，出现一些征兆，预示孕妇不久将临产的症状，称先兆临产。

（1）宫底下降感：初产妇临产前 2～3 周由于胎先露入盆，而出现子宫底下降的现象。宫底降至相当于妊娠满 32 周的高度，孕妇肺部和胃部的受压程度得到缓解，感觉上腹轻松，饭量增加，呼吸畅快。因胎先露部压迫膀胱，常伴有尿频症状。

（2）假临产：分娩发动之前，孕妇常出现时间长短不等的"假临产"。其特点是宫缩频率、持续时间和间歇时间均不规律，强度不增强，宫口不扩张，常在夜间出现而于清晨消失，且疼痛多集中（或局限）于下腹部，与分娩阵缩不同，应加以区别（表4-2）。

表 4-2　假阵缩与分娩阵缩的鉴别

假阵缩	分娩阵缩
宫缩不规律，间隔长	宫缩规律，间隔时间逐渐缩短
宫缩强度无逐渐进展	宫缩强度逐渐进展
小剂量镇静剂可抑制宫缩	小剂量镇静剂不能抑制宫缩
子宫颈口的扩张不随宫缩而进展	子宫颈口随阵缩而逐渐扩张

（3）见红：是分娩即将开始的可靠征象。在分娩发动前 24～48 小时，子宫颈内口附近的胎

膜与该处的子宫壁分离，毛细血管破裂经阴道排出少量血液，与子宫颈管内的黏液栓相混排出，俗称见红。阴道流血量不多，不会超出平时月经量。 考点：临产的可靠征象

2. 临产诊断 临产是指有规律且逐渐增强的子宫收缩，即持续 30 秒或以上，间歇 5～6 分钟，也称为规律宫缩，同时伴随进行性子宫颈管消失、宫口扩张和胎先露下降。

【产程分期】

分娩的全过程是指从规律宫缩至胎儿、胎盘全部娩出，称总产程。初产妇需 13～18 小时，为了便于观察和处理，根据产程中各时期的特点，可分为 3 个时期。

1. 第一产程（宫口扩张期） 自规律宫缩到宫口开全。初产妇需 11～12 小时，经产妇需 6～8 小时。按照宫口扩张的程度，将第一产程又分为潜伏期和活跃期。

（1）潜伏期：自规律宫缩至宫口开大 3cm。此期宫口扩张速度较慢，初产妇一般需要 8 小时，超过 16 小时为潜伏期延长。

（2）活跃期：宫口开大 3cm 至宫口开全为活跃期。此期宫口扩张速度明显加快，为 8 小时，超过 8 小时为活跃期延长。

2. 第二产程（胎儿娩出期） 自宫口开全到胎儿娩出。初产妇需 1～2 小时，经产妇约需数分钟，一般不超过 1 小时。

3. 第三产程（胎盘娩出期） 从胎儿娩出到胎盘娩出。初产妇与经产妇无区别，需 5～15 分钟，正常不超过 30 分钟。 考点：产程分期

护考链接

1. 进入第二产程的主要标志是（ ）
A. 规律宫缩　　　　　B. 破膜　　　　　C. 拨露
D. 宫口开全　　　　　E. 阴道口见胎先露
2. 初产妇，27 岁，足月妊娠。现出现规律宫缩，约 5 分钟一次，每次持续 30 秒，正常情况下至宫口开全需（ ）
A. 7～8 小时　　　　　B. 9～10 小时　　　　　C. 11～12 小时
D. 14～16 小时　　　　E. 18～24 小时
答案：1. D　2. C
分析：1. 第二产程为自宫口开全到胎儿娩出。
2. 自规律宫缩到宫口开全为第一产程，初产妇需 11～12 小时，经产妇需 6～8 小时。

第4节 各产程的临床经过及护理

一、第一产程的临床经过及护理

【临床经过】

1. 规律宫缩 产程开始时，宫缩持续时间较短（30～40 秒）且弱，间歇期较长（5～6 分钟）。随着产程进展，持续时间渐长（50～60 秒），且强度不断增加，间歇期渐短（2～3 分钟）。当宫口近开全时，宫缩持续时间可长达约 1 分钟，间歇期仅 1～2 分钟。

2. 宫口扩张 在规律宫缩作用下，子宫颈口从闭合状态逐渐开全（即 10cm），称为宫口扩张。临床上通过阴道检查的方法可以确定宫口扩张程度。阴道检查的具体方法：严格消毒外阴后，用示、中指轻轻伸入阴道，可以直接触清宫口大小、胎先露、胎位情况和产程进展。但阴道检查

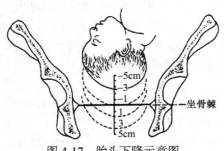

考点：胎头下降的标志

图 4-17　胎头下降示意图

需在严格消毒下进行，以避免感染。

3. 胎头下降　临床上以坐骨棘平面为判断胎先露下降的标志（图 4-17）。胎头颅骨最低点平坐骨棘连线时，用"0"表示。在坐骨棘连线以上 1cm 时用"−1"表示，在坐骨棘以下 1cm 时用"+1 表示"，依此类推。

4. 胎膜破裂　简称破膜。宫缩时，羊膜腔内压力升高，胎先露部下降，将羊水阻断为前、后两部分，分别称前羊水和后羊水。前羊水不多，约 100ml，形成前羊水囊有助于扩张宫口。宫缩逐渐增强，羊膜腔内压力逐渐增加，当羊膜腔内压力增加达到一定程度时自然破膜，前羊水流出。破膜多发生在宫口近开全时。

【护理评估】

1. 健康史

（1）核对产妇资料，包括姓名、年龄、孕次、产次、末次月经、预产期及身高、体重。

（2）了解此次妊娠经过，包括产前检查情况、妊娠期有无并发症及处理情况。

（3）询问既往史，如有无妊娠合并症、有无过敏史、既往妊娠及分娩情况。

（4）掌握目前状况，如孕妇胎动情况、宫缩开始时间及间隔时间、有无阴道流血及流液等。

2. 身体状况　评估生命体征、胎心率、胎产式、胎方位、胎膜完整性、羊水性质，胎先露部下降程度，子宫颈管的扩张、子宫收缩力、会阴情况、骨盆大小、乳房、皮肤等，并与正常值相比较。

3. 心理-社会状况　产妇入院后面临着分娩的痛苦和迎接新生命的喜悦，情绪波动较大，加之陌生的医院环境、医务人员的医疗水平及服务态度，都会对产妇产生一定影响。注意评估产妇面对分娩的信心及心理准备，以及产妇家属的心理状态。及时评估产妇精力与体力的消耗情况。

4. 辅助检查

（1）胎儿头皮血血气分析：正常胎儿头皮血 pH 为 7.25～7.35，胎膜破裂后可测定胎儿头皮血 pH，若<7.20 提示胎儿酸中毒。

（2）胎儿电子监护仪：可描记胎心曲线和宫缩曲线，记录胎心变化情况和宫缩情况，同时还可观察胎心率变化与宫缩、胎动的关系，据此可判断胎儿在宫内的安危状态。

【常见护理诊断/问题】

1. 焦虑　与担心分娩是否顺利有关。

2. 疼痛　与子宫收缩、宫口扩张有关。

3. 潜在并发症：产力异常、胎儿窘迫等。

【护理目标】

产妇产程进展顺利，焦虑缓解或解除；疼痛程度减轻。

【护理措施】

1. 心理护理

（1）向产妇介绍医师、护士及产房的环境，消除其对环境的陌生感。

（2）向产妇及家属耐心讲解分娩的生理经过，增强产妇对自然分娩的信心。

（3）促使产妇在分娩过程中密切配合，使分娩得以顺利进行。

（4）家属及护理人员应当守护在产妇身边，以便及时提供护理需要及精神支持。

2．一般护理

（1）协助产妇沐浴、更衣。

（2）饮食：鼓励产妇在宫缩间歇期少量多餐，进食高蛋白、高热量、易消化、清淡饮食，注意补充足够水分，保持水、电解质平衡。

（3）活动与休息：临产后胎膜未破、宫缩不强者，鼓励产妇在室内适当活动，以促进宫缩，利于胎先露下降和宫口扩张。指导产妇在宫缩间歇期休息，最好取左侧卧位以利于胎盘血液循环，防止胎儿窘迫。

（4）大小便：鼓励产妇 2～4 小时排尿一次，并及时排便，以免充盈的膀胱和直肠影响宫缩及胎头下降。

3．产程护理

（1）生命体征监测：每 4～6 小时测量 1 次并记录，异常者遵医嘱增加测量次数。一旦发现体温在 37.5℃以上、脉搏超过 100 次/分、血压升高等，应及时报告医生并给予处理。

（2）胎心监测：用胎心听诊器于宫缩间歇期在产妇腹壁听取胎心音。潜伏期每隔 1～2 小时听胎心一次，活跃期每 15～30 分钟听胎心一次，每次听 1 分钟并记录。正常情况下子宫收缩时胎心率变慢（每分钟不应少于 100 次），宫缩后胎心率迅速恢复。若宫缩后胎心率不能恢复或胎心率＜110 次/分或＞160 次/分，均提示胎儿宫内窘迫，应给予及时处理。有条件者应使用电子胎儿监护仪监测胎心。

考点：第一产程潜伏期和活跃期听胎心的时间间隔

（3）宫缩情况：观察者将一手置于产妇腹壁，当宫缩时感觉宫体隆起变硬、宫缩间歇期宫体松弛变软的情况。定时连续观察并记录宫缩持续时间、宫缩强度及间歇时间，也可用胎儿监护仪描记宫缩曲线。

（4）宫口扩张与胎先露下降：通过阴道检查的方法测得。根据宫缩情况和孕妇状况，适当增减阴道检查的次数，一般初产妇潜伏期应每 4 小时一次，活跃期每 2 小时一次，经产妇或宫缩频者间隔时间应酌情缩短，并将检查结果描记为产程图，指导产程的处理（图 4-18）。

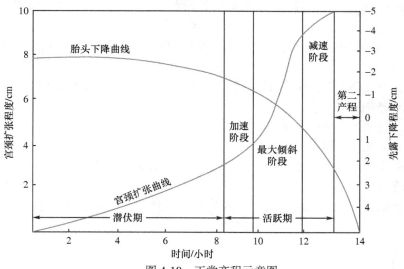

图 4-18　正常产程示意图

（5）观察破膜及羊水情况：一旦发现破膜，嘱产妇平卧，立即记录破膜时间及听诊胎心音，观察羊水的性状、颜色和量。若为头先露，羊水呈黄绿色、混有胎粪，提示胎儿窘迫，应及时给予处理。破膜超过 12 小时尚未分娩者，无论是否出现感染征象，都应遵医嘱给予抗生素预防感染。

4. 健康指导　指导产妇保持轻松愉快的心情，积极配合医护人员处理与护理，做好迎接新生儿的准备。

【护理评价】

产妇是否接受医护人员及支持系统的帮助，主动表达自己的感受，并积极配合医护人员；产妇疼痛程度是否减轻。

二、第二产程的临床经过及护理

【临床经过】

1. 排便感　宫口开全后，胎先露部下降达盆底，直接压迫直肠，反射性引起排便感，使产妇不自主屏气用力，使胎儿下降直至胎儿娩出。

2. 子宫收缩增强　子宫颈口开全后，宫缩频率及强度进一步增强，宫缩持续时间约 1 分钟，间歇时间缩短至 1~2 分钟。

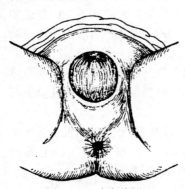

图 4-19　胎头着冠

3. 胎儿下降及娩出　胎头于宫缩时显露于阴道口，间歇时又回缩至阴道内，称胎头拨露。经过几次拨露，胎头外露部分不断增加，直至胎头双顶径越过骨盆出口平面横径，在宫缩间歇期不再回缩，称胎头着冠（图 4-19）。此后胎头仰伸、复位、外旋转，胎肩与胎体娩出，羊水随之涌出，子宫底下降至平脐。

【护理评估】

1. 健康史　了解第一产程评估资料、经过及处理情况。

2. 身体状况　了解子宫颈口开全的时间及破膜时间，宫缩持续及间歇时间，胎心率及羊水的性状和颜色，询问产妇有无排便感，观察胎头拨露情况，正确评估会阴条件，根据胎儿大小判断是否需行会阴切开术。

3. 心理-社会状况　产妇进入第二产程后，体力过度消耗及剧烈腹痛，使产妇常常感到无助和恐惧。

4. 辅助检查　用胎儿监护仪监测胎心率与宫缩变化，如有异常及时报告医生处理。

【常见护理诊断/问题】

1. 焦虑　与担心分娩能否顺利进行有关。

2. 疼痛　与宫缩及会阴侧切有关。

3. 有受伤的危险　与胎儿过大或娩出过快造成软产道损伤有关。

【护理目标】

产妇具有分娩信心，积极配合分娩，焦虑缓解或解除；没有会阴撕裂；新生儿未发生产伤。

【护理措施】

1. 产妇护理

（1）一般护理：注意观察产妇面色、呼吸、脉搏及询问有无不适感觉；为产妇提供饮水、擦汗等生活护理。

（2）严密观察产程进展：由于第二产程宫缩频发，胎头容易受压缺氧，表现为胎心减慢，故应每 5～10 分钟听一次胎心，直至胎儿娩出。若出现第二产程延长、胎心异常等情况，应采取相应措施，尽快结束分娩。 考点：第二产程听胎心的时间间隔

（3）指导产妇正确使用腹压：第二产程是三种产力全部参与的过程，指导产妇正确应用腹压，可以缓解疼痛，加快胎儿的顺利娩出并保证产妇安全。指导产妇取膀胱截石位，双脚蹬踏在产床上，双手握持床把手，当宫缩出现时深吸气屏住，然后向下屏气用力增加腹压；宫缩间歇时，产妇全身放松休息，均匀呼吸，等待下次宫缩出现时，再重复屏气用力，以加速产程顺利进展。

2. 接产准备

（1）产妇准备：初产妇子宫口开全后，经产妇子宫颈口开大 3～4cm 时将产妇送至产房进行外阴清洁和消毒。指导产妇仰卧在产床上，两腿屈曲分开，露出外阴部，用消毒干纱球盖住阴道口，防止冲洗液进入阴道，臀下置清洁便盆或尿垫，先用消毒肥皂水擦洗外阴部，其次用温开水冲洗干净，擦洗顺序为：大小阴唇、阴阜、大腿内上 1/3、会阴、臀部及肛门（图 4-20）。再次以 0.1%苯扎溴铵或 0.25%碘伏液擦洗，随后取下阴道口的纱球，撤下便盆或塑料布，铺消毒巾于臀下。

（2）接产者准备：按无菌操作常规消毒，洗手、戴手套及穿手术衣后，打开产包，铺好无菌巾，准备接产。

3. 接产 接产者站在产妇右侧，当胎头拨露、会阴紧张时，开始保护会阴。接产步骤如下（图 4-21）：

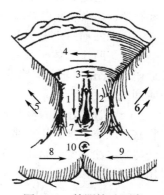

图 4-20 外阴擦洗顺序

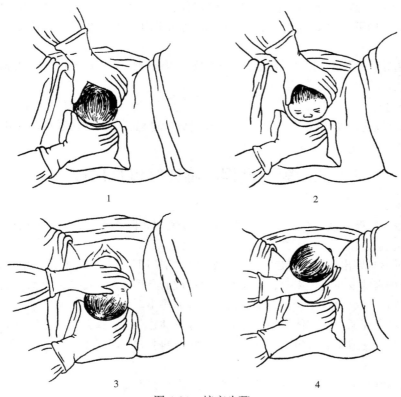

图 4-21 接产步骤
1. 保护会阴协助胎头俯屈；2. 协助胎头仰伸；3. 助前肩娩出；4. 助后肩娩出

（1）保护会阴：在会阴铺消毒治疗巾，接产者右肘支在产床上，右手拇指与其余四指分开，当宫缩时用右手掌大鱼际肌向上向内托压会阴，同时左手轻轻下压胎头枕部，协助胎头俯屈和缓慢下降。宫缩间歇期，保护会阴的手稍放松，但不离开会阴，恢复会阴正常血液循环，以免会阴受压过久引起局部水肿。

（2）助娩胎头：当胎头枕部在耻骨弓下露出时，左手按分娩机制协助胎头仰伸。此时若宫缩过强，应嘱产妇张口哈气以解除腹压，在宫缩间歇时稍向下屏气，使胎头缓慢娩出。

（3）助娩胎肩：胎头娩出后，右手继续保护会阴，不要急于娩出胎肩，左手自胎儿鼻根向下颏挤压，排出胎儿口鼻内的黏液和羊水，然后协助胎头复位、外旋转。继而左手向下轻压胎儿颈部，使胎儿前肩娩出。再向上托胎颈，使后肩娩出。

（4）助娩胎体：双肩娩出后，方可放松保护会阴的右手，双手协助胎体及下肢娩出。随后羊水涌出，羊水流净后在产妇臀下放一弯盘承接流出的血液，以计算出血量。记录出生时间。

（5）脐带处理：胎头娩出后，接产者应立即检查有无脐带绕颈。如果绕颈的脐带较松，用手将脐带顺肩退下或从头部退下；如绕颈较紧或绕颈2周以上，则用2把止血钳将脐带夹住，从中间剪断，注意勿使胎儿受伤。胎儿娩出后1～2分钟内结扎脐带，在距脐带根部15～20cm处，用2把止血钳钳住，在两钳之间剪断脐带。

接产时，如发现产妇会阴部过紧或胎儿过大，估计分娩时会阴撕裂不可避免，或母儿有病理情况须结束分娩，应行会阴切开术。

4. 心理护理　第二产程期间护理人员应陪伴在产妇旁，及时告知产程的进展，并以鼓励性语言增加产妇顺利分娩的信心，宫缩间歇期协助其饮水、擦汗，以缓解其紧张、焦虑情绪。

5. 健康指导　指导产妇保持轻松愉快的心情，积极配合医护人员处理与护理；做好迎接新生儿的准备。

【护理评价】

产妇是否可以正确使用腹压，积极参与、控制分娩过程；整个分娩过程是否顺利；新生儿是否健康。

三、第三产程的临床经过及护理

【临床经过】

1. 子宫收缩　胎儿娩出后，产妇感到轻松，子宫底下降至平脐，宫缩暂时停止，几分钟后宫缩重新出现。

2. 胎盘剥离与娩出　胎儿娩出后，在子宫的收缩作用下，宫腔容积明显缩小，但胎盘不能相应缩小而与子宫壁发生错位剥离，剥离面出血形成胎盘后血肿。随血肿增大，局部压力增加，胎盘剥离面不断扩大，直至胎盘完全从子宫壁剥离而娩出。

考点：胎盘剥离征象

（1）胎盘剥离征象：①宫体变硬呈球形，宫底升高达脐上；②阴道口下降的脐带自行延长；③阴道少量出血；④用左手掌侧缘轻压产妇耻骨联合的上方，将宫体上推，外露的脐带不再回缩（图4-22）。

（2）胎盘剥离及娩出方式：胎盘娩出有两种方式。①胎儿面先娩出：胎盘先从中央剥离，形成胎盘后血肿，而后向周边剥离，特点是先见胎盘的胎儿面娩出，之后见少量阴道流血，临床多见，约占3/4；②母体面先娩出：胎盘从边缘开始剥离，血液沿剥离面流出，而后中心剥离。其

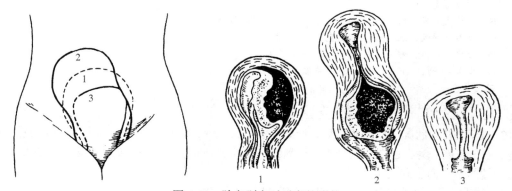

图 4-22 胎盘剥离时子宫的形状
1. 胎盘开始剥离；2. 胎盘降至子宫下段；3. 胎盘完全娩出

特点是先见较多阴道流血，之后见胎盘母体面娩出，临床少见，约占 1/4。

3. 宫缩及阴道流血　胎儿娩出后子宫迅速收缩，子宫底降至脐下 1～2cm，子宫体变硬，似球形。如子宫不收缩或收缩欠佳，则子宫体软而无力。正常分娩时阴道流血量一般不超过300ml，有凝血块。如果出现阴道流血增多，或持续少量出血，可能为宫缩乏力或软组织损伤所致。

【护理评估】

1. 健康史　了解第一、二产程的经过及处理状况。

2. 身体状况

（1）产妇状况：胎儿娩出后了解宫缩情况，有无阴道流血，注意出血量及颜色；是否出现胎盘剥离征象，胎盘娩出后，评估胎盘、胎膜是否完整；有无胎膜残留、胎盘小叶损伤或副胎盘；评估会阴情况，有无软产道损伤及切口延伸；分娩结束后，产妇仍需留在分娩室内观察 2 小时，重点评估子宫收缩情况、阴道流血情况及血压。

（2）新生儿状况：新生儿出生后 1 分钟内，进行 Apgar 评分，判断新生儿有无窒息及窒息程度。Apgar 评分满分为 10 分，8～10 分一般不需处理；4～7 分为轻度窒息，经一般处理通常可以恢复；0～3 分为重度窒息，应紧急抢救，并于出生后 5 分钟、10 分钟再次评分。具体评分标准见表 4-3。

表 4-3　新生儿 Apgar 评分标准

体征	评分标准		
	0 分	1 分	2 分
心率	0	<100 次/分	≥100 次/分
呼吸	0	浅慢、不规则	佳
肌张力	松弛	四肢稍屈	四肢活动
喉反射	无反射	有些动作	咳嗽、恶心
皮肤颜色	口唇青紫，全身苍白	躯干红，四肢青紫	全身红润

考点：
Apgar 评分
标准内容

✐ 护考链接

新生儿 Apgar 评分的依据是（　　　）

A. 心率、呼吸、体重、哭声、皮肤颜色

B. 心率、呼吸、脐血管充盈度、羊水性状、皮肤颜色

C. 心率、呼吸、肌张力、喉反射、皮肤颜色

D. 心率、呼吸、喉反射、哭声、脐血管充盈度

E. 心率、呼吸、喉反射、哭声、皮肤颜色

答案：C

分析：新生儿 Apgar 评分的依据是心率、呼吸、肌张力、喉反射、皮肤颜色。

3. 心理-社会状况　胎儿娩出后，产妇疼痛消失，绝大多数产妇有如释重负的轻松感，情绪稳定，心情舒畅，为自己能顺利分娩、见到新生儿而感到欣慰；少数产妇也可能因对新生儿的性别与期望的不同而感到失望。

4. 辅助检查　根据产妇及新生儿的情况进行必要的检查。

【常见护理诊断/问题】

1. 组织灌注量改变的危险　与产后出血有关。

2. 有受伤的可能　与会阴裂伤或会阴切开有关。

3. 潜在并发症：产后出血、新生儿窒息。

【护理目标】

胎盘完全娩出；产妇未发生产后出血；新生儿健康；产妇接受新生儿并开始亲子互动。

【护理措施】

1. 新生儿护理

（1）清理呼吸道：是处理新生儿的首要任务。胎儿一旦娩出，立即应用新生儿吸痰管将其咽部、鼻腔的黏液和羊水吸出，防止吸入性肺炎。对确认呼吸道黏液已吸出而未啼哭的新生儿，可以轻轻拍打其足底部，刺激其啼哭。出生 1 分钟内进行 Apgar 评分，低于 7 分的新生儿应进行抢救。

（2）脐带处理：双重棉线结扎法，即用 75% 乙醇消毒脐带根部周围，在距脐根 0.5cm 处用棉线结扎第一道，再在结扎线上 0.5cm 处结扎第二道。结扎时松紧适度，以防脐带出血或断裂。在第二道结扎线上 0.5cm 处剪断脐带，挤净残血，用 2.5% 碘酒或 20% 高锰酸钾消毒脐带断面，用无菌纱布盖好，再用脐带布包扎。

（3）一般护理：①擦干新生儿身上的血迹和羊水，检查新生儿体表有无畸形；②在新生儿左手腕系上标有母亲姓名、床位号及新生儿性别、体重、身长、出生时间的腕带；③在新生儿记录单上按上新生儿足印和母亲拇指印，将新生儿穿好衣服并包裹，注意保暖，其外系上标有与腕带内容完全一样的小牌；④用抗生素眼药水滴眼，预防新生儿眼病。

（4）促进母乳喂养：新生儿出生 30 分钟内让新生儿第一次吸吮母乳，吸吮时母亲与新生儿进行皮肤直接接触及眼神接触，以助于建立良好的亲子关系。

2. 正确协助胎盘娩出，预防产后出血

（1）协助胎盘娩出：应正确判断胎盘剥离征象，切忌过早用手按揉下压子宫或牵拉脐带。当确认胎盘已完全剥离时，接产人员一手牵拉脐带，另一手再经腹壁轻压宫底，嘱产妇增加腹压，当胎盘娩出至阴道口时，双手捧住胎盘，向一个方向边旋转边向外轻轻牵拉，直至胎膜全部娩出（图 4-23）。

（2）检查胎盘、胎膜：先将脐带提起，检查胎膜是否完整，然后将胎膜撕开平铺，检查胎盘母体面，注意有无小叶缺损，并测量胎盘直径与厚度。再检查胎儿面边缘有无断裂血管，以便及时发现副胎盘。

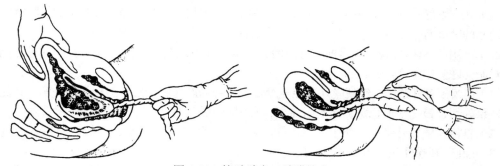

图 4-23　协助胎盘、胎膜娩出

（3）软产道检查：胎盘娩出后应立即仔细检查会阴、阴道及子宫颈、小阴唇内侧、尿道口周围有无裂伤，若有裂伤应立即缝合。

（4）预防产后出血：正常分娩出血量一般在 150～300ml，不应超过 300ml。对有产后出血史或有宫缩乏力诱因（如双胎妊娠、羊水过多、多产、滞产等）者，当胎儿双肩娩出后立即给产妇肌内注射缩宫素 10U 以加强子宫收缩，减少产后出血。

（5）产后观察及护理：产后出血常发生于产后 2 小时内。所以，第三产程结束后，产妇留在产房内观察 2 小时，密切注意子宫收缩情况、宫底高度、阴道流血量及膀胱充盈程度，阴道有无血肿，并监测血压及脉搏，如有异常，立即报告医生并配合处理。2 小时后一切正常者，送回病房。若产后 6 小时未排尿，应及时处理，必要时导尿。

考点：产后 2 小时内密切观察的内容

3. 健康指导　指导产妇及时排尿，以免影响子宫收缩，尽量充分休息，不可过于兴奋或抑郁，协助产妇首次哺乳。

【护理评价】

产妇出血量是否小于 500ml；是否能接受新生儿并开始与新生儿目光交流、皮肤接触；新生儿是否早吸吮；新生儿 Apgar 评分是否在 7 分以上。

第 5 节　分 娩 技 术

一、镇 痛 分 娩

分娩疼痛主要来自子宫收缩、子宫颈扩张、盆底组织受压、阴道扩张、会阴拉长等，其可以导致体内一系列神经内分泌反应，使产妇血管收缩、胎盘血流减少、出现酸中毒等，对产妇及胎儿产生相应影响，因此良好的镇痛分娩非常有意义。目前临床常见的镇痛分娩方法有非药物性镇痛分娩和药物性镇痛分娩两种。

（一）非药物性镇痛分娩

非药物性镇痛分娩包括：①精神预防性镇痛分娩；②呼吸法减痛分娩；③穴位针刺镇痛分娩。

（二）药物性镇痛分娩

1. 全身性药物镇痛分娩

（1）吸入性药物：通过吸入亚麻醉剂量的麻醉药物达到镇痛目的。常用药物有氧化亚氮，需与恩氟烷合用。

（2）镇静药物：主要通过减轻焦虑和恐惧达到缓解疼痛的目的，常用地西泮、苯巴比妥等。

（3）麻醉镇静药物：强镇痛药如哌替啶、吗啡、芬太尼、曲马多等，最常用的是哌替啶，但其对胎儿的呼吸有一定的抑制作用，估计4小时内胎儿可娩出者应避免应用。

2．局部用药镇痛分娩　是目前最常用的分娩镇痛方法，镇痛效果确切并能使产妇保持清醒，不易对胎儿呼吸中枢产生抑制作用。

（1）连续硬膜外镇痛：经硬膜外途径连续输入稀释局麻药和脂溶性阿片类镇痛药。其优点是镇痛效果确切，镇痛平面稳定，运动阻滞少，常用药物有丁哌卡因、芬太尼等。

（2）自控式硬膜外镇痛：便于产妇自行控制给药，可减少用药剂量，从而减轻不良反应。

（3）腰麻-硬膜外联合阻滞：具有用药剂量少、起效快、运动阻滞轻的优点。

（4）微导管连续蛛网膜下隙给药镇痛：将药物注入蛛网下隙镇痛，常用芬太尼和丁哌卡因。

3．局部阻滞　利多卡因可用于第一产程活跃期的子宫颈局部封闭注射及第二产程阴道神经阻滞麻醉。

二、导乐分娩

（一）导乐分娩的发展史

"导乐"是希腊语"Doula"的音译，原意为"女性照顾女性"，一般指有分娩经验的妇女"一对一"陪伴产妇分娩的全过程，这位陪伴的女性即为"导乐"。在产妇分娩期间，导乐能够耐心倾听产妇的诉说，指导产妇认识分娩只是一个正常的生理过程，不断鼓励和安慰产妇，给予其生理上、心理上和情感上的支持，使产妇减轻心理负担，缓解恐惧和焦虑不安的情绪，使其有安全感，从而帮助和支持产妇建立自然分娩的信心，指导产妇配合完成自然分娩，分娩后获得更大的初为人母的喜悦感。我国自20世纪90年代以来引进了"导乐陪伴分娩服务"模式，目前国内一些医院也予以高薪聘请具有爱心、耐心和责任心，善于与人沟通交流并受过专业培训的护理工作者担任"导乐"。

（二）导乐分娩的模式

导乐分娩的全过程由专职医师、护士、助产士及导乐人员参与，以产妇为中心，从待产到产后2小时，为其提供专业、全面、周到、细致、人性化的医疗服务。医护人员在产程中密切观察产程及母婴状况，选择适宜的助产技术，保障产妇生产过程中母子安全。

（三）导乐分娩的主要作用

1．心理指导　在整个产程中，给予产妇心理疏导与情感支持，帮助产妇缓解焦躁、紧张、恐惧等不良情绪，增强产妇自然分娩的信心。

2．膳食指导　指导产妇合理营养膳食，保证产妇在整个产程中具有充沛的体力。

3．分娩指导　向产妇介绍生产过程，帮助产妇学会气息调节等分娩阶段的注意事项和要领。

4．技术指导　采用适宜技术，协助产妇有效降低分娩疼痛，进而减少产妇分娩痛苦。

5．个性化指导　根据产妇个体差异化需求，提供个性化服务，让产妇安心、舒适地度过产程。

6．家属指导　对产妇家属进行指导，教会家属如何科学帮助产妇，让家属清楚认识自己的角色与作用，使产妇从家属方面获得亲情支持。

知识链接

导乐仪

导乐仪是我国近年根据镇痛分娩的需要，设计的一种非药物、无创伤性仪器。在采用导乐陪伴分娩的基础上，导乐仪在精密设计的计算机程序调控下，运用持续激活技术，刺激产妇手部外周桡神经和正中神经，最大限度地促使自身中枢镇痛物质内源性阿片肽被不断激活并释放，从大脑至脊髓在不同层次上阻滞来自子宫底、子宫体和产道的痛感神经传导通路，达到持续显著的镇痛分娩效果。导乐仪不抑制运动神经，避免了对腹肌、肛提肌的抑制，使产妇在分娩时全身放松、产力充沛，能正确屏气用力，全力配合分娩。整个分娩过程中产妇保持清醒，可在自由运动、安全无痛苦的状态下顺利自然分娩，也充分保证了母婴安全。

三、无保护分娩

（一）定义

无保护或适度保护会阴法，即不保护会阴或必要时托起会阴后联合，按照分娩的自然过程，助产士用单手控制胎头娩出的速度，帮助产妇在宫缩间歇期缓缓娩出胎儿。

（二）原理

此方法改变了以手掌托举保护会阴的方式，而只以单手控制胎头娩出速度，使胎头娩出时对阴道产生的压力均匀分布，会阴得到充分的扩张和伸展，减少了会阴体的充血、水肿；使会阴体能与整个会阴同步扩张，减少了会阴损伤的程度；没有外界阻力，不易引起会阴裂伤。这一助产技术的开展，既减少了分娩时对会阴的创伤，还可有效减少新生儿产伤，是实用的产科技术。方法如下：

1．评估后洗手上台准备接产。当胎头拨露、会阴后联合紧张时，开始控制胎头娩出速度，宫缩时以单手或双手控制胎头，宫缩间歇时放松，同时和产妇沟通使其配合用力，此阶段宫缩时哈气、间歇时用力。

2．控制胎头娩出速度但不要有协助胎头俯屈的动作，不干预胎头娩出的方向和角度，尽可能顺其自然。

3．胎头双顶径娩出时，指导产妇均匀用力，于宫缩间歇时缓缓娩出。

4．待胎儿双顶径娩出时，不要刻意协助胎头仰伸，否则容易造成小阴唇内侧及前庭裂伤。

5．待胎儿双顶径娩出后，则按顺序娩出额、鼻、口、颏，速度可较前快。

6．待胎头完全娩出后，迅速挤净口鼻黏液，不要急于娩肩，等待下一次宫缩。

7．宫缩间歇时，双手托住胎头，嘱产妇均匀用力娩出前肩，娩出时注意不要用力下压，以免增加会阴裂伤程度。

8．前肩娩出后，双手托住胎头缓慢娩出后肩。产力较强的产妇娩后肩时嘱其暂不用力，于宫缩间歇时缓缓娩出，慢慢顺势娩出胎儿后，将新生儿放置产妇下腹部。

（三）无保护会阴的主要作用

1．降低会阴侧切率，减轻产妇的痛苦，减少出血和感染的机会。

2．盆底功能恢复快，减少后遗症。

3．降低新生儿产伤。

4．充分体现了人性化分娩，使分娩回归自然的过程。

小　　结

分娩是指妊娠满28周的胎儿及其附属物从临产发动至从母体全部娩出的过程。影响分娩的四个因素为产力、产道、胎儿及产妇的精神心理因素。以上因素均正常并能相互协调适应，胎儿顺利经阴道娩出称正常分娩。临床上将总产程分为三期，第一产程为宫口扩张期，第二产程为胎儿娩出期，第三产程为胎盘娩出期。各产程均有不同临床表现，并需不同的护理程序及护理措施来正确地护理和处理。

自测题

A₁型题

1. 潜伏期是指从临产出现规律宫缩至子宫颈扩张（　　）

A. 1cm　　　　　　B. 2cm

C. 3cm　　　　　　D. 4cm

E. 5cm

2. 新生儿 Apgar 评分的内容包括心率、呼吸、肌张力、喉反射和（　　）

A. 膝反射　　　　　B. 脉搏

C. 皮肤颜色　　　　D. 皮肤弹性

E. 皮肤温度

3. 下列哪项不属于第一产程的临床经过（　　）

A. 规律宫缩　　　　B. 宫口扩张

C. 胎头下降　　　　D. 胎膜破裂

E. 胎头拨露

4. 临产开始后，鼓励产妇应多长时间排尿一次（　　）

A. 30 分钟　　　　 B. 1 小时

C. 2 小时　　　　　D. 3 小时

E. 2～4 小时

5. 初产妇，现足月临产，入院分娩。检查：先露头已入盆，胎心正常，胎膜未破，子宫颈口开 1cm。护理措施中错误的是（　　）

A. 每隔 1～2 小时听胎心一次

B. 在宫缩时测血压

C. 外阴清洁并备皮

D. 用温肥皂水灌肠

E. 鼓励少量多餐进食

6. 胎头衔接是指（　　）

A. 枕骨进入骨盆入口平面

B. 顶骨进入盆骨入口平面

C. 双顶径进入骨盆入口平面

D. 双顶径到达坐骨棘平面

E. 双顶径到达坐骨节平面

7. 先兆临产是指（　　）

A. 规律宫缩、宫口扩张、见红

B. 规律宫缩、胎儿下降感、见红

C. 假临产、胎儿下降感、见红

D. 假临产、宫口扩张、见红

E. 宫口扩张、胎儿下降感、见红

8. 临产的主要标志是（　　）

A. 见红、规律宫缩、宫底下降

B. 规律宫缩、子宫颈管消失、子宫颈口扩张、宫底下降

C. 见红、破膜、子宫口扩张

D. 规律宫缩、子宫口扩大和宫底下降

E. 见红、破膜、子宫口扩大

9. 下列哪项征象表示已经进入第二产程（　　）

A. 子宫口开全

B. 产妇屏气向下用力

C. 胎头部分露于阴道口

D. 产妇排尿困难

E. 脐带脱出于阴道口

10. 子宫口开大（　　）称子宫口开全

A. 7cm　　　　　　B. 8cm

C. 9cm　　　　　　D. 10cm

E. 11cm

11. 初产妇第二产程，何时应开始保护会阴（　　）

A. 宫口开全时

B. 胎头拨露使会阴后联合紧张时

C. 胎头着冠时

D. 胎头仰伸时

E. 阴道口见胎头时

12. 判断胎先露高低的重要标志是（　　）

A. 骶骨岬　　　　　B. 骶髂关节

C. 骶尾关节　　　　D. 耻骨联合

E. 坐骨棘

13. 产程的时间下列哪项有错（　　）

A. 初产妇第一产程需 11～12 小时

B. 初产妇第二产程需 1～2 小时

C. 第三产程需 5～15 分钟

D. 初产妇第二产程小于 2 小时为第二产程延长

E. 总产程大于 24 小时为滞产

A₃ 型题

（14、15 题共用题干）

妊娠 38 周，为第一胎，有规律宫缩 5 小时，宫口开大 5cm，双顶径平坐骨棘，LOA，胎心 140 次/分。

14. 其正确的处理是（   ）

A. 抬高臀部　　　　B. 灌肠促进宫缩

C. 剖宫产　　　　　D. 静脉滴注缩宫素

E. 等待自然分娩

15. 新生儿娩出后的首要处理是（   ）

A. 清理呼吸道　　　B. 刺激呼吸

C. 断脐　　　　　　D. 处理脐带

E. 无呼吸者注射中枢兴奋剂

（杜秀红）

第 5 章　正常产褥期妇女的护理

按照中国人的习俗，生完孩子后一段时间是很重要的调养身体的时候，应该好好"坐月子"，但各地的"坐月子"习俗很多，各有特色，有的地方还有许多禁忌，到底应该如何科学地"坐月子"？"坐月子"就是休息一个月吗？如何帮助产妇及新生儿安全度过这段时间？

第1节　产褥期母体的变化

案例 5-1

　　王某，女，25 岁，孕 2 产 1，足月顺产 7 天，腹胀 3 天，产后一直无大便排出。体格检查：心率 78 次/分，血压 110/80mmHg，呼吸 18 次/分，体温 37℃，心肺无异常，腹部略隆起，宫底位于脐耻之间，无压痛及反跳痛，肠鸣音正常。

问题： 该产妇护理评估应该从哪些方面入手？如何进行产后卫生宣教？

考点：产褥期的概念及时间

从胎盘娩出至产妇全身各器官（除乳腺外）恢复或接近正常未妊娠状态所需的一段时期，称产褥期，一般需 6 周。

一、产褥期母体的生理变化

（一）生殖系统的变化

1. 子宫　产褥期子宫主要变化是子宫复旧。子宫复旧是指胎盘娩出后的子宫逐渐恢复至未妊娠状态的过程。主要表现为宫体肌纤维缩复、子宫内膜再生、子宫颈复原及子宫下段变化。

考点：子宫缩复的特点及时间

（1）宫体肌纤维缩复：子宫复旧不是肌细胞数目减少，而是子宫肌细胞胞质的渗出，肌细胞缩小。随着肌纤维不断缩复，宫体逐渐缩小。产后 10 日子宫缩小至骨盆腔内，此时腹部检查扪不到宫底；产后 6 周，子宫恢复到正常非妊娠期大小。

（2）子宫内膜再生：胎盘从蜕膜海绵层分离后，坏死的蜕膜随恶露排出。子宫内膜基底层逐渐再生出新的功能层。胎盘剥离面以外的宫腔内膜约需 3 周再生修复，胎盘剥离面的内膜再生修复约需 6 周。

（3）子宫颈复原及子宫下段变化：胎盘娩出后的子宫颈软、壁薄、皱起，子宫颈外口呈环状如袖口，产后 2～3 日，子宫口仍可通过 2 指，产后 4 周时子宫颈恢复至正常形态。但因分娩时子宫颈外口发生轻度裂伤，初产妇的子宫颈外口由产前圆形变为产后"一"字横裂形（图 5-1，图 5-2）。

考点：未产妇与经产妇子宫颈外口的不同之处

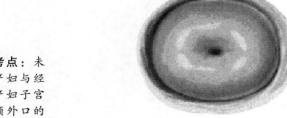

图 5-1　未产妇子宫颈外口

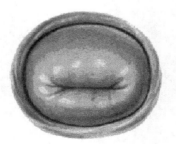

图 5-2　经产妇子宫颈外口

2. 阴道　产褥期阴道腔逐渐缩小，阴道壁肌张力逐渐恢复，约在产后 3 周重新出现黏膜皱襞，但阴道于产褥期结束时尚不能完全恢复至未妊娠时的紧张度。

3. 外阴　分娩后外阴轻度水肿，于产后 2～3 日内水肿自行消退。会阴部若有轻度撕裂，一般会在 3～5 日内自行愈合，如裂伤严重，需行会阴缝合。处女膜在分娩时撕裂形成残缺痕迹，称处女膜痕。

4. 盆底组织　盆底肌及筋膜因分娩过度伸展而弹性减弱，产后 1 周内弹性开始恢复，如产褥期做产后健身操，盆底肌有可能恢复或接近至未妊娠状态。但产后活动应注意不能过度，如果产褥期过早参加重体力劳动，可导致阴道壁膨出，甚至会发生子宫脱垂。

（二）乳房的变化

乳房的主要变化是泌乳。乳汁分泌：①很大程度依赖哺乳时的吸吮刺激，所以早开奶是促进乳汁分泌的好办法；②不断排空乳房，也是维持乳汁分泌的一个重要条件；③保证产妇足够的休息、睡眠和均衡饮食，避免精神刺激对保证母乳喂养也至关重要。

母乳喂养对母儿均有益：①有利于产妇生殖器官较快恢复，减少产后出血；②初乳及成熟乳中含有大量免疫抗体，不被胃酸及消化酶所破坏，大部分黏附于胃肠道黏膜，故母乳喂养的新生儿患肠道感染者甚少；③提倡母婴同室及母乳喂养，对增进母子感情也有益处。由于多数药物可经母血渗入乳汁中，故产妇于哺乳期用药时要慎重。

（三）其他变化

1. 血液、循环系统　产妇的血容量在最初 3 日增加 15%～25%，特别是产后 24 小时内，心脏负担加重，应注意预防发生心力衰竭；血容量于产后 2～3 周恢复正常；产褥早期血液仍处于高凝状态，有利于胎盘剥离面形成血栓，减少产后出血；血液系统红细胞计数及血红蛋白值逐渐增多，白细胞总数于产褥早期仍较高，可达 $15×10^9$～$30×10^9$/L，中性粒细胞增多，淋巴细胞减少，血小板数增多，红细胞沉降率于产后 3～4 周才能降至正常。

考点：产后妇女血液、循环系统的变化

2. 消化系统　妊娠期胃液中的盐酸分泌减少，胃肠道平滑肌收缩力及蠕动力下降，产后需 1～2 周才能恢复正常，因此，产后数日内产妇仍然食欲欠佳。此外，由于产后腹壁及盆底肌肉松弛，卧床时间长，活动少，故容易发生便秘和肠胀气。

3. 泌尿系统　由于产后子宫复旧及妊娠期潴留的水分进入血液循环，肾脏利尿作用加强，故在产后 1 周尿量增多；而妊娠期发生的肾盂及输尿管扩张，需 2～8 周恢复正常。在分娩过程中，由于膀胱受压引起黏膜水肿、充血及肌张力降低，会阴伤口疼痛，不习惯卧床排尿，器械助产，区域阻滞麻醉等，容易导致尿潴留。

4. 内分泌系统的变化　产后雌激素、孕激素水平急剧下降，产后 1 周降至未妊娠时水平。胎盘生乳素于产后 6 小时已不能测出。垂体催乳激素的变化，哺乳产妇与不哺乳产妇不同，哺乳产妇于产后数日降低，而不哺乳产妇则于产后 2 周降至未妊娠时水平。不哺乳产妇通常在产后 6～10 周月经复潮，产后 10 周左右恢复排卵；哺乳产妇的月经复潮延迟，有的在哺乳期月经一直不来潮，平均在产后 4～6 个月恢复排卵。产后较晚恢复月经者，首次月经来潮前多有排卵，故哺乳产妇虽无月经来潮，却仍有受孕的可能。

5. 腹壁的变化　腹部皮肤受妊娠期增大子宫的影响，部分弹力纤维断裂，腹直肌呈不同程度的分离，产后 6～8 周恢复。妊娠期出现的下腹正中线色素沉着，在产褥期逐渐消退。初产妇紫红色妊娠纹逐渐变成银白色妊娠纹。

二、产褥期妇女心理的变化

产妇在产褥期不但生理上发生很大变化，心理上也有较大的转变，产妇的心理状态对其在产褥期的恢复及哺乳都有重要影响。一般来说，产褥期妇女的心理处于脆弱和不稳定状态，与产妇的性格、妊娠期心理状态、分娩过程、对婴儿的抚养能力、个人及家庭的经济情况等有关。

产褥期的心理变化一般需要经历三个周期：

1. 依赖期　产后前 3 日。这一时期产妇的很多需要是通过别人的帮助来满足的，如对孩子的关心、喂奶、沐浴等。

2. 依赖-独立期　产后 3～14 日。这一时期产妇表现出较为独立的行为，改变了依赖期接受特别的照顾和关心的状态，学习和锻炼自己、护理孩子，这一时期产妇容易产生心理异常。

3. 独立期　产后 2 周至 1 个月。新家庭形成并运作，开始恢复分娩前的家庭生活，产妇及家人各自承担自己的责任。

受传统风俗的影响，很多地方在产褥期要产妇限盐、限油、不刷牙，产妇如果违反了风俗习惯，会感到自责；在我国很多地方，因重男轻女的不当观念，一旦生了女孩，产妇会非常焦虑、失望、不安，可进一步发展成产后抑郁。

第 2 节　产褥期妇女的护理

【护理评估】

产褥期母体各系统变化很大，虽属生理范畴，但子宫内有较大创面，乳腺分泌功能旺盛，容易发生感染和其他病理情况，及时发现异常并进行处理非常重要。

1. 健康史　了解产妇既往史、妊娠经过、分娩过程、产后产妇及新生儿的健康状况。

2. 身体评估

（1）一般情况：产妇产后最初 24 小时内体温略升高，一般不超过 38℃；产后 3～4 日乳房血管、淋巴管极度充盈，体温升高至 37.8～39.0℃发热，称为泌乳热，4～16 小时自然下降，属生理现象；脉搏略缓慢，为 60～70 次/分；呼吸为胸腹式呼吸，为 14～16 次/分；血压平稳，在正常范围。

考点：子宫复旧的过程

（2）子宫复旧：胎盘娩出后，宫底在脐下一指，子宫圆而硬。产后第 1 日宫底略上升、平脐，以后每日下降 1～2cm，至产后 10 日子宫降入骨盆腔内，此时腹部检查于耻骨联合上方扪不到宫底。

（3）恶露：产后随子宫蜕膜（特别是胎盘附着处蜕膜）的脱落，含有血液、坏死蜕膜及宫颈黏液等的组织经阴道排出，称恶露。恶露分三种类型，见表 5-1。

表 5-1　三种类型恶露的特点

恶露的类型	颜色	持续时间	大体与镜下成分
血性恶露	红色	产后 3 天内	大量血液、坏死蜕膜及少量胎膜
浆液性恶露	淡红色	产后 4～14 天	较多坏死蜕膜组织、子宫腔渗出液、子宫颈黏液，少量红细胞、白细胞和细菌
白色恶露	白色	产后 14 天以后	大量白细胞、坏死蜕膜组织、表皮细胞及细菌

考点：恶露及其变化规律

正常恶露有血腥味，但无臭味，持续 4～6 周，总量为 250～500ml。若子宫复旧不全或宫腔内残留胎盘、多量胎膜或合并感染时，恶露量增多，血性恶露持续时间延长并有臭味。

（4）褥汗：产褥早期，皮肤排泄功能旺盛，排出大量汗液，以夜间睡眠和初醒时更明显，一般产后1周内自行好转。

（5）产后宫缩痛：是指在产褥早期因子宫收缩引起下腹部阵发性剧烈疼痛，于产后 1～2 天出现，持续 2～3 天后自然消失，哺乳时疼痛加重。多见于经产妇。

（6）乳房：产后最初 2～3 天乳房极度膨胀、变硬，有少量混浊淡黄色初乳分泌，之后可能出现乳房胀痛、乳头皲裂、乳汁不足等。

3．心理-社会评估　初为人母，多数产妇表现出兴奋和喜悦，但有些产妇，依赖性、被动性、忧郁和缺乏信心较为明显。所以，产褥期应该重视心理保健、心理护理，丈夫、家庭的支持和关怀是非常重要的。

4．辅助检查　血、尿常规检查，必要时阴道分泌物培养及 B 型超声检查等。

【常见护理诊断/问题】

1．知识缺乏：缺乏产褥期保健知识。

2．潜在并发症：产后出血、产褥感染。

3．产后抑郁　与家庭成员及角色的变化有关。

【护理目标】

产妇能口述产褥期保健知识，身体逐渐康复；无出血、感染；无产后抑郁发生。

【护理措施】

1．一般护理

（1）观察生命体征：每日测体温、脉搏、呼吸、血压 2 次，体温超过 38℃，增加测量体温次数，加强观察，查找原因并报告医生。保证产妇均衡营养和充足睡眠。

（2）提供舒适的环境：室内整洁，光线充足，定时通风换气。产妇每天用温水擦浴，勤换内衣，衣着适宜，冬天防着凉，夏天防中暑。

（3）保证充足营养：产后 1 小时可让产妇进流质或清淡半流质饮食，以后可进普通饮食。食物应多样化、富有营养、容易消化。适当多进蛋白质和汤汁食物，也应进食蔬菜、水果，补充维生素和铁剂。

（4）鼓励及时排尿排便：产后 4 小时即应让产妇排尿。若排尿困难，可尝试以下方法：①鼓励产妇坐起或下床排尿；②用热水熏洗外阴或让产妇听流水声，以诱导排尿；③热敷下腹部、按摩膀胱，刺激膀胱肌收缩；④针刺气海、关元、三阴交、阴陵泉等穴位；⑤肌内注射新斯的明 1mg，兴奋膀胱逼尿肌促其排尿；⑥若上述方法均无效时应予导尿，必要时留置导尿管 1～2 天。产妇因腹壁松弛，肠蠕动减弱，常发生便秘，故应多吃蔬菜、水果和高纤维食品，及早下床活动预防便秘。

考点：产褥期排尿困难的护理

2．病情观察

（1）产后 2 小时内，应在产房密切观察产妇阴道流血量、子宫收缩、宫底高度、膀胱充盈与否等，并应测量血压、脉搏。若发现子宫收缩乏力，应按摩子宫，必要时遵医嘱肌内注射子宫收缩剂。

（2）每天应在同一时间手测宫底高度，以了解子宫复旧情况。测量前应嘱产妇排尿，并先按摩子宫使其收缩。产后宫缩痛严重者，可针刺中极、关元、三阴交、足三里等穴位，也可用山楂煎水加糖服用或按医嘱给予止痛片。

（3）每天应观察恶露的量、颜色及气味。若恶露量多、色红且持续时间延长，提示子宫复旧不全；若恶露有腐臭味且有子宫压痛，提示合并感染，应给予抗生素控制感染。

3．会阴护理

（1）保持会阴清洁，勤换会阴垫，大便后用水清洗会阴。

（2）用 0.05%聚维酮碘溶液擦洗外阴，每天 2 次，尽量保持会阴部清洁及干燥。

（3）会阴有伤口者，观察有无渗血、红肿、硬结及分泌物，嘱产妇健侧卧位。

（4）会阴有水肿者，可用 50%硫酸镁湿热敷，产后 24 小时红外线照射外阴；会阴伤口有硬结者可用大黄、芒硝外敷或 95%的乙醇湿敷，1 周后可以坐浴。

（5）会阴有缝线者，应每日检查伤口周围有无红肿、硬结及分泌物。于产后 3～5 天拆线。若伤口感染，应提前拆线引流并定时换药。

考点：产褥期会阴的护理

4．心理护理　要耐心倾听产妇诉说分娩的经历和不快，帮助产妇保持心情愉快、精神放松，给予知识及技能的指导。产后 1～2 天，护理人员应利用好这段时间进行卫生宣教工作；产后 3～4 天，护理人员应指导产妇掌握护理孩子的知识与技能，让产妇学会如何观察和护理孩子，以增强产妇的自信心，主动承担母亲的义务，并注意促使家人多给予产妇及新生儿关爱、照顾，使产妇能很快适应母亲角色的转变，顺利度过产褥期。

5．健康指导

（1）适当活动及做产后健身操：经阴道自然分娩的产妇，应于产后 6～12 小时内起床稍事活动，于产后第 2 天可在室内随意走动，再按时做产后健身操。行会阴切开或行剖宫产的产妇，可推迟至产后第 3 天起床稍事活动，待拆线后伤口不感疼痛时做产后健身操。尽早适当活动及做产后健身操，有助于体力恢复、排尿及排便，避免或减少静脉栓塞的发生，且能使骨盆底及腹肌张力恢复，避免腹壁皮肤过度松弛（图 5-3 至图 5-6）。

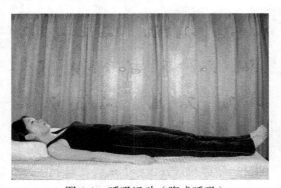

图 5-3　呼吸运动（腹式呼吸）

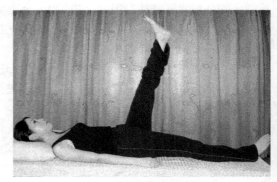

图 5-4　举腿运动（双腿交替）

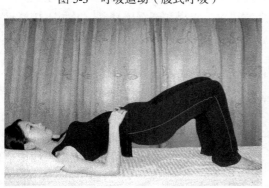

图 5-5　挺腹运动（抬高臀部）

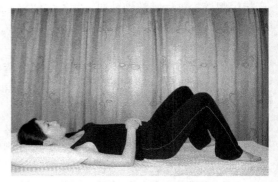

图 5-6　缩肛运动（配合双膝的分开与合拢）

（2）计划生育指导：产褥期内禁止性交。产后 42 天根据检查情况，恢复正常性生活，并指导产妇采取适当的避孕措施。哺乳者以工具避孕为宜，不哺乳者可选用药物避孕或其他避孕方法。

6. 产后检查 包括产后访视和产后健康检查两部分。

（1）产后访视：产后访视至少 3 次，分别在产妇出院后 3 天、产后 14 天和产后 28 天，内容包括：①了解产妇饮食、睡眠、大小便及心理状况；②观察子宫复旧及恶露情况；③观察乳房，了解母乳喂养情况；④观察会阴伤口或剖宫产腹部切口情况，若发现异常，及时给予指导。

考点：产后访视的时间和内容

（2）产后健康检查：告知产妇于产后 42 天带婴儿到医院做一次全面检查。内容包括了解产妇全身情况，特别是观察盆腔内生殖器官是否已恢复至非妊娠状态；了解哺乳情况；同时婴儿也应做一次全面检查，了解发育的情况。

✎ 护考链接

正常产妇出院时，作为责任护士，应嘱产妇及新生儿什么时候回医院复诊做产后检查（ ）

A. 产后 2 周　　　　　B. 产后 4 周　　　　　C. 产后 6 周
D. 产后 8 周　　　　　E. 产后 10 周

答案：C

分析：产妇各系统的恢复一般在产后 6 周，产后产妇与新生儿常规检查的时间是护考中经常出现的考点。

【护理评价】

产妇是否掌握产褥期保健知识；产妇有无并发症的发生；母乳喂养是否成功；产妇有无产后抑郁发生。

知识链接

你了解"月嫂"吗?

随着生活水平和物质水平的不断提高，生孩子、"坐月子"的新旧观念也不断发生改变，出现了新的职业——"月嫂"。月嫂的工作是照顾产妇和婴儿。她们除了常规地给产妇做饭，给婴儿喂奶、喂水、洗澡、洗尿布、洗衣服外，还要做好产妇的健康护理、新生儿的护理及产褥期常见病的预防，是经过培训的从业人员。

第3节 母乳喂养

母乳是婴儿的最佳食品，母乳喂养是自然界赋予人类本能的喂养方法，提倡母乳喂养是世界范围内的爱婴行动。世界卫生组织和联合国国际儿童紧急救援基金会联合宣言促使国际社会将保护、促进和支持母乳喂养作为妇幼保健的全球战略。因此推荐母乳喂养，指导正确哺乳。

一、母乳喂养的基本知识

（一）母乳喂养的优点

1. 对婴儿的益处

（1）增进母子感情：母乳喂养时，母子间通过抚摸、拥抱、语言等接触对母子间和谐情感的建立和促进婴儿健康的心理有重要作用。

（2）满足营养需要：母乳中含有丰富的乳清蛋白及乳糖，能抑制大肠杆菌的生长，易被消化，利用率高；含不饱和脂肪酸多；含丰富的维生素及微量元素，钙磷比例适宜，易于吸收。

（3）提高免疫能力：母乳中含有分泌型 IgA、双歧因子等免疫蛋白和巨噬细胞、中性粒细胞、淋巴细胞等免疫细胞，可提高婴儿免疫能力，减少疾病的发生。

2．对母亲的益处

（1）母乳喂养能够促进子宫的复旧，减少产后出血的发生。

（2）推迟卵巢排卵及月经复潮，从而起到一定的避孕作用。

（3）母乳喂养，可降低乳腺癌和卵巢癌的发生。

（4）母乳喂养方便、经济、安全。

（二）母乳喂养的方法

1．开奶时间　早接触、早吸吮是母乳喂养成功的关键之一。正常分娩的产妇可于新生儿分娩30分钟内与新生儿进行皮肤接触30分钟，同时新生儿吸吮乳头；剖宫产的产妇术中与新生儿进行皮肤接触，术后安返病房有应答反应30分钟内，开始母婴皮肤接触30分钟，同时新生儿吸吮乳头刺激泌乳。

2．喂哺次数　婴儿喂哺主张按需哺乳，提倡纯母乳喂养至少4～6个月，两次哺乳之间不喂糖水及饮料。一般每2～3小时喂1次，随月龄增加添加辅食，可逐渐减少喂哺次数。

3．操作前准备　母亲洗净双手，用温开水擦洗乳头，选择舒适的体位：卧位或坐位，打开胸罩。

4．操作步骤

（1）母亲将一手拇指与其余四指分别放在乳房上下方，呈"C"形托起乳房。

（2）用乳头轻触婴儿口唇，待其口张大后，将乳头及大部分乳晕送入婴儿口中，注意勿使乳房堵住婴儿鼻孔。婴儿吸空一侧，再吸另一侧。哺乳时尽量做到"三贴"：胸贴胸，腹贴腹，下颌贴乳房。母亲能明显感觉到婴儿有节奏地吸吮。

（3）哺乳后，母亲将婴儿竖抱轻拍背部1～2分钟，排出胃内空气以防吐奶，再将其以侧卧位置于床上，以防溢乳造成窒息。

二、母乳喂养指导及乳房护理

【护理评估】

1．健康史　询问有无发热、乳房胀痛及乳汁量不足等，了解母乳喂养情况及产妇个人饮食习惯。

2．身体状况　观察乳头的发育状况、乳汁充盈及排出情况，乳房局部是否有红、肿、热、痛，是否出现乳头皲裂。

3．心理-社会状况　产妇乳头凹陷或乳汁不足时，因担心新生儿营养摄入不足而紧张和焦虑；当出现乳头皲裂或乳腺炎时，因疼痛而产生恐惧心理。

【常见护理诊断/问题】

1．母乳喂养无效　与乳汁淤积、乳腺炎有关。

2．急性疼痛　与乳头皲裂、退乳有关。

3．新生儿营养失调：低于机体需要量　与乳汁不足、乳头异常有关。

4．焦虑　与担心新生儿的营养状况有关。

【护理目标】

母乳喂养成功；产妇在喂养孩子后感到舒适，表现出自信和满足；新生儿体重增长正常。

【护理措施】

1．心理护理　耐心询问病情，与产妇沟通，告知母乳喂养常见问题及处理方法，增加其母乳喂养的信心，保持心情愉快。

2．促进泌乳

（1）乳汁不足：与睡眠、体质、饮食及精神心理状态有关，应寻找原因，对因护理。产后应指导产妇正确的哺乳方法，保证充足睡眠、精神愉快，给予高热量、高蛋白、高维生素、多汤汁饮食，必要时采用中药健乳或针刺疗法。

（2）乳头异常：乳头平坦或凹陷将严重影响婴儿吸吮，可进行乳头伸展练习和乳头牵拉练习，婴儿饥饿时吸吮力最强，哺乳时可先吸吮平坦的一侧乳头，这样容易吸住乳头和大部分乳晕。

3．指导哺乳

（1）乳房胀痛：多见于产后 3 天内，因淋巴和静脉充盈、乳汁排出不畅引起。一般于产后 1 周乳腺管通畅后症状自然消失，也可用以下方法缓解。

1）尽早开乳：于产后半小时内开始哺乳，此时乳房内乳量虽少，但通过新生儿吸吮动作可刺激泌乳，促进乳腺管畅通。

2）外敷乳房：哺乳前热敷乳房，使乳腺管通畅，在两次哺乳之间冷敷乳房，以减少局部充血、肿胀。

3）按摩乳房：哺乳前按摩乳房（图 5-7），可使乳腺管通畅，减少疼痛。

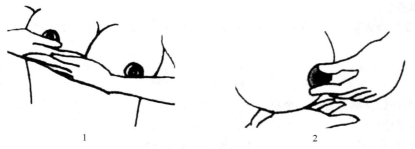

图 5-7　乳房按摩
1. 轻轻抖双乳；2. 用手指牵拉乳头

4）正确哺乳：按需哺乳。每次哺乳至少 20 分钟，充分吸空乳汁，可用吸奶器将多余乳汁吸出。

（2）乳腺炎：当乳头皲裂、乳汁淤积、乳房受压时，产妇乳房局部会出现红、肿、热、痛等症状或有痛性结节，提示乳腺炎的发生。轻症者可继续哺乳，哺乳前热敷并按摩乳房 3～5 分钟，哺乳时先吸患侧乳房并充分排空乳汁；重症者应停止哺乳，及时用吸奶器将乳汁吸空，全身应用抗生素治疗；局部形成脓肿时应切开引流，及时换药，待疾病治愈后恢复哺乳。

4．减轻疼痛

（1）乳头皲裂：是婴儿吸吮时含接姿势不正确，哺乳结束时强行牵拉乳头所致。轻症可继续哺乳，母亲选择坐位或卧位，全身肌肉放松，哺乳前湿热敷乳房 3～5 分钟，挤出少量乳汁，待乳晕变软后，将乳头和大部分乳晕含接在婴儿口中，先喂健侧，再喂患侧。因乳汁有抑菌作用且含有丰富的蛋白质，能起到修复表皮的作用，可于哺乳后挤出少量乳汁涂在乳头和乳晕上。如因疼痛影响哺乳，可用吸奶器将乳汁吸出并间接哺乳。

（2）退乳：产妇因病或其他原因不能哺乳时，应尽早退乳。常用方法：①限进汤汁类食物，停止哺乳，不排空乳房；②生麦芽 60～90g，水煎服，每天 1 剂，连服 3～5 天；③芒硝 250g 分装于两个布袋内，敷于两侧乳房并包扎固定，湿硬后及时更换。目前不推荐雌激素或溴隐亭退乳。

5．健康指导

（1）实行 24 小时母婴同室，鼓励按需哺乳。

（2）乳母应穿戴合适的具有支托性的棉制乳罩。

（3）每次哺乳均要吸空双侧乳房，未吸完者可将乳汁挤出或用吸奶器吸出。

（4）不给母乳喂养的婴儿吸人工奶头或使用奶头作安慰物。

（5）哺乳期妇女不应滥服药物，必要时在医生指导下用药，最好在服药后4小时以上再哺乳。

知 识 链 接

成功母乳喂养十项措施

每一个提供孕产期、新生儿和婴儿服务的机构都应该：

1. 有书面的母乳喂养政策，并常规传达给所有的保健人员。
2. 对所有的保健人员进行技术培训，使其能实施这一政策。
3. 要把母乳喂养的好处及处理方法告诉所有的孕妇。
5. 指导母亲如何喂奶，以及在需与其婴儿分开的情况下如何保持泌乳。
6. 除母乳外，禁止给新生婴儿喂任何食物或饮料，除非有医学指征。
7. 实行母婴同室，让母亲与婴儿一天24小时在一起。
9. 不要给母乳喂养的婴儿吸橡皮奶头，或使用奶头作安慰物。
10. 促使母乳喂养支持组织的建立，并将出院的母亲转给这些组织。

【护理评价】

母乳喂养是否成功；产妇在喂养孩子后是否感到舒适，表现出自信和满足；新生儿体重是否增长正常。

小 结

产褥期是产妇从胎盘娩出至全身各器官（除乳腺外）恢复至正常未妊娠状态所需的一段时期，一般为6周。产妇每日同一时间排尿后，手测子宫底的高度可以了解子宫复旧情况。子宫复旧是指子宫缩小，产后10天缩小至骨盆腔内，腹部检查扪不到宫底。产后恶露包括血性恶露、浆液性恶露、白色恶露，正常恶露有血腥味，持续4~6周，总量为250~500ml。产后24小时体温略升高，一般不超过38℃。会阴擦洗每天2次，会阴水肿者用50%硫酸镁湿热敷，感染化脓者提前拆线引流，产妇应健侧卧位。产后2小时观察子宫收缩，防止产后出血的发生，产后4小时鼓励产妇排尿，防治尿潴留发生。指导产妇正确的母乳喂养。产后42天到医院做产后检查。

自 测 题

A₁型题

1. 正常产褥期是产后（ ）

A. 2周　　　　　　　B. 4周

C. 8周　　　　　　　D. 6周

E. 10周

2. 未母乳喂养或未做到及时有效母乳喂养的产妇，通常可于产后3~4天因乳房血管、淋巴管极度充盈而有发热，称为（ ）

A. 产褥热　　　　　　B. 产后热

C. 泌乳热　　　　　　D. 乳腺炎

E. 产褥感染

3. 产后在腹部触不到宫底的时间为产后（ ）

A. 5天　　　　　　　B. 6天

C. 7天　　　　　　　D. 8天

E. 10天

4. 产褥期内产妇各器官系统变化最显著的是（ ）

A. 体型　　　　　　　B. 循环系统

C. 生殖器官和乳房　　D. 泌尿系统

E. 内分泌系统

5. 有关产褥期护理，下述哪项不对（　　）

A. 测体温、脉搏、呼吸，每天 2 次

B. 产后适宜多取蹲位

C. 产后 24 小时鼓励产妇下床活动

D. 产妇应于产后 42 天带婴儿到医院做一次全面检查

E. 产妇应多吃蔬菜、水果

6. 产后会阴护理错误的是（　　）

A. 每天会阴擦洗

B. 有伤口者伤口部位应单独擦洗

C. 擦洗的顺序是从上到下

D. 大便后用水清洗，保持会阴部清洁

E. 水肿者用 75%乙醇湿热敷

7. 有关恶露，下述哪项为异常（　　）

A. 产后从阴道排出的分泌物称恶露

B. 产后 1～3 天为血性恶露

C. 浆液性恶露含血量少，色淡

D. 正常恶露有血腥味

E. 白色恶露可持续 1 年左右

8. 下列哪项不是产后早下床活动的好处（　　）

A. 利于子宫复旧

B. 利于恶露排出

C. 促进盆底肌肉张力恢复

D. 防止子宫脱垂

E. 防止静脉血栓形成

A₂ 型题

9. 王女士，24 岁，初产妇，顺产第 3 天，下面表现异常的是（　　）

A. 体温 36.8℃　　B. 分泌的乳汁少

C. 子宫底平脐　　D. 多汗

E. 哺乳时有轻微宫缩痛

10. 孙女士，自然分娩，在产房观察 2 小时，观察的内容不包括（　　）

A. 子宫收缩情况　　B. 阴道流血情况

C. 膀胱充盈情况　　D. 产妇生命体征

E. 乳头皲裂情况

A₃ 型题

（11～13 题共用题干）

李女士，初产妇，顺产第 3 天，自诉连续 2 天发热，汗多，伴下腹阵痛。查体：体温 37.5℃，子宫底脐下 3 指，无压痛，会阴伤口无肿胀及压痛，恶露暗红，血腥味，双乳胀、有硬结。

11. 李女士腹痛的原因是（　　）

A. 产后子宫内膜炎　B. 子宫颈炎

C. 产后宫缩痛　　　D. 产后尿潴留

E. 附件炎

12. 李女士发热的原因是（　　）

A. 会阴伤口感染　　B. 乳汁淤积

C. 乳腺炎　　　　　D. 阴道炎

E. 子宫颈炎

13. 护士为李女士采取的护理措施是（　　）

A. 应用抗生素　　　B. 口服退热药

C. 鼓励哺乳　　　　D. 盆腔 B 超检查

E. 会阴擦洗

（14、15 题共用题干）

宋女士，32 岁，妊娠 39 周，于今日 13:20 顺产。17:40 患者主诉腹胀、腹痛。视诊：下腹部膀胱区隆起；叩诊：耻骨联合上鼓音。

14. 护士判断该产妇存在的健康问题是（　　）

A. 分娩后疼痛　　　B. 体液过多

C. 尿潴留　　　　　D. 尿路感染

E. 产褥热

15. 护士采取的护理措施正确的是（　　）

A. 坐浴　　　　　　B. 遵医嘱使用利尿药

C. 给予抗生素口服　D. 按摩子宫

E. 帮助产妇排尿

（兰晓明）

第6章　围生儿的护理

新生儿期的孩子会有明显的生理变化，护理人员是最初的接触者，了解新生儿的生理特点，提供细心照料及护理非常重要。在围产期容易出现胎儿窘迫、新生儿窒息和新生儿产伤。

围生医学是研究在围生期内加强对围生儿及孕产妇卫生保健的科学。国际上对围生期有4种规定，①围生期Ⅰ：从妊娠满28周（即胎儿体重≥1000g或身长≥35cm）至产后1周；②围生期Ⅱ：从妊娠满20周（即胎儿体重≥500g或身长≥25cm）至产后4周；③围生期Ⅲ：从妊娠满28周至产后4周。④围生期Ⅳ：从胚胎形成至产后1周。我国采用围生期Ⅰ计算围生期死亡率。

第1节　正常新生儿的护理

孕龄达37周但不到42足周、出生时体重≥2500g的新生儿，为足月新生儿。胎儿出生至满28日称为新生儿期。

一、正常新生儿生理特点

1．体温　新生儿体温调节中枢发育不完善，皮下脂肪薄，保温差；体表面积相对较大，皮肤表皮角化层差，散热快，因此体温易受外界温度影响。

2．呼吸系统　新生儿出生后约10秒发生呼吸运动，以腹式呼吸为主。因代谢快，需氧量多，呼吸浅而快，40~60次/分，2天后降为20~40次/分。

3．血液循环系统　新生儿心率较快，睡眠时平均心率120次/分，清醒时可增至140~160次/分，易受啼哭、吸乳等影响，波动在90~160次/分。新生儿血流多集中分布于躯干及内脏，故肝脾易触及，四肢易发冷、发绀。心前区可听到心脏杂音，与动脉导管未完全闭合有关。

4．消化系统　新生儿出生24小时内排出墨绿色胎便，哺乳后转为黄色糊状便，3~5次/天。新生儿胃容量小，贲门括约肌不发达，哺乳后易溢乳。

5．泌尿系统　正常新生儿出生后不久即排小便，尿色清而微黄，每天10余次。

6．神经系统　新生儿大脑皮质及锥体束未发育成熟，故动作慢而不协调，肌张力稍高，哭闹时可有肌强直；大脑皮质兴奋性低，睡眠时间长。有吸吮、吞咽、觅食、握持、拥抱等先天性反射活动。

7．免疫系统　新生儿在胎儿期从母体获得多种免疫球蛋白，主要是IgG，故出生后6个月内具有对多种传染病的免疫力，如麻疹、风疹、白喉等。在日常护理工作中应做好消毒隔离，以预防感染。

8．皮肤　新生儿出生时体表有胎脂覆盖，具有保护皮肤和减少散热的作用。新生儿皮肤薄嫩，易受损伤而发生感染。两侧面颊部有较厚的脂肪层，称颊脂体，可帮助吸吮；硬腭中线两旁及齿龈上有上皮细胞堆积或黏液腺分泌物潴留，形成白色上皮珠和牙龈粟粒点，出生数周后自然消失，切勿挑破或强行摩擦，以防感染。

9．生理性黄疸　足月新生儿出生后2~3天出现皮肤、巩膜黄染，4~10天自然消退，称生理性黄疸。其是由于新生儿肝内葡萄糖醛酰转换酶活力不足，加之体内较多红细胞被破坏，可导致高胆红素血症。

10. 生理性体重减少　新生儿出生后 2～4 天，由于摄入少，经皮肤及肺部排出的水分相对较多，可出现生理性体重减少。下降范围一般不超过 10%，4 天后回升，7～10 天恢复到出生时水平。

11. 乳腺肿大及假月经　由于受胎盘分泌的激素影响，新生儿出生后 3～4 天可发生乳腺肿胀，2～3 周后自然消退。女婴出生 1 周内，阴道可有白带及少量血性分泌物，持续 1～2 天后自然消失。

考点：新生儿的生理特点

二、正常新生儿护理

【护理评估】

1. 健康史

（1）既往史：了解母亲的既往妊娠史。

（2）本次孕产史：本次妊娠经过、胎儿宫内情况、分娩经过。

（3）新生儿出生史：出生时的 Apgar 评分及出生后的检查情况。

（4）新生儿记录：检查出生记录提供的信息是否完整。

2. 身体评估

（1）出生情况的评估：利用 Apgar 评分法观察新生儿出生后 1 分钟及 5 分钟的反应。

（2）体重：沐浴后测裸体体重，正常为 2500g 至不足 4000g；出现生理性体重减少太多、回升过晚或恢复时间延长，应注意寻找原因并进行处理。

（3）身高：测量头顶最高点至足跟的距离，平均 45～55cm。

（4）体温：测量腋下体温。新生儿体温易随外界温度变化而波动，应注意保暖。

（5）呼吸：于新生儿安静时测量 1 分钟。哭声洪亮表示健康，微弱表示早产或头部损伤；任何新生儿呼吸窘迫的征象出现，如鼻翼扇动、肋间或剑突凹陷、呼吸困难和青紫、呼吸快伴有呼气性呻吟等情形，都应警惕异常状况发生。

（6）心率：通过心脏听诊，每分钟心率可达 120～140 次。

（7）头面部：观察头颅大小、形状，有无产瘤、血肿、颅骨骨折或缺损及皮肤破损等；巩膜有无黄染或出血点；口腔有无唇腭裂等。

（8）脊柱和四肢：检查脊柱四肢发育是否正常，四肢是否对称，有无骨折或关节脱位。

（9）肛门和外生殖器：肛门有无闭锁。外生殖器有无异常，男婴睾丸是否已降至阴囊，女婴大阴唇是否遮盖小阴唇。

（10）大小便：正常新生儿出生后不久排小便。生后 10～12 小时排胎便，如 24 小时后未排胎便，应检查是否有消化道发育异常。

（11）反射：观察觅食反射、吸吮、拥抱、握持反射是否存在，可以了解神经系统发育情况。随着小儿发育，这些先天性反射活动一般出生数月后消失。

（12）姿势：新生儿肌张力较高，上肢与躯体呈"W"形，下肢与躯干呈"M"形，活动度为 120°～140°。

（13）皮肤：新生儿皮肤角质层薄，易受损而发生感染。出生时全身覆盖有胎脂。在生后 1～2 周内，可在鼻尖及颏下处看到表皮下点状的白点，即粟粒疹，这是由于皮脂腺未成熟、皮脂凝聚在皮脂腺内阻塞所致，2 周内可消失。在臀部、腰部或背部出现界线分明的色素沉着区域，通常是蓝色带状的，称蒙古斑，无特殊意义，通常于 1～5 岁时消失。生理性黄疸一般为自限性，不需处理。若黄疸出现过早、程度严重、持续不退或消失后再现，应考虑为病理现象，注意观察并及时汇报医生处理。

【常见护理诊断/问题】

1．有体温失调的危险　与体温调节系统不成熟、过度包裹、保温不良等有关。

2．有窒息的危险　与羊水吸入、呛奶、呕吐有关。

3．有感染的危险　与胎膜早破、创伤性操作等有关。

4．有皮肤完整性受损的危险　与分泌物或排泄物刺激局部有关。

【护理目标】

新生儿生命体征正常，不发生感染和窒息；皮肤完整；护理得当，宫外环境适应良好，母儿建立良好亲子互动。

【护理措施】

1．一般护理

（1）环境：母婴同室的房间必须阳光充足、空气流通；室温保持在 24～26℃，相对湿度以50%～60%为宜；室内每天定时更换新鲜空气，减少空气中细菌和病菌数量，每天对室内物品进行擦拭消毒。

（2）严格探视制度：医护人员必须身体健康，定期体检，以防对产妇和新生儿带来交叉感染，取消陪住，在探视时间内只限一床一人探视。

（3）做好新生儿物品的消毒隔离工作：每天为新生儿洗澡 1 次，做好新生儿脐带的护理；推荐产妇及婴儿使用一次性尿布和中单；婴儿用过的一切布类用品清洗后，须经高压消毒后再使用。

（4）认真洗手：是控制医院感染的重要措施。要求每个医护人员在接触每一个婴儿前后，认真洗手，切断传播途径。

2．出生即刻的护理

（1）所有处理均应在远红外保暖床上进行。

（2）婴儿出生后应迅速清除口、咽、鼻部黏液，以保持呼吸道通畅。

（3）立即擦干皮肤，并用预温好的包被包裹，以免散热。

（4）一般在娩出 1～2 分钟内结扎脐带。

3．新生儿的日常护理

（1）保持呼吸道通畅：正常新生儿面色红润，呼吸均匀，哭声响亮。如出现面色苍白或青紫、啼哭异常、呼吸急促，提示呼吸道不畅，应立即清理呼吸道，必要时吸氧。

（2）注意呕吐情况：①新生儿出生后 1～2 天常有呕吐，故应侧卧位，避免窒息；②哺乳后不宜立即换尿布；③若见呕吐频繁或呕吐咖啡样物，应立即报告医生。

（3）维持体温：保持室温恒定。每天测体温 2 次，如体温高于 37.5℃或低于 36℃，应加测并查找原因、给予处理。

（4）测体重：新生儿出生后即应测体重，以后每 1～2 天测 1 次。新生儿体重是衡量婴儿生长发育与营养吸收程度的重要标志。

4．预防感染

（1）眼、耳、口、鼻的护理：晨间护理沐浴前，先用生理盐水棉球从内至外清洁新生儿双眼；新生儿口腔黏膜柔嫩，不宜擦洗，以免被损伤而引起感染；哺乳前乳母必须洗净双手。

（2）沐浴：每天给新生儿沐浴 1 次，沐浴方法有淋浴、盆浴、床上擦浴等。注意观察皮肤是否红润、干燥，有无青紫、斑点、脓疱或黄疸等，如有异常应及时处理。

（3）脐部护理：每天检查脐带，保持脐部清洁干燥，沐浴后，用酒精棉签消毒脐带残端及脐轮周围。新生儿脐带于生后 3～7 天脱落。

（4）免疫接种：①卡介苗，正常新生儿出生后 12~24 小时内应预防接种卡介苗。②乙肝疫苗接种，正常新生儿出生后 24 小时内注射 30μg、1 个月和 6 个月各注射乙肝疫苗 10μg。

5. 健康指导

（1）护理人员应将相关的新生儿护理知识教给新生儿的父母，使他们能尽快承担父母角色，在父母为新生儿护理的同时，也可增进亲子感情。

（2）指导母亲识别新生儿的异常状况，寻求有关组织的支持和得到及时处理的方法。

（3）指导按免疫程序进行计划免疫，及时到指定机构复查接种效果。

（4）指导母亲正确的母乳喂养方法，鼓励其坚持纯母乳喂养 4~6 个月。

【护理评价】

新生儿各项生理指标是否正常，有无感染发生；能否适应宫外环境，生理状态是否正常、稳定；产妇是否能进行母乳喂养，与孩子建立良好的亲子互动。

第2节　高危儿的护理

案例6-1

田女士，30 岁，孕 1 产 0，妊娠 39 周，临产 13 小时，枕左前位，先露固定，胎心 140 次/分，宫缩 20~30 秒/6~8 分，宫口开大 2cm，先露位置 S^{+1}。因宫缩乏力给予缩宫素静脉滴注，滴速 40 滴/分，宫缩加强，产妇烦躁不安，诉腹痛难忍、胎动频繁。检查：宫缩 60~70 秒/1~2 分，强，下腹压痛，拒按，听胎心 100 次/分。初步诊断为急性胎儿窘迫。

问题：导致其发生的原因是什么？护士应配合医生采取哪些护理措施呢？

一、胎儿窘迫

胎儿窘迫是指胎儿在宫内缺氧危及其健康和生命的综合症状。胎儿窘迫分为急性和慢性两种，急性常发生在分娩期，慢性发生在妊娠晚期，但可以延续至分娩期并加重。

【护理评估】

1. 健康史

（1）母体因素：母体血氧含量不足是重要原因。了解孕妇的年龄、生育史、月经史、内科疾病史，如高血压、慢性肾炎、心脏病等；本次妊娠经过，有无妊娠期高血压疾病、胎膜早破、子宫过大（如羊水过多和多胎妊娠）；分娩经过如产程是否延长、缩宫素使用情况等。

（2）胎儿因素：了解有无胎儿畸形、颅内出血、母儿血型不合等。

（3）脐带及胎盘因素：脐带因素有脐带脱垂、缠绕、打结等；胎盘因素有前置胎盘、胎盘早期剥离、胎盘功能减退等。

胎儿对宫内缺氧有一定的代偿能力。缺氧早期或者一过性缺氧时，二氧化碳潴留及呼吸性酸中毒使交感神经兴奋，肾上腺分泌儿茶酚胺及皮质醇增多，使血压升高，胎心率增快。继续缺氧，则使迷走神经兴奋，血管扩张，主要脏器功能受损，于是胎心率减慢；无氧酵解增加，丙酮酸及乳酸增加，出现代谢性酸中毒，表现为胎动减少，羊水减少，胎心基线变异差，出现晚期减速甚至呼吸抑制；缺氧使肠蠕动增快，肛门括约肌松弛，胎粪排出污染羊水。

2．身体状况

（1）急性胎儿窘迫：主要发生在分娩期。

1）胎心率的改变：是急性胎儿窘迫的重要临床表现。缺氧早期在无宫缩时胎心率>160 次/分；缺氧严重时胎心率<110 次/分。

2）胎动异常：缺氧初期胎动频繁，继而减弱、次数减少，最后胎动消失。胎动消失后 12～28 小时胎心消失。

3）胎粪污染羊水：羊水胎粪污染分为三度，Ⅰ度为浅绿色；Ⅱ度为黄绿色并混浊；Ⅲ度为棕黄色，稠厚。缺氧越严重，羊水颜色越深。

（2）慢性胎儿窘迫：发生在妊娠晚期，多因妊娠期高血压疾病、慢性肾炎、糖尿病、严重贫血及过期妊娠等所致。

1）胎动减少或消失：胎动<10 次/12 小时为减少。

2）胎儿电子监护异常。

3）羊水胎粪污染。

4）胎盘功能低下。

3．心理-社会状况 孕妇因担忧胎儿的预后，害怕丧失胎儿感到恐惧，对需要手术结束分娩产生犹豫、无助感。对胎儿不幸死亡的孕（产）妇，感情上受到强烈的创伤，通常会经历否认、愤怒、抑郁、接受的过程。

4．辅助检查

（1）胎盘功能检查：孕妇 24 小时尿雌三醇（E_3）<10mg/L 或连续监测急骤减少 30%～40%；尿雌三醇/肌酐值<10；胎盘生乳素<4mg/L 提示胎盘功能下降。

考点：对急慢性胎儿窘迫身体状况的评估

（2）胎儿电子监护：在无胎动与宫缩时，胎心率>160 次/分或胎心率<110 次/分持续 10 分钟以上，NST 无反应型，基线变异频率<5 次/分，OCT 频繁出现晚期减速、变异减速等。

（3）胎儿头皮血气分析：pH<7.20，P_{O_2}<10mmHg，P_{CO_2}>60mmHg，提示为胎儿酸中毒。

【治疗要点】

急性胎儿窘迫者，积极寻找原因并给予及时纠正，如胎心率转为正常，可继续观察；若出现胎心率持续异常或羊水污染Ⅱ度以上，应尽快终止妊娠。慢性胎儿窘迫者，应根据孕周、胎儿成熟度和胎儿窘迫程度决定处理方案。

【常见护理诊断/问题】

1．气体交换受损 与子宫胎盘的血流改变、脐带受压血流中断或血流速度减慢有关。

2．焦虑 与胎儿窘迫状态有关。

3．预期性悲哀 与胎儿可能死亡有关。

【护理目标】

胎儿情况改善，胎心率正常；孕（产）妇焦虑减轻；能够接受胎儿死亡的事实。

【护理措施】

1．一般护理 指导孕（产）妇休息，保证充足睡眠；对因失去胎儿而痛苦、悲伤不能入眠的产妇可用交谈来减轻压力或建议服用镇静剂促其睡眠；饮食要多样化，以增加营养；保持外阴清洁，每天擦洗外阴 2 次，有伤口者，应在大小便后及时清洗。

2．病情观察

（1）勤听胎心音，注意其频率和节律的变化，必要时行电子胎儿监护。

（2）观察羊水的量、颜色、性状及气味。

3．治疗配合

（1）急性胎儿窘迫

1）吸氧：左侧卧位，面罩或鼻导管间歇吸氧，10L/min，每次30分钟，间隔5分钟。给予5%碳酸氢钠溶液100～200ml静脉滴注，纠正酸中毒。

2）监测胎心：一般10～15分钟听1次胎心或进行胎心监护；慢性胎儿窘迫监测胎动，胎心、胎动时胎心的变化及胎盘功能。

3）协助医生做好阴道助产或剖宫产的术前准备。

4）做好新生儿窒息的抢救准备。

（2）慢性胎儿窘迫：凡孕周小，估计胎儿娩出后存活可能性大者，需行期待疗法，加强胎儿宫内监护。遵医嘱使用促进胎儿肺成熟的药物。妊娠近足月者如有剖宫产手术指征，需做好剖宫产术的准备。

4．心理护理

（1）向孕（产）妇及家属提供相关信息，如医疗措施的目的、操作过程、预期结果等，并将真实情况告知患者及其家属，并告知怎样与医护人员配合。必要时陪伴他们，对他们的疑虑给予适当的解释。

（2）对于胎儿不幸死亡的产妇，宜住单人房间，并嘱家人陪伴，鼓励产妇用哭泣、倾诉等方式宣泄悲伤情绪。必要时可允许产妇及其家人看看死婴，并同意他们为死婴做一些事情，包括沐浴、更衣、命名、拍照等。但事先应向他们描述死婴的情况，使之有心理准备。

5．健康指导

（1）护士应指导孕（产）妇注意休息，加强营养。预防感染，预防产后出血。

（2）对失去胎儿者，护士应给予同情和理解，帮助产妇及家属接受现实，让其顺利度过悲伤期。

考点：急性胎儿窘迫时孕妇吸氧的氧流量

【护理评价】

胎儿缺氧情况是否改善，胎心率是否正常；孕（产）妇是否能表达内心感受，焦虑减轻；产妇是否能够述说胎儿死亡的原因，并接受胎儿死亡的现实。

案例6-2

王女士，35岁，妊娠合并心脏病，妊娠35周分娩一女婴，娩出后发现新生儿仅有微弱的心跳，心率90次/分，无呼吸，皮肤苍白，喉反射有些反应，四肢稍屈。

问题：请根据以上情况，列出护理诊断并制订护理措施。

二、新生儿窒息

考点：新生儿窒息的定义

新生儿窒息是指胎儿娩出后1分钟，仅有心跳而无呼吸或未建立规律呼吸的缺氧状态，为新生儿死亡及伤残的主要原因之一。

【护理评估】

1．健康史

（1）胎儿窘迫的缺氧状态未改善，胎儿娩出后可发展为新生儿窒息。

（2）呼吸道阻塞造成气体交换受阻，如吸入羊水、黏液等。

（3）呼吸中枢受抑制或损害，如药物、缺氧、滞产、产钳术等使患儿脑部受损致颅内出血。

（4）胎儿本身原因，如早产、肺发育不良、呼吸道畸形等都可引起新生儿窒息。

2．身体状况　新生儿窒息的分度，以Apgar评分为指标，观察心率、呼吸、肌张力、喉反射、皮肤颜色等情况，分别于出生后 1 分钟、5 分钟、10 分钟进行评分，分为轻度和重度窒息。

（1）轻度（青紫）窒息：Apgar 评分 4～7 分。新生儿面部与全身皮肤呈青紫色；呼吸表浅或不规律；心跳规则且有力，心率减慢，80～120 次/分；对外界刺激有反应，喉反射存在；肌张力好，四肢稍屈。如果抢救治疗不及，可转为重度窒息。

（2）重度（苍白）窒息：Apgar 评分 0～3 分。新生儿皮肤苍白，口唇暗紫；无呼吸或仅有喘息样微弱呼吸；心跳不规则，心率弱而慢（<80 次/分）；对外界刺激无反应，喉反射消失；肌张力松弛。如果不及时抢救可致死亡。

考点：新生儿窒息的分类标准

出生后 5 分钟和 10 分钟 Apgar 评分对估计预后很有意义。评分越低，酸中毒和低氧血症越严重，如出生后 5 分钟的评分<3 分，则新生儿死亡率及日后发生脑部后遗症的机会明显增加。

3. 心理-社会状况　产妇可产生焦虑、悲伤心理，害怕失去自己的孩子，表现为分娩疼痛、切口疼痛感暂时消失，急切询问新生儿情况，神情不安。

4. 治疗原则　以预防为主，估计胎儿娩出后有窒息危险者，应做好复苏准备。一旦发生新生儿窒息，实施新生儿复苏计划，及时按 A（清理呼吸道）、B（建立正常呼吸）、C（维持正常循环）、D（药物治疗）、E（评价）等步骤进行复苏。

【常见护理诊断/问题】

1. 气体交换受损　与呼吸道内存在羊水、黏液有关。

2. 有受伤的危险　与脑缺氧时间长、可能留有后遗症有关。

【护理目标】

新生儿呼吸道通畅，建立自主规则呼吸；未因护理不当而受伤。

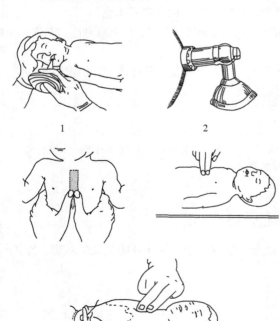

图 6-1　心肺复苏
1. 清理呼吸道；2. 吸氧方法；3. 胸外心脏按摩

【护理措施】

1. 一般护理　分娩前做好新生儿复苏设备和物品的准备。检查新生儿复苏气囊安全阀门、吸痰管是否在工作状态；准备气管插管、喉镜，打开开关检查电量是否充足，旋紧小灯泡；准备 1：1000 肾上腺素 10ml 和生理盐水 100ml；各种型号注射器。

2. 病情观察　新生儿出生后立即快速观察评估 4 项指标：①是否足月；②羊水的性状；③是否有哭声或呼吸；④肌张力的强度。如 4 项均为"是"或"好"，应进行常规护理。如 4 项中有 1 项为"否"，则需进行初步复苏。若羊水有胎粪污染，应进行有无活力的评估及决定是否气管插管吸引胎粪。

3. 治疗配合

（1）医护人员按 ABCDE 程序进行复苏（图 6-1）。

A. 清理呼吸道（airway）：胎头娩出后清除口、鼻、咽部黏液及羊水（图 6-2），吸引器的压力不应超过 13.3kPa，避免长时间吸引某处，以免损伤黏膜。羊水Ⅲ度污染者，必要时可用气管插管吸取，但动作要轻柔，避免负压过大而损伤气道黏膜。

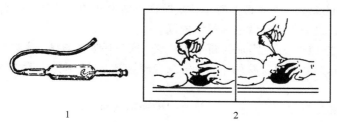

图 6-2 清理呼吸道

1. 吸痰管；2. 洗耳球清理呼吸道

B．建立正常呼吸（breathing）：确认呼吸道通畅后进行触觉刺激促其啼哭，一般轻度窒息者可建立自主呼吸，若仍无自主呼吸则立即进行人工呼吸，其方法如下。①托背法：新生儿平卧，用一手托稳新生儿背部，徐徐抬起，使胸部向上挺，脊柱极度伸展，然后慢慢放平，每 5～10 秒重复 1 次。②口对口人工呼吸：将纱布置于新生儿口鼻上，一手托起新生儿颈部，另一手轻压上腹部以防气体进入胃内，然后对准新生儿口鼻部轻轻吹气，吹气时见到胸部微微隆起时将口移开，放在腹部的手轻压腹部，协助排气，如此一吹一压，每分钟 30 次，直至呼吸恢复。③人工正压给氧：给予持续正压呼吸（图 6-3）。正压通气可以在气囊面罩、T-组合复苏器或气管插管下进行。正压通气的频率为 40～60 次/分，持续正压通气时间为 30 秒。④气管插管：经上述处理无效时使用。

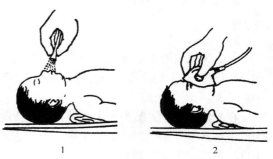

图 6-3 吸氧方法

1. 管道吸氧；2. 面罩吸氧

C．维持正常循环（circulation）：可行胸外心脏按压，有拇指法和两指法（图 6-4）。使新生儿仰卧，用示、中指有节奏地按压胸骨中段，每分钟按压 100 次，按压深度为胸廓按下 1～2cm。每次按压后随即放松。按压时间与放松时间大致相等。按压有效者可摸到颈动脉和股动脉搏动。胸外按压和正压通气的比例应为 3∶1，即 90 次/分按压和 30 次/分呼吸，达到每分钟约 120 个动作。每个动作约 0.5 秒，2 秒内 3 次胸外按压加 1 次正压通气。

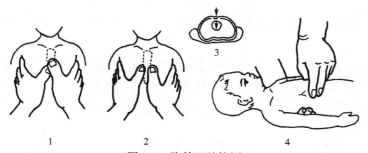

图 6-4 胸外心脏按压

1. 重叠法；2. 并列法；3. 垂直用力；4. 胸廓按下 1～2cm

D．药物治疗（drug）：①刺激心跳用 1∶1000 肾上腺素 0.2ml/kg，给药途径首选脐静脉给药。②纠正酸中毒用 5%碳酸氢钠溶液 3～5ml/kg，溶于 25%葡萄糖溶液 20ml 中，5 分钟内自脐静脉缓慢注入。③扩容可用全血、生理盐水、白蛋白等。用药时一定要建立有效静脉通道，保证药物的应用。

考点：新生儿窒息的抢救步骤及要点

E. 评价（evaluation）：在复苏过程中要随时评价新生儿的皮肤颜色、自主呼吸、心率、反射、肌张力，为制订进一步的抢救措施提供依据。

（2）复苏后护理　复苏后还需加强新生儿护理，保证呼吸道通畅，密切观察生命体征、血氧饱和度、神志、肌张力、面色及肤色、尿量等。合理给氧，注意喂养，做好重症监护记录。

【护理评价】

新生儿是否能建立有效呼吸；新生儿是否因护理不当而受伤。

三、新生儿产伤

新生儿产伤是指在分娩过程中发生的机械性或缺氧性的损伤，常见的新生儿产伤有颅内出血、头颅血肿、新生儿骨折、臂丛神经损伤。

【护理评估】

1. 健康史　了解有无急产、头盆不称、巨大胎儿、产程延长、分娩处理不当或手术助产等情况。

2. 身体评估

（1）头颅血肿：是分娩过程中，新生儿颅骨骨膜下血管破裂，血液积聚在骨膜下所致。一般在出生后 2～3 天内出现，完全吸收需要 2～3 个月。当出血量多时，局部可有波动感，外露头皮颜色不变。

在分娩过程中，胎头受压颅骨互相重叠逐渐变形，其中在胎头最前面的部分受压最大，局部的血液循环受影响，发生胎头水肿，形成瘤样隆起，称产瘤（表 6-1）。产瘤一般在出生后 1～2 天自行消失，不需处理。

表 6-1　头颅血肿与胎头水肿鉴别

项目	头颅血肿	胎头水肿（产瘤）
部位	多在顶骨、枕骨骨膜下	先露部皮下组织
范围	不超过骨缝线	超越骨缝
局部特点	波动感	凹陷性水肿
出现时间	产后 2～3 天	娩出时即存在
消失时间	出生后 3～8 周	出生后 2～3 天
处理	维生素 K_1 肌内注射	不需要特殊处理

（2）新生儿骨折

1）锁骨骨折：最常见，多发生在单侧锁骨中部，患儿表现为患侧肩部运动受限，局部肿胀或疼痛，骨折处有摩擦音，拥抱反射消失，触及此处患儿即啼哭。

2）肱骨骨折：以肱骨中段多发，横断骨折常见，移位明显。患肢活动受限，局部肿胀，抬手即哭。

3）股骨骨折：以股骨中段斜行骨折常见。患肢活动受限，局部明显肿胀，有骨摩擦音，触及患儿患处即啼哭。

（3）臂丛神经损伤：表现为患侧手臂下垂、内旋内收、贴身，前臂不能弯曲，有时伴有前臂小肌群瘫痪。

3. 心理-社会状况　产妇因担心新生儿可能会出现后遗症而焦虑不安。

4. 辅助检查　X 线摄片可确诊。

【治疗要点】

1. 头颅血肿　血肿较小者，一般不需特殊治疗；血肿较大者，可冷敷及局部加压包扎。

2. 锁骨骨折　于患儿腋下放置绷带卷或棉垫，肘部屈曲 90°，将前臂固定于胸前。大约 2 周后可痊愈。

3. 肱骨骨折　患侧腋下置一棉垫，使肘关节处呈直角位，将前臂屈曲放于胸前，手指能触及对侧锁骨，并固定。10～14 天即可痊愈。

4. 股骨骨折　用小夹板固定或悬垂牵引，3～4 周可痊愈。

5. 臂丛神经损伤　局部按摩或针灸，可使麻痹的肌肉松弛，预防继发性挛缩。

【常见护理诊断/问题】

1. 焦虑　与产妇担心新生儿可能会出现后遗症有关。

2. 活动受限　与新生儿骨折有关。

【护理措施】

1. 缓解焦虑　向产妇及其家属提供相关信息，如康复时间、治疗方法、护理措施等，从而消除焦虑心理。

2. 产伤护理

（1）头颅血肿的护理：忌揉擦，保持安静，切勿抽吸血肿内血液，以免继发感染。血肿大且发展快者给予冷敷及加压包扎，遵医嘱用维生素 K_1 10mg 肌内注射，每天 1 次，连用 3 天。同时用抗生素预防感染。

（2）骨折的护理：避免压迫患处或牵拉患肢，配合医生进行患肢固定或悬吊牵引。

（3）臂丛神经损伤的护理：协助医生进行患肢功能训练和康复治疗，遵医嘱用营养神经药。

3. 健康指导　指导母乳喂养，加强对新生儿的护理，教会家属对患儿进行康复训练，恢复其功能。

小　结

正常新生儿的生命体征具有自己的特点，了解新生儿的生理特点，提供细心照料及护理非常重要。胎儿窘迫是指胎儿在宫内缺氧危及其健康和生命的征象，包括胎心、胎动、羊水的异常。新生儿窒息是指胎儿娩出后 1 分钟，仅有心跳而无呼吸或未建立规律呼吸的缺氧状态。根据 Apgar 评分分为轻度窒息和重度窒息，可通过清理呼吸道、建立自主呼吸、心脏按压、药物治疗等进行抢救。新生儿产伤是指在分娩过程中发生的机械性或缺氧性损伤，常见的新生儿产伤有颅内出血、头颅血肿、新生儿骨折、臂丛神经损伤。

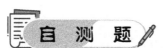

自　测　题

A_1 型题

1. 急性胎儿窘迫孕妇面罩或鼻导管间歇吸氧，氧流量应是（　　）

A. 6L/min　　B. 8L/min

C. 10L/min　　D. 12L/min

E. 16L/min

2. 胎儿窘迫时孕妇应采取的体位是（　　）

A. 右侧卧位　　　B. 左侧卧位

C. 截石位　　　　D. 坐卧位

E. 仰卧位

3. 新生儿出生后首先应（　　）

A. 清理呼吸道　　B. 断脐带

C. 吸氧　　　　　D. 刺激啼哭

E. 保暖

4. 护理评估时发现胎儿窘迫的最早表现为（　　）

A. 羊水胎粪污染　　B. 胎动改变

C. 胎心改变　　　　D. 羊水 pH 改变

E. 臀位羊水粪染

5. 胎儿宫内窘迫的护理措施何项错误（　　）

A. 立即吸氧

B. 纠正酸中毒

C. 左侧卧位

D. 静脉注射 50% 葡萄糖溶液、维生素 C

E. 静脉滴注缩宫素加速产程进展

6. 抢救新生儿窒息，下列哪种药物不适用（　　）

A. 25% 葡萄糖溶液和维生素 C

B. 1∶1000 肾上腺素

C. 扩容药物

D. 5% 碳酸氢钠溶液

E. 阿托品

7. 新生儿窒息复苏后护理，下列哪项错误（　　）

A. 保暖

B. 严密观察

C. 保持呼吸道通畅，继续给氧

D. 早期哺乳

E. 预防感染和颅内出血

A₂ 型题

8. 王某，妊娠 42⁺⁵ 周，诊断为"过期妊娠"而入院进行终止妊娠。胎心监测提示：胎儿窘迫。分析其原因是（　　）

A. 胎盘功能减退

B. 母亲心情焦虑

C. 子宫胎盘血运受阻

D. 胎头长期受压所致

E. 母体血氧含量不足

9. 李女士，妊娠 40 周临产，诊断协调性宫缩乏力，产钳结束分娩。新生儿 Apgar 评分 3 分，经复苏后继续监护。对该新生儿复苏后的护理措施，错误的是（　　）

A. 取侧卧位

B. 继续吸氧

C. 及时吸吮母亲乳头

D. 静脉输液维持营养

E. 重点观察呼吸、心率、面色

10. 赵女士，39⁺⁷ 周妊娠合并贫血，在产前检查时咨询监护胎儿宫内缺氧的简便方法，正确的回答是（　　）

A. 增加产前检查次数

B. 胎动计数

D. 胎心监护

C. B 超检查

E. 反复吸氧

11. 魏女士，30 岁，妊娠 29 周，心脏病。因自觉胎动减少 4 小时就诊，门诊初步诊断为胎儿窘迫，欠妥的处理是（　　）

A. 立即吸氧

B. 纠正贫血

C. 监测胎心音

D. 迅速人工破膜结束分娩

E. 嘱左侧卧位

A₃ 型题

（12～15 题共用题干）

李女士，妊娠 34 周，诊断妊娠期高血压疾病，伴慢性胎儿窘迫（胎方位枕右前）入院治疗。自诉担心治疗会影响胎儿发育。

12. 向孕妇强调最佳的卧位是（　　）

A. 平卧位　　　　B. 左侧卧位

C. 右侧卧位　　　D. 坐位

E. 仰卧屈膝位

13. 此时李女士首要护理问题可能是（　　）

A. 焦虑　与担心胎儿的安危有关

B. 睡眠型态紊乱　与不熟悉病区环境有关

C. 自理能力缺陷　与要求取最佳的卧位
　有关
D. 营养失调：低于机体需要量　与孕妇食
　欲差有关
E. 感染的危险　与可能发生胎膜早破有关

14. 教会李女士自我监护胎儿的方法是
（　　）

A. 分析胎儿监测图形
B. 家属听胎心

C. 胎动记数
D. 观察尿量
E. 记录出入水量

15. 新生儿出生 1 分钟 Apgar 评分，皮肤青紫、心率 80～100 次/分、呼吸浅而不规则、肌张力好、喉反射存在，该给新生儿评（　　）

A. 0～2 分　　　　B. 0～3 分
C. 3～5 分　　　　D. 4～7 分
E. 8～10 分

（兰晓明）

第7章　异常妊娠妇女的护理

妊娠期间，胚胎植入部位异常、胚胎或胎儿在宫内生长发育时间异常、胎儿附属物异常等，均可对母儿造成不同程度的影响，严重时可危及母儿生命。预防妊娠期疾病、促进康复，是妊娠期妇女护理的重要内容。通过本章的学习，学会对异常妊娠妇女进行整体护理。

第1节　流　产

案例 7-1

孙女士，29 岁，因"停经 50 天，阴道少量流血 5 天"就诊。患者平时月经周期规则，5 天前开始出现少量阴道流血，色暗红，未见组织物排出。妇科检查：子宫颈口未开，子宫体如妊娠 50 天大小。尿妊娠试验阳性。

问题： 孙女士可能出现的问题是什么？应如何护理？

考点：流产的概念及分类

凡妊娠不足 28 周、胎儿体重不足 1000g 而终止者，称为流产。根据流产发生时间，分为早期流产和晚期流产；妊娠 12 周之前终止者称为早期流产，妊娠 12 周至不足 28 周之间终止者称为晚期流产。根据流产方式，分为自然流产和人工流产，自然流产占全部妊娠的 10%～15%，其中早期流产占 80%。本节仅介绍自然流产。

【护理评估】

1. 健康史　评估引起自然流产的病因，包括胚胎因素、母体因素、胎盘因素和环境因素。

（1）胚胎因素：早期流产最常见的原因是染色体异常，包括染色体数目或结构异常。占 50%～60%，大多由染色体数目异常引起，其中以三体最常见。

（2）母体因素

1）全身性疾病：母体高热可诱发子宫收缩而导致流产；病毒（如巨细胞病毒、单纯疱疹病毒等）或细菌毒素可通过胎盘进入胎儿体内，导致胎儿死亡而引起流产；高血压、慢性肾病、严重贫血、心力衰竭、慢性消耗性疾病等可使胎盘梗死或胎儿缺氧而引起流产。

2）生殖器官异常：子宫发育不良、子宫畸形（如双子宫、双角子宫、单角子宫等）、子宫肌瘤、宫腔粘连等可影响胚胎着床或胎儿发育而引起流产。子宫颈重度裂伤、子宫颈内口松弛等可引起胎膜早破而发生流产。

3）内分泌异常：内分泌疾病（如黄体功能不足、多囊卵巢综合征、甲状腺功能减退、血糖控制不良的糖尿病等）可引起流产。

4）免疫功能异常：母体自身免疫功能异常（如抗磷脂抗体阳性、狼疮抗凝血因子阳性等）或同种免疫功能异常（如封闭性因子缺乏、自然杀伤细胞异常等）均有可能引起不明原因的复发性流产。

5）其他：母体不良习惯（如过量吸烟、酗酒、过量饮咖啡、吸毒等）、严重的身心不良刺激（如腹部手术、性生活过频、直接撞击腹部等）均可引起流产。

（3）胎盘因素：滋养细胞发育或功能不全、前置胎盘、胎盘早剥等可导致胎盘血液循环障碍、胎儿死亡而引起流产。

（4）环境因素：过多接触有害的化学因素（如砷、铅、苯、甲醛、有机汞等）或物理因素（如放射线、高温、噪声等）可引起流产。

考点：自然流产的病因

2. 身体状况 自然流产的主要表现为停经、腹痛和阴道流血。按自然流产发展的不同阶段，分为以下几种临床类型。

（1）先兆流产：表现为停经后少量阴道流血，色暗红，无妊娠物排出，伴轻微阵发性下腹痛、腰背痛。妇科检查见子宫颈口未开，子宫与停经周数相符合。经治疗后腹痛和阴道流血消失，可继续妊娠；若腹痛加剧或流血增多，则发展为难免流产。

（2）难免流产：指流产已不可避免。在先兆流产的基础上，阵发性下腹痛加重，阴道流血量增多，或出现阴道流液。妇科检查见子宫颈口扩张，有时可见到堵塞于子宫颈口的胚胎组织或胎囊，子宫与停经周数相符合或略小。

（3）不全流产：难免流产继续发展，部分妊娠产物已排出子宫腔，尚有部分残留于子宫腔内或嵌顿于子宫颈口处，影响子宫收缩，导致阴道流血持续不止，甚至引起出血性休克。妇科检查见子宫颈口扩张，有时可见到堵塞在子宫颈口的妊娠产物，子宫大小比停经周数小。

（4）完全流产：指妊娠产物已全部排出，阴道流血逐渐停止，下腹痛逐渐消失。妇科检查见子宫颈口已关闭，子宫接近正常大小。

临床上要特别注意进行以上4种类型流产的鉴别（表7-1）。

表 7-1 常见流产类型的身体状况

类型	症状			体征	
	阴道流血	下腹痛	组织排出	子宫颈口	子宫大小
先兆流产	少量	无或轻微	无	关闭	与停经周数相符
难免流产	增多	加剧	无	扩张	与停经周数相符或略小
不全流产	少量→多量	减轻	部分排出	扩张	小于停经周数
完全流产	少量→无	无	全部排出	关闭	略大于正常或正常

（5）其他：3种特殊类型的流产。

1）稽留流产：又称为过期流产，是指胚胎或胎儿已死亡，但滞留在子宫腔内，尚未自然排出。曾有先兆流产症状或无任何症状，此后子宫不再增大，中期妊娠患者腹部不再增大，胎动消失。妇科检查见子宫颈口关闭，子宫小于停经周数，听不到胎心。

2）复发性流产：指同一性伴侣、自然流产连续发生3次及3次以上者，多为早期流产。其临床经过与一般流产相同。

3）流产合并感染：若流产过程中阴道流血时间过长、有妊娠产物残留于子宫腔，可能引起宫腔感染，严重者可扩散至盆腔或腹腔甚至全身，发生盆腔炎、腹膜炎、败血症或感染性休克。

考点：自然流产的身体状况

✎ **护考链接**

孕妇30岁，停经42天，阴道少量流血2天，伴轻微阵发性下腹痛。查体：子宫颈口关闭，子宫如妊娠6周大小。尿妊娠试验阳性。该产妇最可能出现的问题是（ ）

A. 先兆流产　　　　　B. 难免流产　　　　　C. 不全流产

D. 稽留流产　　　　　E. 复发性流产

答案：A

分析：该孕妇的子宫颈口关闭，子宫如妊娠6周大小，尿妊娠试验阳性，提示先兆流产。

3. 心理-社会状况　孕妇面对突发的阴道流血或腹痛大多不知所措,担心胚胎或胎儿的安危,往往表现为焦虑不安甚至恐惧。

4. 辅助检查

(1) 妊娠试验:临床上多采用早早孕试纸检测患者尿液,结果阳性有助于诊断妊娠。连续测定血β-hCG水平,有助于妊娠预后的判断。

(2) B型超声检查:可显示有无妊娠囊及其形态、有无胎心搏动及胎动,确定胚胎或胎儿是否存活,有助于诊断和鉴别流产类型,并指导治疗。

(3) 其他检查:血常规检查、血孕激素水平。若为稽留流产,还需进行凝血功能检查。

【治疗要点】

先兆流产可继续妊娠者行保胎治疗。难免流产应尽早完全排出胚胎及胎盘组织。不全流产应尽早清除宫腔内残留组织。完全流产一般不需特殊处理。稽留流产处理前应检查凝血功能,若无异常,则及时清除宫腔内容物。若流产合并大出血或感染,应积极抗休克或抗感染治疗。复发性流产应依据病因给予个性化治疗。

【常见护理诊断/问题】

1. 焦虑　与担心失去胚胎或胎儿有关。

2. 组织灌注量改变　与阴道流血过多或时间过长有关。

3. 有感染的危险　与阴道流血时间过长、子宫腔内有残留组织或手术操作有关。

【护理目标】

焦虑缓解;阴道流血得到及时控制,生命体征平稳;无感染征象或感染被控制,体温及血常规正常。

【护理措施】

1. 一般护理　保持病室温度和湿度适宜,环境安静,空气清新。保持外阴清洁,每日擦洗外阴2次,大便后及时清洗。合理饮食,增加营养,注意饮食卫生,保持大便通畅。禁止性生活。

2. 病情观察　观察并记录生命体征、阴道流血和腹痛情况;监测体温;定期检查血常规。

3. 治疗配合

(1) 先兆流产:卧床休息,禁止性生活、灌肠,避免刺激。提供生活护理。遵医嘱应用保胎药和镇静剂。协助进行B型超声和血β-hCG等检查。

(2) 难免流产和不全流产:应及时做好终止妊娠的术前准备;做好术中配合,遵医嘱建立静脉通道和应用缩宫素;术后密切观察生命体征、子宫收缩和阴道流血等情况,组织物及时送病理检查。

(3) 稽留流产:协助进行凝血功能和血常规检查。若无凝血功能异常,应做好输血和术前准备、术中配合和术后护理。若有凝血功能障碍,应遵医嘱予以纠正后协助手术。

(4) 复发性流产:协助查明病因,并遵医嘱进行相应护理。子宫颈功能不全者,应协助医师在妊娠14~18周行子宫颈环扎术,术后密切随诊。黄体功能不足者,应遵医嘱应用黄体酮。甲状腺功能低下者,遵医嘱应用甲状腺素。

考点:各种不同类型流产的治疗配合

(5) 流产合并感染:嘱患者取半卧位,遵医嘱应用抗生素,并协助医师进行手术。

4. 心理护理　应注意观察保胎治疗者的情绪反应,稳定孕妇情绪,增强保胎信心;讲明保胎治疗的必要性,以取得理解和配合。失去胎儿的患者及其家属多会出现伤心、悲观等情绪,护士应给予同情和理解,帮助其接受现实,顺利度过悲伤期。

5. 健康指导

(1) 手术后的患者:保持外阴清洁,术后1个月内禁止性生活和盆浴。加强营养,合理饮食,增强机体抵抗力。注意观察腹痛及阴道流血情况，若出现腹痛加剧、阴道流血增多、发热，应及时就诊。采取避孕措施，半年后可以再次妊娠。

（2）复发性流产患者：再次妊娠前应对夫妇进行详细检查，对因处理。

（3）加强知识宣教，探讨此次流产的可能原因，使患者及其家属正确了解流产的相关知识，指导再次妊娠。

【护理评价】

产妇的焦虑是否缓解；阴道流血是否得到控制，生命体征是否平稳；感染是否被控制，体温及血象是否正常。

第 2 节 异 位 妊 娠

案例 7-2

孙女士，29 岁，因"停经 42 天，突发左下腹撕裂样疼痛 1 小时"就诊。患者平时月经周期规则。妇科检查：阴道穹窿后部饱满、触痛，子宫颈举痛，子宫略大于正常，左侧附件区触及压痛包块。尿妊娠试验阳性。

问题：孙女士出现的问题是什么？应如何护理？

异位妊娠是指受精卵在子宫体腔以外着床发育。依据受精卵着床部位的不同，可分为输卵管妊娠、卵巢妊娠、子宫颈妊娠、腹腔妊娠、阔韧带妊娠等，其中以输卵管妊娠最常见，约占异位妊娠的 95%（图 7-1）。本节主要讲述输卵管妊娠。输卵管妊娠属于妇产科常见的急腹症，一旦发生破裂或流产，可引起严重内出血，如不及时诊断和处理，可危及患者生命。根据发病部位，输卵管妊娠可分为壶腹部、峡部、伞部和间质部妊娠，其中以壶腹部妊娠最多见，约占 78%，其次为峡部、伞部妊娠，间质部妊娠较少见。

考点：异位妊娠的概念、最常见的发病部位

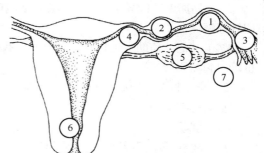

图 7-1 异位妊娠的部位
1. 壶腹部妊娠；2. 峡部妊娠；3. 伞部妊娠；
4. 间质部妊娠；5. 卵巢妊娠；6. 子宫颈妊娠；
7. 阔韧带妊娠

因为输卵管管壁薄、缺乏黏膜下组织，肌层不如子宫体肌层厚和坚韧，管腔狭小，蜕膜形成差，不利于胚胎的生长发育，易发生以下结局：

1. 输卵管妊娠流产 多见于妊娠 8~12 周的输卵管壶腹部妊娠。种植在输卵管黏膜皱襞内的胚泡因蜕膜发育差而向管腔内突出生长，最终突破包膜并与管壁分离（图 7-2）。若胚泡剥离完整，经伞部排到腹腔内，形成输卵管妊娠完全流产，一般出血不多。若胚泡剥离不完整，残留部分组织附着于管壁，形成输卵管妊娠不全流产，导致反复出血，形成输卵管血肿、盆腔血肿或积血，甚至流入腹腔。

2. 输卵管妊娠破裂 多见于妊娠 6 周左右的输卵管峡部妊娠。种植在输卵管黏膜皱襞间的胚泡因向管壁方向生长侵蚀肌层和浆膜层，突破浆膜而导致破裂（图 7-3）。因输卵管肌层血管丰富，短期内即可出现大量腹腔内出血，导致患者休克；也可反复出血，形成盆腔与腹腔内积血或血肿。间质部妊娠虽少见，但因其管腔周围肌层较厚、血运丰富，一旦破裂，可在短时间内发生休克，危及生命，后果严重，多发生于妊娠 12~16 周。

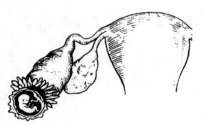
图 7-2　输卵管妊娠流产

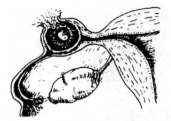
图 7-3　输卵管妊娠破裂

3. 陈旧性异位妊娠　输卵管妊娠流产或破裂后形成的盆腔血肿机化变硬，与周围组织粘连，形成机化性包块，临床上称为陈旧性异位妊娠。

4. 继发性腹腔妊娠　输卵管妊娠流产或破裂时排入腹腔或阔韧带内的胚胎大多死亡，偶尔有存活者，其绒毛组织附着于原着床处或重新种植而获得营养，继续生长发育形成继发性腹腔妊娠。

【护理评估】

1. 健康史

（1）输卵管炎症：是引起输卵管妊娠最主要的病因。输卵管黏膜炎可引起输卵管管腔狭窄、纤毛功能受损，输卵管周围炎可引起输卵管周围粘连、管腔狭窄、蠕动功能减弱，导致受精卵在狭窄处运行受阻，停留在该处而形成输卵管妊娠。

（2）输卵管手术史或妊娠史：输卵管绝育术可导致输卵管瘘或再通而引起输卵管妊娠。曾有输卵管妊娠史者，再次妊娠约有 10% 的复发率。

考点：输卵管妊娠最主要的病因

（3）输卵管功能异常或发育不良：如输卵管过长、副伞、憩室或激素调节失败，均可导致输卵管妊娠。

（4）其他：辅助生殖技术、宫内节育器避孕失败、盆腔肿瘤压迫、输卵管子宫内膜异位等，也可引起输卵管妊娠。

2. 身体状况　输卵管妊娠的身体状况与受精卵着床部位、有无破裂或流产、出血量多少及时间长短等有关。

（1）症状

1）停经：多数患者有 6～8 周停经史。少数患者因月经仅过期几日而不认为是停经，或将异常阴道流血误认为月经来潮。

2）腹痛：为患者就诊的主要症状。输卵管妊娠发生破裂或流产之前，多表现为一侧下腹部酸胀感或隐痛。输卵管妊娠破裂或流产时，患者可突感一侧下腹部撕裂样疼痛，多伴有恶心和呕吐。若血液局限于病变区，则表现为下腹部疼痛；若血液积聚于直肠子宫陷凹，可引起肛门坠胀感；若血液流向全腹，可引起全腹疼痛。

3）阴道流血：常表现为不规则阴道流血，暗红色或深褐色，一般少于月经量。可伴有蜕膜管型或碎片排出。

4）晕厥与休克：因大量腹腔内出血及剧烈腹痛，患者可出现晕厥甚至失血性休克，休克程度与腹腔内出血的量和速度有关，与阴道流血量不成正比。

（2）体征

1）一般情况：内出血较多时，可出现贫血貌，严重者出现面色苍白、血压下降、心率加快、脉搏快而细弱等休克征。体温一般正常，休克时略低，内出血吸收时体温略升高，不超过38℃。

2）腹部检查：下腹部有明显压痛及反跳痛，以患侧为甚，但肌紧张轻微。内出血较多时腹部叩诊有移动性浊音。

3）盆腔检查：输卵管妊娠发生破裂或流产之前，子宫略大、质软，患侧输卵管胀大且有轻度压痛。输卵管妊娠发生破裂或流产者，阴道穹窿后部饱满、触痛；子宫颈举痛或摇摆痛；子宫稍大、质软，内出血多时子宫有漂浮感；子宫一侧或后方可触及压痛明显、边界不清的包块。

考点：输卵管妊娠患者的身体状况

3．心理-社会状况 由于急性大量出血、剧烈腹痛、失去胎儿或担心以后的受孕能力，患者和家属可表现出悲伤、失落、自责、恐惧等情绪反应。

4．辅助检查

（1）妊娠试验：测定尿或血 β-hCG 是早期诊断异位妊娠的主要方法。异位妊娠时血 β-hCG 水平低于宫内妊娠，连续测定血 β-hCG，若倍增时间大于 7 日，异位妊娠的可能性较大。

（2）B 型超声检查：对异位妊娠的诊断极为重要，有助于确定异位妊娠的大小和部位。声像特点：子宫腔内空虚，宫旁探及低回声区，若其内探及胚芽及原始心管搏动，可确诊异位妊娠。

（3）阴道穹窿后部穿刺：是一种简单而可靠的诊断方法，适用于疑有腹腔内出血者（图 7-4）。若抽出暗红色不凝血，即可说明腹腔内出血的存在。但应注意穿刺阴性并不能排除异位妊娠。

（4）腹腔镜检查：是诊断输卵管妊娠未破裂或流产的金标准，且可同时行手术治疗。但应注意若有腹腔内大出血或休克者，禁做腹腔镜检查。

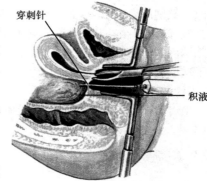

穿刺针

积液

图 7-4　阴道穹后部穿刺

考点：诊断输卵管妊娠简单可靠的方法；确诊的金标准

（5）诊断性刮宫：较少应用，仅适用于排除宫内妊娠流产和超声检查无法确诊者。将刮出物送病理检查，若切片中仅见蜕膜组织而不见绒毛，可协助诊断异位妊娠。

【治疗要点】

以手术治疗为主。

1．手术治疗 手术方法包括保守手术、根治手术和腹腔镜手术。若有失血性休克，应在纠正休克的同时进行手术治疗。

2．药物治疗 化学药物治疗适用于要求保留生育功能的早期输卵管妊娠患者。多采用全身用药，常用药物是氨甲蝶呤。

【常见护理诊断/问题】

1．潜在并发症：失血性休克、贫血 与内出血有关。

2．疼痛 与输卵管妊娠破裂或流产、内出血刺激腹膜有关。

3．恐惧 与生命受到威胁、担心手术失败有关。

【护理目标】

患者无失血性休克、贫血发生；疼痛缓解或消失；恐惧感减轻。

【护理措施】

1．一般护理 药物治疗者应卧床休息，避免可增加腹压的动作。合理营养，保持大便通畅。及时更换会阴垫，保持外阴清洁、干燥。

2. 病情观察　严密监测生命体征、神志、尿量、皮肤颜色、腹痛和阴道流血情况，并做好记录。

3. 治疗配合

（1）手术治疗患者的护理：①对失血性休克者，应立即建立静脉通道，交叉配血，做好输血准备；取中凹卧位，吸氧，保暖，并按急诊手术的要求迅速做好术前准备。②术后继续严密观察生命体征、阴道流血、腹痛、腹部切口等情况，提供相应的生活护理。

（2）药物治疗患者的护理：①严密观察病情变化，协助进行各项检查，若出现腹痛加剧、面色苍白、脉搏细速、血压下降等情况，应及时报告医生，并做好抢救准备。②遵医嘱正确用药，注意观察药物的不良反应。③经常巡视，提供生活护理，了解患者需要。④指导患者卧床休息，以减少异位妊娠破裂的机会；指导患者摄取足量的营养物质，尤其是含铁丰富的食物。⑤阴道排出物应及时送病理检查，此外注意保持外阴清洁、干燥。⑥协助正确留取血标本以监测治疗效果。

4. 心理护理　对拟行手术治疗者，应向患者及家属说明病情及手术的必要性，消除恐惧心理；术后帮助患者以正常心态接受本次妊娠失败的现实，帮助其度过悲伤期。对药物治疗者，应安慰、鼓励患者，以积极的心态配合治疗。

5. 健康指导　做好健康指导工作，防止发生输卵管损伤和感染，彻底治疗盆腔炎性疾病，消除诱因。指导患者保持良好的卫生习惯。注意休息，加强营养，纠正贫血，提高抵抗力。嘱患者下次妊娠时要及时就诊。

【护理评价】

患者生命体征是否平稳，有无失血性休克、贫血发生；疼痛是否缓解或消失；恐惧感是否减轻。

✎ 护考链接

患者35岁，停经42天，阴道流血少量流血3天，突发右下腹撕裂样疼痛1小时，急来院就诊。查体：面色苍白，P 120次/分，BP 70/50mmHg。下腹部压痛、反跳痛明显，叩诊有移动性浊音。妇科检查：阴道穹隆后部饱满、触痛，子宫颈举痛，子宫稍大，右侧附件区触及边界不清的压痛包块。尿妊娠试验阳性。

1. 该患者最可能出现的问题是（　　　）

A. 异位妊娠　　　　　　　B. 难免流产　　　　　　C. 阑尾穿孔

D. 黄体破裂　　　　　　　E. 急性腹膜炎

2. 为进一步确诊，护士应首先做好哪项检查的准备（　　　）

A. 阴道穹隆后部穿刺　　　B. 清宫术　　　　　　　C. 腹部手术

D. 妊娠试验　　　　　　　E. 腹腔镜手术

3. 作为责任护士，应建议患者采取的体位是（　　　）

A. 平卧位　　　　　　　　B. 中凹卧位　　　　　　C. 半卧位

D. 右侧卧位　　　　　　　E. 左侧卧位

答案：1. A　2. A　3. B

分析：患者有停经、腹痛和阴道流血，阴道穹隆后部饱满、触痛，子宫颈举痛，子宫稍大，右侧附件区触及压痛包块，尿妊娠试验阳性，考虑发生了输卵管妊娠。下腹部压痛、反跳痛明显，叩诊有移动性浊音，考虑有腹腔内出血，最简单可靠的检查方法是阴道穹隆后部穿刺。面色苍白，P 120次/分，BP 70/50mmHg，考虑发生了失血性休克，应嘱患者取中凹卧位。

第 3 节　妊娠期高血压疾病

案例 7-3

初孕妇 30 岁，妊娠 32 周，因"头痛、视物模糊 2 天"入院。查体：血压 170/110mmHg，宫底位于脐与剑突之间，胎心率 140 次/分。尿蛋白（＋＋＋）。妊娠前查体正常。

问题： 该孕妇出现的问题是什么？应如何护理？

妊娠期高血压疾病是妊娠和高血压并存的一组疾病，其基本病理生理变化是全身小动脉痉挛，导致外周阻力增加，内皮细胞受损，通透性增加，体液和蛋白质渗漏；全身各系统和脏器血液灌注减少，引起脑水肿、脑出血、肝肾功能异常、心肌缺血、心力衰竭、微血管病性溶血、胎儿窘迫、胎盘早剥等严重并发症，严重影响母儿健康，是导致母儿病死率升高的主要原因。发病率为 5%～12%。

考点： 妊娠期高血压疾病的基本生理病理变化

【护理评估】

1. 健康史

（1）高危因素：①孕妇年龄≥40 岁。②慢性高血压、肾炎、糖尿病。③子痫前期病史或家族史。④首次产前检查时 BMI≥35kg/m²。⑤抗磷脂抗体阳性。⑥妊娠间隔时间≥10 年。⑦子宫张力过高如多胎妊娠、羊水过多。⑧妊娠早期收缩压≥130mmHg 或舒张压≥90mmHg。

（2）病因：尚不明确，可能与子宫螺旋小动脉重铸不足、血管内皮细胞损伤、炎症免疫过度激活、胰岛素抵抗、遗传因素、营养缺乏等有关。

2. 身体状况

（1）妊娠期高血压：妊娠期首次出现收缩压≥140mmHg 和（或）舒张压≥90mmHg，产后 12 周内恢复正常；尿蛋白（－）；产后方可确诊。少数患者出现上腹不适或血小板减少。

（2）子痫前期

1）轻度：妊娠 20 周以后出现收缩压≥140mmHg 和（或）舒张压≥90mmHg；尿蛋白≥0.3g/24h 或随机尿蛋白（＋）。

2）重度：血压和尿蛋白持续升高，引起母体器官功能障碍或胎儿并发症。出现下列任何一项即可做出诊断：①收缩压≥160mmHg 和（或）舒张压≥110mmHg；②尿蛋白≥5.0g/24h 或随机尿蛋白≥（＋＋＋）；③持续性头痛、视觉障碍或其他脑神经症状；④持续性上腹疼痛、肝破裂或肝包膜下血肿症状；⑤肝功能异常：血清 ALT 或 AST 升高；⑥肾功能异常：血肌酐＞106μmol/L 或少尿（尿量＜400ml/24h 或 17ml/h）；⑦低蛋白血症伴腹水或胸腔积液；⑧血液系统异常：血小板持续下降，＜100×10⁹/L，血管内溶血、黄疸、贫血或血 LDH 升高；⑨心力衰竭、肺水肿；⑩胎儿生长受限或羊水过少；妊娠 34 周以前发病（早发型）。

（3）子痫：在子痫前期的基础上出现不能用其他原因解释的抽搐（图 7-5）。表现为抽搐、牙关紧闭、面部充血、口吐白沫、深昏迷，继之出现深部肌肉僵硬，之后进展为典型的全身高张性阵挛惊厥、节律性肌肉收缩和紧张，持续时间为 1.0～1.5 分钟，其间呼吸暂停；此后抽搐停止、呼吸恢复，但仍处于昏迷状态；最后孕妇意识恢复，但困惑、烦躁、易激惹。

（4）慢性高血压并发子痫前期：慢性高血压患者妊娠前无尿蛋白，妊娠后出现尿蛋白≥0.3g/24h；或慢性高血压患者妊娠前有尿蛋白，妊娠后尿蛋白明显增加，或血压进一步升高，或血小板＜100×10⁹/L。

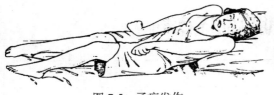

图 7-5　子痫发作

考点：妊娠期高血压疾病的身体状况

（5）妊娠合并慢性高血压：妊娠 20 周前收缩压≥140mmHg 和（或）舒张压≥90mmHg，妊娠后无明显加重；或妊娠 20 周后首次诊断为高血压并持续到产后 12 周以后。

3. 心理-社会状况　妊娠期高血压症状不典型，孕妇及家属多表现为淡漠或不重视，不按时进行产前检查和治疗，从而使病情加重。当病情较重时，孕妇因担心自身健康及胎儿受到伤害，而常表现出焦虑或恐惧等情绪。

4. 辅助检查

（1）常规检查：血常规、尿常规、肝功能、肾功能、凝血功能、心电图、胎心监测、B 型超声检查等。

（2）特殊检查：根据病情发展和诊治的需要，应酌情选择以下相关检查。

1）眼底检查：正常视网膜动静脉管径比值为 2：3。妊娠期高血压疾病时动静脉比值变为 1：2，甚至 1：4。严重时还可出现视网膜水肿、渗出或出血，甚至视网膜剥离。

2）凝血功能系列检查：血浆凝血酶时间、凝血酶原时间、部分活化凝血活酶时间、纤维蛋白原、D-二聚体等。

3）影像学检查：如 B 型超声检查肝、胆、胰、脾、肾等脏器。

4）其他：电解质检查、心脏彩超及心功能测定、脐动脉血流指数、子宫动脉血流变化等。

【治疗要点】

治疗目的是控制病情发展，延长孕周，确保母儿安全。应根据病情的轻重进行个体化治疗。

1. 妊娠期高血压　可在门诊或住院治疗，包括休息、镇静、监测母儿情况，酌情降压治疗。

2. 子痫前期　应住院治疗，包括镇静、解痉，有指征的患者需降压和利尿，密切监测母儿情况，适时终止妊娠。

3. 子痫　应住院治疗，包括控制抽搐，纠正缺氧和酸中毒，控制血压，病情稳定后终止妊娠。

【常见护理诊断/问题】

1. 有受伤的危险　与子痫发生抽搐、昏迷和胎盘供血不足有关。

2. 潜在并发症：脑出血、肝肾功能异常、心力衰竭、微血管病性溶血、胎儿窘迫、胎盘早剥等。

3. 体液过多　与水钠潴留和低蛋白血症有关。

4. 焦虑　与担心疾病危及母儿健康或生命有关。

【护理目标】

病情控制良好，无母儿受伤的危险；并发症得到及时发现并正确处理；水肿减轻或消失。焦虑减轻，情绪稳定。

【护理措施】

1. 一般护理

（1）休息：取左侧卧位。保证充足睡眠，每日休息不少于 10 小时。

（2）饮食：护士应指导孕妇合理饮食，增加蛋白质、维生素、铁、钙、锌的摄入量。食盐不必严格限制，但水肿严重者应适当限制食盐摄入。妊娠 20 周后，每日补钙 1～2g，可降低妊娠期高血压疾病的发生。

（3）间断吸氧。

2. 病情观察　护士应加强巡视，询问孕妇有无头痛、胸闷、眼花、上腹不适等症状；每日测量体重和血压；每日或隔日测量尿蛋白；指导孕妇胎动计数；勤听胎心音，必要时 B 型超声检查或胎儿电子监护；监测胎儿发育状况和胎盘功能。

3. 治疗配合

（1）用药护理

1）解痉药物：首选硫酸镁，是子痫治疗的一线药物，也是子痫发作的预防药物。

作用机制：①镁离子能抑制运动神经末梢释放乙酰胆碱，阻断神经肌肉间的信息传导，使骨骼肌松弛；②镁离子能刺激血管内皮细胞合成前列环素，抑制内皮素合成，使机体对血管紧张素 Ⅱ 的反应降低，缓解血管痉挛；③镁离子能阻止钙离子内流，解除血管痉挛并减少血管内皮损伤；④镁离子还能提高血红蛋白的对氧的亲和力，改善氧代谢。

用药指征：控制和防止子痫抽搐；预防重度子痫前期病情加重；子痫前期临产前用药。

用药方法：可采用静脉给药或肌内注射。静脉给药首次负荷剂量为 25%硫酸镁溶液 20ml＋10%葡萄糖溶液 20ml，缓慢静脉注入。然后 1～2g/h 静脉滴注维持。临睡前可停止静脉给药，改成 25%硫酸镁溶液 20ml＋2%利多卡因 2ml，臀肌深部注射。24 小时内硫酸镁总量 25～30g，疗程 24～48 小时。

毒性反应：血清镁离子治疗有效的浓度为 1.8～3.0mmol/L，若超过 3.5mmol/L 即可引起中毒。首先表现为膝反射消失，之后全身肌张力减退、呼吸抑制，严重时心跳可突然停止。

注意事项：使用硫酸镁的必备条件包括膝腱反射存在、呼吸≥16 次/分、尿量≥400ml/24h 或≥17ml/h，备 10%葡萄糖酸钙溶液 10ml。若孕妇伴有肾功能不全、重症肌无力或心肌病，应慎用硫酸镁或减量使用。

考点：首选的解痉药物及用药的注意事项

✍ 护考链接

孕妇 30 岁，妊娠 36 周，因"头痛、视物模糊 2 天"入院。查体：血压 160/110mmHg，心肺听诊无异常，宫底位于剑突下 2 横指处，胎心率 140 次/分。尿蛋白（＋＋＋）。妊娠前查体正常。

1. 该孕妇最可能出现的问题是（　　　）

A. 妊娠期高血压　　　B. 轻度子痫前期　　　C. 重度子痫前期

D. 子痫　　　　　　　E. 慢性高血压并发子痫前期

2. 首选的解痉药物是（　　　）

A. 硝酸甘油　　　　　B. 前列腺素　　　　　C. 葡萄糖酸钙

D. 硝苯地平　　　　　E. 硫酸镁

答案：1. C　2. E

分析：头痛、视物模糊 2 天，血压 160/110mmHg，尿蛋白（＋＋＋），考虑为重度子痫前期。该病基本的病理生理变化是全身小动脉痉挛，首选的解痉药物是硫酸镁。

2）镇静药物：可缓解焦虑、改善睡眠。仅用于硫酸镁治疗无效或有禁忌者。常用药物包括地西泮及冬眠药物。

3）降压药物：孕妇收缩压≥160mmHg 和（或）舒张压≥110mmHg 时必须进行降压治疗；收缩压≥140mmHg 和（或）舒张压≥90mmHg 时可以降压治疗；妊娠前已使用降压药物治疗的孕妇应继续用药。常用药物有拉贝洛尔、尼莫地平、硝苯地平、甲基多巴等。

4）利尿药物：一般不主张常规使用，仅用于患者出现全身性水肿、急性心力衰竭、脑水肿、肺水肿或肾功能不全时，如呋塞米、甘露醇等。

（2）子痫患者的护理

1）协助医生控制抽搐：首选药物为硫酸镁，必要时加用镇静药物。

2）避免刺激：置患者于单人暗室，保持绝对安静，避免声、光等刺激。各项护理操作或治疗活动应相对集中且动作轻柔。

3）专人护理，防止受伤：子痫发作时应首先保持呼吸道通畅，维持呼吸和循环功能稳定；用开口器或于上下磨牙间放置缠有纱布的压舌板，用舌钳固定舌，防止唇舌咬伤或舌后坠。患者昏迷或未完全清醒前应取头低侧卧位，禁止给予食物或口服药物。备吸引器以随时吸出咽喉部的黏液或呕吐物，以防窒息或吸入性肺炎。抽搐发作时床边加床挡以防坠伤。

4）严密监护病情变化：密切监测生命体征和尿量，记出入量。及时进行必要的血、尿检查和特殊检查，及早发现并发症。

5）协助医生控制血压：子痫患者死亡最常见的原因是脑血管意外，当收缩压≥160mmHg 和（或）舒张压≥110mmHg 时应遵医嘱积极进行降压治疗。

6）遵医嘱纠正缺氧和酸中毒：气囊或面罩吸氧。遵医嘱给予 4%碳酸氢钠溶液纠正酸中毒。

7）做好终止妊娠的准备：抽搐控制后 2 小时终止妊娠。

（3）分娩期和产褥期护理

1）分娩期护理：经阴道分娩者，第一产程时应密切监测患者的生命体征、胎心、子宫收缩等情况；第二产程时应避免产妇用力，尽量缩短产程，协助进行阴道助产术；第三产程时应注意预防产后出血，遵医嘱应用缩宫素，但禁止应用麦角新碱。若估计短时间内不能经阴道分娩而病情可能加重者，可遵医嘱做好剖宫产的术前准备和术后护理。

2）产褥期护理：继续监测血压，48 小时内每 4 小时测量一次血压。遵医嘱继续应用硫酸镁24～48 小时。严密观察子宫复旧、阴道流血等情况。

4. 心理护理　护士应向患者介绍疾病的发展过程和积极治疗的重要性，告知该病产后多能恢复正常，增强信心，鼓励其主动配合治疗。

5. 健康指导　加强产前检查，进行妊娠期教育，使孕妇了解相关知识，引起孕妇的重视。进行休息和饮食指导。指导孕妇自我监护，掌握常见的自觉症状，发现异常及时就诊。告知孕妇出院后应定期复查血压、尿蛋白，再次妊娠时应及早到医院检查。

【护理评价】

母儿是否受伤；并发症是否得到及时发现并正确处理；水肿是否减轻或消失；焦虑是否减轻。

第4节　前置胎盘

案例7-4

初孕妇 30 岁，妊娠 32 周，因"突发无痛性阴道流血 1 小时"入院。查体：宫底位于脐与剑突之间，臀位，胎心 140 次/分。

问题：该孕妇出现的问题是什么？应如何护理？

妊娠 28 周后若胎盘附着于子宫下段、下缘达到或覆盖子宫颈内口，位置低于胎先露部，称为前置胎盘，是妊娠晚期出血的主要原因。

根据胎盘下缘与子宫颈内口的关系，前置胎盘分为 3 种类型（图 7-6）。

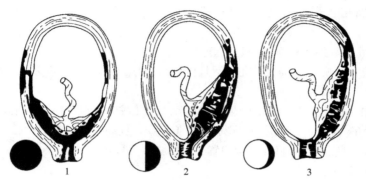

图 7-6　前置胎盘类型

1. 完全性前置胎盘；2. 部分性前置胎盘；3. 边缘性前置胎盘

考点：前置胎盘的概念和类型

1. **完全性前置胎盘**　又称中央性前置胎盘。胎盘完全覆盖子宫颈内口。
2. **部分性前置胎盘**　胎盘部分覆盖子宫颈内口。
3. **边缘性前置胎盘**　胎盘附着于子宫下段、下缘达到子宫颈内口，但未覆盖子宫颈内口。

【护理评估】

1. 健康史

（1）子宫内膜病变或损伤：较为常见。多次流产及刮宫术、剖宫产术、产褥感染、盆腔炎等，可引起子宫内膜炎症或受损，再次妊娠时子宫蜕膜血管形成不良，胎盘供血不足，为摄取足够的营养而使胎盘面积增大并延伸到子宫下段。

（2）胎盘异常：胎盘大小或形态异常可引起前置胎盘，如双胎妊娠、膜状胎盘等。

（3）受精卵滋养层发育迟缓：受精卵被运送到子宫腔后，滋养层尚不具备着床能力，继续下移并着床于子宫下段。

2. 身体状况

（1）症状：典型症状是在妊娠晚期或临产时，发生无诱因、无痛性、反复的阴道流血。完全性前置胎盘初次出血时间多在妊娠 28 周左右，出血次数频繁，出血量较多；边缘性前置胎盘初次出血多发生在妊娠晚期或临产后，出血量较少；部分性前置胎盘初次出血时间、出血量及出血次数介于上述两者之间。

（2）体征

1）全身情况：可出现贫血，贫血程度与阴道流血量成正比，大出血时可出现面色苍白、脉搏细速、血压下降等休克表现。

2）腹部检查：子宫大小与停经周数相符，质软，无压痛。胎先露高浮，易并发胎位异常。若胎盘附着于子宫下段前壁时，可在耻骨联合上方听到胎盘杂音。临产后子宫收缩呈阵发性，间歇期子宫能完全松弛。考点：前置胎盘的典型症状

3. 心理-社会状况　突发反复的阴道流血可使孕妇及家属担心母儿安危，表现为恐慌、焦虑或恐惧。

4. 辅助检查

（1）B 型超声检查：是目前最安全且首选的检查方法，可显示子宫壁、胎先露、胎盘及子宫颈的位置，并可根据胎盘下缘与子宫颈内口的关系判断前置胎盘的类型。

（2）产后检查胎盘及胎膜：前置部位的胎盘母体面附着黑紫色的陈旧血块，或胎膜破口距胎盘边缘的距离＜7cm，可诊断为前置胎盘。

（3）其他：胎儿电子监护、血常规检查等。

【治疗要点】

抑制宫缩、止血、纠正贫血及预防感染。

1. 期待疗法　妊娠＜34周、胎儿存活且体重＜2000g、阴道流血不多、全身情况好的孕妇，可采取期待疗法。

2. 终止妊娠　包括反复多量出血甚至休克者；胎儿成熟度检查提示胎儿肺成熟者；胎龄达36周以上；胎龄在妊娠34～36周，出现胎儿窘迫征象，促胎儿肺成熟后；胎儿已死亡或存在难以存活的畸形者。剖宫产术是目前处理前置胎盘的主要手段。

【常见护理诊断/问题】

1. 潜在并发症：失血性休克、产后出血　与大量阴道流血、子宫下段收缩乏力有关。

2. 有胎儿受伤的危险　与大量阴道流血导致胎儿窘迫及早产有关。

3. 有感染的危险　与失血导致机体抵抗力下降、胎盘剥离面靠近子宫颈口有关。

4. 焦虑　与担心母儿的生命安危有关。

【护理目标】

无并发症发生，或并发症能得到及时发现及处理；无胎儿受伤；无感染发生，或感染能得到及时发现和处理；焦虑感减轻。

【护理措施】

1. 一般护理　建议孕妇多摄入高热量、高蛋白、高维生素和含铁丰富的食物。注意饮食卫生，保持大便通畅。卧床休息，以左侧卧位为宜。避免增加腹压的动作。

2. 病情观察　密切监测生命体征及阴道流血的量、颜色、性状和出血次数，观察面色，注意尿量，监测胎心和胎动。

3. 治疗配合

（1）需立即终止妊娠孕妇的护理：遵医嘱开放静脉通道，做好交叉配血和输血准备。安置孕妇取中凹卧位，吸氧，保暖。迅速做好剖宫产术前准备。严密监测母儿情况，做好抢救准备。

（2）期待疗法孕妇的护理

1）减少刺激，防止出血：①嘱孕妇绝对卧床休息，左侧卧位，血止后方可轻微活动；②禁止性生活，禁止阴道检查及肛门检查，禁忌灌肠，腹部检查时动作轻柔，避免各种刺激、减少出血；③遵医嘱给予镇静药物、止血药物及宫缩抑制剂；④若因反复出血须提前终止妊娠时，遵医嘱应用地塞米松促胎儿肺成熟。

2）监护胎儿，纠正缺氧：①勤听胎心，监测胎动，有条件者行电子胎儿监护；②每日间断吸氧，每次20分钟；③胎儿窘迫经处理无效者应及时做好剖宫产的术前准备。

3）纠正贫血，预防感染：指导孕妇补充铁剂以纠正贫血；做好会阴护理；定时测量体温，行血常规检查，发现感染征象及时报告医生；遵医嘱应用抗生素以预防感染。

4. 心理护理　护士应向孕妇及家属讲解前置胎盘的基本知识，鼓励其表达焦虑和恐惧的感受，提供心理支持。

5. 健康指导　做好计划生育的宣传工作，避免子宫内膜损伤或炎症。加强妊娠期保健指导，如出现阴道流血，应及时就诊。产褥期禁止盆浴和性生活，预防感染。

护考链接

初孕妇，28 岁，妊娠 32 周。晨起发现阴道流血，量较多。腹部检查：宫高 26cm，腹围 84cm，臀位，胎心率 140 次/分，无宫缩。

1. 该孕妇最可能出现的问题是（　　　）

A. 子宫破裂　　　　　　B. 难免流产　　　　　　C. 前置胎盘

D. 胎盘早剥　　　　　　E. 早产临产

2. 患者非常焦虑，担心自身和胎儿的安危。作为责任护士，应首先进行的护理措施是（　　　）

A. 心理护理　　　　　　B. 给予镇静药物　　　　C. 给予抗生素

D. 吸氧　　　　　　　　E. 卧床休息

答案：1.C　2.A

分析： 晨起发现阴道流血，臀位，无宫缩，考虑前置胎盘。患者焦虑，护士应首先给予心理护理。

【护理评价】

并发症是否得到及时发现及处理；胎儿是否受伤；感染是否能得到及时发现和处理；焦虑感是否减轻。

第 5 节　胎 盘 早 剥

案例 7-5

初孕妇，35 岁，妊娠 38 周，突感剧烈腹痛，伴有少量阴道流血。查体：血压 160/110mmHg，子宫似足月妊娠大小，硬如板状，有压痛。胎心 90 次/分，胎位不清。

问题： 该孕妇出现的问题是什么？应如何护理？

妊娠 20 周后或分娩期，位置正常的胎盘在胎儿娩出前，部分或全部从子宫壁剥离，称为胎盘早剥。其为妊娠晚期的严重并发症，起病急，进展快，如不及时处理可危及母儿生命。

考点：胎盘早剥的概念

胎盘早剥的主要病理变化是底蜕膜出血，并形成血肿，使胎盘自附着处剥离，分为 3 种类型（图 7-7）。

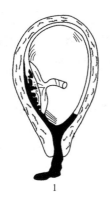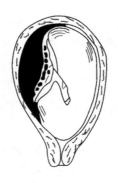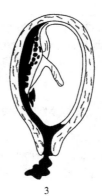

1　　　　　　　　　　　2　　　　　　　　　　　3

图 7-7　胎盘早剥类型

1. 显性剥离或外出血；2. 隐性剥离或内出血；3. 混合型出血

（1）显性剥离或外出血：为底蜕膜出血，剥离面小时，出血量不多，可很快停止，仅在产后检查胎盘时发现胎盘的母体面有凝血块及压迹。若继续出血，胎盘剥离面逐渐扩大，血液沿子宫壁与胎膜之间自子宫颈管向外流出，有阴道流血。

（2）隐性剥离或内出血：若胎盘边缘全部附着于子宫壁，或由于胎先露部的衔接使血液积聚于子宫壁与胎盘之间，无阴道流血。

（3）混合型出血：当内出血过多时，胎盘后血肿逐渐增大，血肿内压力也增大，最终冲开胎盘边缘，经子宫颈管向外流出而发生阴道流血。

【护理评估】

1. 健康史

（1）血管病变：妊娠期高血压疾病、慢性高血压、慢性肾脏疾病可导致底蜕膜螺旋小动脉痉挛或硬化，引起远端毛细血管出现变性、坏死、破裂出血，形成胎盘后血肿，导致胎盘与子宫壁分离。妊娠晚期或临产后，若孕妇长时间取仰卧位，妊娠子宫直接压迫下腔静脉，使子宫静脉淤血、静脉压升高，导致蜕膜静脉床淤血或破裂，形成胎盘后血肿而导致胎盘剥离。

（2）宫腔内压力骤减：胎膜早破或羊水过多破膜后羊水流出速度过快，或双胎妊娠第一胎娩出速度过快，宫腔内压力骤然减少，子宫突然收缩，胎盘与子宫壁发生错位而剥离。

（3）机械性因素：外伤如腹部受到撞击或挤压；外倒转术矫正胎位、脐带绕颈或过短等均可引起胎盘早剥。

（4）其他：高龄孕妇、吸烟、代谢异常、子宫肌瘤等易并发胎盘早剥。

2. 身体状况　根据病情的严重程度，将胎盘早剥分为 3 度。

Ⅰ度：胎盘剥离面积小，以外出血为主，多发生于分娩期。无腹痛或有轻微腹痛。腹部检查：子宫软，大小与妊娠周数相符，胎位清楚，胎心正常。产后检查胎盘母体面上有凝血块及压迹。

Ⅱ度：胎盘剥离面积约占胎盘面积的 1/3，以内出血为主。突然发生持续性腹痛、腰酸及腰背痛，疼痛程度与胎盘后积血的多少成正比。无阴道流血或量少。贫血程度与阴道流血量不成正比。腹部检查：子宫大于妊娠周数，局部有压痛，宫缩有间歇，可扪及胎位，胎儿存活。

考点：胎盘早剥的身体状况

Ⅲ度：胎盘剥离面积超过胎盘面积的 1/2。出现恶心、呕吐、血压下降、脉搏细数、面色苍白、四肢厥冷等休克症状，其程度与阴道流血量不成正比。腹部检查：子宫明显大于妊娠周数，压痛明显，子宫硬如板状，宫缩间歇期不松弛，胎位不清，胎心消失。

✏ **护考链接**

刘女士，妊娠 32 周，突感持续性剧烈腹痛 1 小时。检查：血压 160/110mmHg，子宫底位于剑突下两横指处，硬如板状、有压痛，胎心 90 次/ 分，胎位不清。该孕妇最可能出现的问题是（　　　）

A. 早产　　　　　　　B. 临产　　　　　　　C. 前置胎盘

D. 胎盘早剥　　　　　E. 子宫破裂

答案：D

分析： 妊娠 32 周，突感持续性剧烈腹痛，子宫底位于剑突下两横指处，硬如板状、有压痛，考虑发生了胎盘早剥。

3. 心理-社会状况　胎盘早剥病情发展迅速，孕妇及家属可因担心母儿安危、需要切除子宫、胎儿死亡等而表现出紧张、焦虑、悲伤情绪或有无助感。

4. 辅助检查

（1）B 型超声检查：可显示胎盘与子宫壁之间有液性低回声区、胎盘异常增厚或边缘圆形裂开。

（2）实验室检查：包括全血细胞计数、凝血功能检查。根据病情还可进行肾功能、二氧化碳结合力、血气分析等检查。

【治疗要点】

早期识别、积极纠正休克、及时终止妊娠、控制并发症。

【常见护理诊断/问题】

1. 潜在并发症：失血性休克、胎儿窘迫、弥散性血管内凝血、肾衰竭、产后出血。

2. 恐惧　与担心母儿生命安全有关。

3. 预感性悲哀　与失去胎儿或切除子宫有关。

【护理目标】

无并发症发生，或并发症得到及时发现及积极处理；恐惧和悲哀情绪减轻。

【护理措施】

1. 一般护理　绝对卧床休息，取左侧卧位。加强营养，纠正贫血。定时间断吸氧。加强会阴部护理，保持会阴部清洁干燥。

2. 病情观察　定时测量生命体征、尿量并记录；密切观察阴道流血的量、颜色、性状、与失血程度是否相符；注意观察腹痛的性质、部位、程度、伴随症状。注意观察子宫底高度、有无压痛等；监测胎动和胎心，观察产程进展情况。

3. 治疗配合

（1）阴道分娩护理：Ⅰ度患者，若宫口已扩张，孕妇一般情况好，估计短时间内可结束分娩者，应做好人工破膜的准备，并协助医生进行人工破膜，使羊水缓慢流出，用腹带包裹腹部，必要时静脉滴注缩宫素以缩短第二产程。

（2）剖宫产术护理：迅速做好剖宫产术的术前准备和新生儿抢救准备。遵医嘱应用宫缩剂、按摩子宫，预防产后出血。

（3）并发症护理：①若发现患者皮下黏膜或注射部位出血、子宫出血不凝，或有尿血、咯血及呕血等现象，考虑凝血功能障碍，应及时报告医生并配合处理。②若有胎儿窘迫征象经处理不见好转者，应立即做好剖宫产术及抢救新生儿窒息的准备。③若发现患者尿少或无尿，考虑急性肾衰竭，应立即报告医生并配合抢救。

4. 心理护理　护士应向孕妇和家属说明病情及采取的治疗或护理措施，给予心理支持。对胎儿死亡或子宫切除者，应多陪伴、安慰患者，使其尽快接受现实。

5. 健康指导　加强产前检查，积极防治妊娠期高血压疾病、慢性肾脏疾病，妊娠晚期避免长期仰卧位及腹部外伤；处理羊水过多或双胎妊娠分娩时，避免宫腔内压骤然下降。注意休息，加强营养，纠正贫血。保持外阴清洁，预防感染。根据产妇情况指导是否母乳喂养。对胎儿死亡者应指导患者采取退乳措施。

【护理评价】

并发症是否得到及时发现及积极处理；恐惧和悲哀情绪是否减轻。

第6节　羊水量异常

案例 7-6

刘女士，32岁，妊娠24⁺⁵周，自觉腹部胀痛2天。宫底位于脐与剑突之间，胎位不清，胎心听不清。下肢水肿。

问题：刘女士出现的问题是什么？应如何护理？

考点：羊水过多和羊水过少的概念

凡妊娠期羊水量超过 2000ml，称为羊水过多。羊水量在数日内急剧增加的称为急性羊水过多；羊水量在数周内缓慢增加的称为慢性羊水过多。

妊娠晚期羊水量少于 300ml，称为羊水过少。

【护理评估】

1. 健康史

（1）羊水过多

1）胎儿疾病：包括胎儿畸形、代谢性疾病、染色体异常等。其中胎儿畸形以神经系统畸形（如无脑儿、脊柱裂等）和消化道畸形（如食管及十二指肠闭锁）最常见。

2）多胎妊娠：发病率为单胎妊娠的 10 倍。

3）胎盘脐带病变：如巨大胎盘、脐带帆状附着、胎盘绒毛血管瘤等。

4）妊娠合并症：如妊娠期糖尿病、母儿 Rh 血型不合、胎盘绒毛水肿等。

5）特发性羊水过多：原因不明，约占 1/3。

（2）羊水过少

1）胎儿畸形：最常见的是泌尿系统畸形，还可见于染色体异常、法洛四联症、小头畸形、甲状腺功能减退等。

2）胎盘功能减退：如过期妊娠、胎盘退行性变、胎儿生长受限等导致胎儿尿生成减少，引起羊水过少。

3）母体疾病：如妊娠期高血压疾病、服用某些有抗利尿作用的药物、脱水、血容量不足等。

2. 身体状况

（1）羊水过多

1）急性羊水过多：常发生于妊娠 20～24 周。短时间内羊水迅速增多，使子宫急剧增大，产生明显的压迫症状：呼吸困难、发绀、不能平卧、腹部胀痛、消化不良、行动不便等。腹部检查：腹壁皮肤紧绷发亮，子宫大于妊娠周数，触诊有液体振荡感，胎位不清，胎心遥远。可出现外阴、下肢水肿或静脉曲张。

2）慢性羊水过多：多发生于妊娠晚期。羊水缓慢增加，压迫症状较轻，孕妇多能适应。腹部检查同急性羊水过多。

考点：羊水过多和过少的身体状况

（2）羊水过少：症状不典型，可因胎动而感觉腹痛，有子宫紧裹胎儿感。腹部检查：腹围及宫高均小于妊娠周数，胎儿活动受限。子宫敏感，易诱发宫缩。临产后子宫收缩明显，但多不协调。

3. 心理-社会状况　羊水量异常多合并胎儿畸形，孕妇和家属可产生焦虑或恐惧的情绪，也可因与母体疾病有关，而产生负疚感。

4. 辅助检查

考点：羊水过多和过少的辅助检查

（1）B 型超声检查：羊水过多时羊水最大暗区垂直深度（AFV）≥8cm 或羊水指数（AFI）≥25cm，还可了解有无多胎妊娠或胎儿畸形。妊娠晚期羊水指数≤5cm 或羊水最大暗区垂直深度≤2cm 可诊断为羊水过少。

（2）胎儿疾病检查：行羊水细胞或胎儿脐带血细胞培养可了解有无胎儿染色体异常。测定羊水中甲胎蛋白（AFP）的含量，若异常升高可协助诊断胎儿神经管畸形。

✎ **护考链接**

　　孙女士，29 岁，妊娠 24 周，自觉腹部胀痛 2 天。宫底位于脐与剑突之间，胎位不清，胎心听不清。下肢水肿。

1. 该孕妇最可能出现的问题是（　　）

A. 早产　　　　　　B. 羊水过多　　　　　C. 前置胎盘

D. 双胎妊娠　　　　E. 巨大胎儿

2. 护士应首先协助进行（　　）

A. B 型超声检查　　B. 胎儿电子监护　　　C. 腹部拍 X 线片

D. 腹部 MRI 检查　　E. 腹部 CT

答案：1. B　2. A

分析： 1. 宫底位于脐与剑突之间，胎位不清，胎心听不清，考虑发生了羊水过多。

2. B 型超声检查既可明确诊断又可检查胎儿有无结构畸形。

【治疗要点】

取决于胎儿有无畸形、妊娠周数、症状的严重程度。

（1）羊水量异常合并胎儿畸形者，应及时终止妊娠。

（2）羊水过多且胎儿无畸形者，应积极寻找病因并进行治疗。胎儿肺不成熟者，若症状轻，应尽量延长妊娠时间；若症状严重，应经羊膜腔穿刺放羊水。胎儿肺已成熟且症状严重者，应终止妊娠。

（3）羊水过少且胎儿无畸形者，应寻找并去除病因。已足月者终止妊娠。未足月且胎儿肺不成熟者，可行羊膜腔灌注液体。

【常见护理诊断/问题】

1. 潜在并发症：胎膜早破、早产、脐带脱垂、胎盘早剥、产后出血。

2. 焦虑　与压迫症状严重、担心母儿安危及胎儿畸形有关。

【护理目标】

无并发症发生，或并发症得到及时发现和控制；焦虑减轻。

【护理措施】

1. 一般护理　指导孕妇低盐饮食，多吃蔬菜和水果，预防便秘。减少增加腹压的活动。勿刺激乳头及腹部。休息时取左侧卧位，抬高下肢；呼吸困难时取半坐卧位；胎膜早破者应抬高臀部。加强巡视，协助做好日常生活护理。

2. 病情观察　动态监测宫高、腹围、体重；协助进行 B 型超声检查，监测羊水量变化。定期检查胎儿生长发育情况，及早发现有无畸形。

3. 治疗配合

（1）羊膜腔穿刺放羊水的护理：做好术前准备、术中配合和术后护理。

1）做好输液、输血及腹部皮肤准备。

2）嘱孕妇排空膀胱，取平卧位或半卧位。

3）严格无菌操作。

4）控制羊水流出的速度及量。羊水流出速度每小时不超过 500ml，每次放羊水量不超过 1500ml。

5）密切观察孕妇的生命体征、子宫收缩、胎心及阴道流血等情况。

6）腹部放沙袋或加腹带包扎，以免腹压骤降引起胎盘早剥或休克。遵医嘱应用镇静剂、宫缩抑制剂。

（2）羊膜腔灌注液体的护理：严格无菌操作，遵医嘱应用抗生素和宫缩抑制剂。

4. 心理护理　鼓励孕妇诉说心中的担忧，向其讲解相关知识，告知治疗及护理方法，帮助孕妇积极应对病情变化和治疗，增加信心，理性对待妊娠、分娩结局。

5. 健康指导　注意休息和饮食状况。加强产前检查，监测羊水量，预防和及时发现并发症，进行高危妊娠监护。有胎儿畸形史者，再次妊娠时应行遗传咨询及产前诊断。

【护理评价】

并发症是否得到及时发现和控制；焦虑是否减轻。

第7节　早产与过期妊娠

一、早　产

案例 7-7

孙女士，29岁，妊娠32周，不规则宫缩2小时。宫底位于脐与剑突之间，LOA，胎心率140次/分。

问题：孙女士出现的问题是什么？应如何护理？

妊娠满28周至不满37足周之间分娩者称为早产。发生率为5%～15%。娩出的新生儿称早产儿，体重为1000～2499g，各器官发育尚未成熟，预后差。

【护理评估】

1. 健康史　询问有无引起早产的高危因素，如早产史、宫内感染、细菌性阴道病、不良生活习惯、子宫过度膨胀、早期妊娠先兆流产史、胎盘因素、子宫畸形等。

2. 身体状况　主要表现是子宫收缩，最初表现为不规律宫缩，多伴有少量阴道流血或血性分泌物。之后发展为规律宫缩。早产包括先兆早产和早产临产两个阶段。先兆早产是指出现规律或不规律宫缩，伴子宫颈管进行性缩短。早产临产是指出现规律宫缩（20分钟内大于或等于4次），伴子宫颈管展平大于或等于80%和子宫颈口扩张1cm以上。

3. 心理-社会状况　孕妇及家属因没有思想及物质准备、无法预测妊娠能否继续维持、担心胎儿能否存活等而产生焦虑、恐惧等情绪反应。

4. 辅助检查　B型超声检查核实孕周，确定胎儿大小，了解胎盘及羊水量情况。电子胎儿监护监测宫缩、胎心、胎动等情况。

考点：早产的身体状况

【治疗要点】

若胎膜未破、胎儿存活、胎心良好，则卧床休息，抑制宫缩，尽可能保胎至妊娠34周；若早产已不可避免，应尽可能提高早产儿的存活率。

【常见护理诊断/问题】

1. 有胎儿受伤的危险　与早产儿发育不成熟、抵抗力差有关。

2. 焦虑　与担心早产儿预后有关。

【护理目标】

胎儿未发生危险；焦虑减轻。

【护理措施】

1. 一般护理　增加营养，注意休息，取左侧卧位。避免诱发宫缩的动作如抬举重物、性生活、刺激乳头、腹部检查等。注意卫生，避免外伤。定期进行产前检查，积极防治妊娠合并症及并发症。

2. 病情观察　严密观察并记录子宫收缩、阴道流血、胎心率、胎膜破裂等情况，发现异常及时报告。

3. 治疗配合

（1）先兆早产的护理：①嘱孕妇绝对卧床休息，取左侧卧位。禁止性生活、刺激乳头及腹部检查等，慎做肛门检查、阴道检查。间断吸氧。②治疗先兆早产的关键是抑制子宫收缩。护士应遵医嘱应用 β-肾上腺素能受体激动剂（如利托君）、硫酸镁、钙通道阻滞剂和前列腺素合成酶抑制剂等。③严密观察宫缩、胎心、胎动等情况，发现异常应及时报告医生并配合处理。④遵医嘱应用镇静剂和抗生素。

（2）早产临产的护理：①遵医嘱应用地塞米松促胎儿肺成熟，预防早产儿呼吸窘迫综合征。慎用镇静剂。②给予产妇吸氧，持续胎儿电子监护。③综合考虑，选择合适的分娩方式。经阴道分娩者，必要时应配合医生行会阴后-侧切开术，预防颅内出血。④加强对早产儿的护理。

考点：早产的治疗配合

4. 心理护理 护士应向孕妇讲解相关知识，提供充分的心理支持，减轻其焦虑和内疚感。

5. 健康指导 加强妊娠期保健指导，增加营养，休息时取左侧卧位；保持心情愉快；妊娠晚期避免性生活；注意卫生，避免感染和外伤的发生。定期进行产前检查，积极防治妊娠期合并症或并发症。子宫颈功能不全者应于妊娠 14～18 周行宫颈环扎术。教会孕妇识别先兆早产，发现异常及时就诊。指导避孕措施，半年后方可再次妊娠并及时就诊。

【护理评价】

胎儿是否发生危险；焦虑是否减轻。

二、过 期 妊 娠

考点：过期妊娠的概念

平时月经周期规则，妊娠≥42 周尚未分娩者，称为过期妊娠。发生率为 3%～15%。

【护理评估】

1. 健康史 可能与下列因素有关：雌激素分泌不足而黄体酮水平增高、无脑儿、头盆不称、遗传因素。

2. 身体状况 测量耻上子宫长度和腹围，评估与妊娠周数是否相符。检查胎位及胎先露部的衔接情况，监测胎心。若子宫大小符合足月妊娠，体重不再增加，胎先露部已衔接，羊水量减少，应考虑过期妊娠。

3. 心理-社会状况 超过预产期尚未分娩，因担心胎儿安危，孕妇出现烦躁不安、焦虑等情绪。

4. 辅助检查 B 型超声检查观察胎动、胎儿呼吸运动、肌张力、羊水量，测定双顶径、股骨长度，推算预产期。若尿雌三醇（E_3）值<10mg/24h 或尿雌三醇/肌酐（E/C）<10，提示胎盘功能减退。胎儿电子监护若无应激试验为无反应型、缩宫素激惹试验反复出现晚期减速，提示胎儿缺氧。

【治疗要点】

核实孕周，如确诊为过期妊娠，应综合分析，选择恰当分娩方式终止妊娠。

【常见护理诊断/问题】

1. 知识缺乏：缺乏对过期妊娠危害的认识。

2. 有胎儿受伤的危险 与胎盘功能减退、巨大儿等有关。

【护理目标】

明确相关知识；胎儿未发生危险。

【护理措施】

1. 一般护理 指导孕妇休息，取左侧卧位。核实预产期，配合进行相关检查。

2. 病情观察 加强对胎儿的监护，勤听胎心，必要时进行胎儿电子监护。临产后严密观察产程进展、监测胎心，注意破膜时间和羊水性状。

3. 治疗配合

（1）经阴道分娩的护理：进行子宫颈成熟度评分，若子宫颈成熟、胎头衔接，则遵医嘱引产。

严密观察产程进展情况，发现异常及时报告医生。

（2）剖宫产术的护理：若胎盘功能减退，应立即做好术前准备及新生儿窒息抢救的准备。

4．心理护理　向孕妇和家属讲明过期妊娠对胎儿的危害，提供心理支持，减轻孕妇的焦虑情绪。

5．健康指导　加强产前检查，明确预产期，避免过期妊娠。若超过预产期 1 周尚未临产，应到医院检查。教会孕妇自我监护胎儿的方法。

【护理评价】

是否明确相关知识；胎儿是否发生危险。

第8节　多胎妊娠

案例 7-8

孙女士，29 岁，妊娠 32 周，下肢水肿 2 个月，近 1 周来呼吸困难、活动不便。宫底位于剑突下 2 横指处，左下腹闻及胎心 130 次/分，右上腹闻及胎心 146 次/分。

问题：孙女士出现的问题是什么？应如何护理？

考点：多胎妊娠的概念

一次妊娠宫腔内有≥2 个胎儿时称为多胎妊娠。其中以双胎妊娠最常见。本节主要讨论双胎妊娠。双胎妊娠包括单卵双胎和双卵双胎。

【护理评估】

1．健康史

（1）遗传因素：双胎妊娠多有家族史。

（2）年龄与胎次：随孕妇的年龄增大或胎次增多，双胎妊娠的发生率增加。

（3）药物：使用促排卵药物，可使双胎妊娠发生率升高。

2．身体状况

（1）症状：早孕反应较重。妊娠中期后体重迅速增加，腹部明显增大，压迫症状如下肢水肿、静脉曲张出现早且严重。妊娠晚期活动不便、呼吸困难。

考点：双胎妊娠的身体状况

（2）产科检查：①子宫明显大于妊娠周数；②可触及多个肢体及 2 个胎头；③在腹部的不同部位听到两个胎心，其速率每分钟相差 10 次以上。

3．心理-社会状况　孕妇和家属因双胎妊娠而感到高兴，又因担心母儿安危而感到焦虑。

4．辅助检查　B 型超声检查于妊娠早期可发现子宫腔内有 2 个妊娠囊和原始心管搏动；妊娠中、晚期可确定胎位、筛查胎儿结构畸形。胎儿电子监护监测胎心情况。

【治疗要点】

加强产前检查及妊娠期管理，防治并发症。综合分析，选择合适的分娩方式。

【常见护理诊断/问题】

1．潜在并发症：胎膜早破、早产、羊水过多、妊娠期高血压疾病、胎盘早剥、宫缩乏力、产后出血、胎儿畸形等。

2．焦虑　与担心母儿安危有关。

【护理目标】

无并发症发生，或并发症得到及时发现和处理；焦虑减轻。

【护理措施】

1．一般护理　指导孕妇休息，取左侧卧位，抬高下肢，呼吸困难时取半卧位。增加营养，少量多餐，指导孕妇多进高蛋白、高维生素、高热量的食物，增加铁、钙、叶酸的摄入。

2. 病情观察　妊娠期动态监测宫高、腹围和体重，评估胎儿发育情况、胎位和胎心。分娩期观察产程进展和胎心情况，胎儿娩出后注意观察宫缩及阴道流血量。

3. 治疗配合

（1）妊娠期护理：加强产前检查，预防和及时发现并发症，必要时提前入院待产。

（2）分娩期护理：保证产妇休息和营养，保持良好体力。第一产程中严密观察宫缩、宫口扩张、胎先露下降和胎心情况，做好输血、输液和抢救新生儿的准备；第二产程中应控制第一个胎儿娩出过程，不可过快，娩出后立即断脐并协助固定第二个胎儿呈纵产式；第一个胎儿娩出后等待 15 分钟无宫缩，可协助医生行人工破膜并遵医嘱应用缩宫素；第二个胎儿娩出后遵医嘱应用宫缩剂，腹部放置沙袋或用腹带包扎，以防产后出血和休克。

考点：双胎妊娠的治疗配合

4. 心理护理　多与孕妇、家属沟通，提供心理支持，提高孕妇对妊娠、分娩的信心。

5. 健康指导　加强妊娠期保健指导，增加营养，增加产前检查次数，若有异常及时就诊。

【护理评价】

并发症是否得到及时发现和处理；焦虑是否减轻。

第9节　高危妊娠

考点：高危妊娠的概念

高危妊娠是指妊娠期有个人或社会不良因素，有某种合并症或并发症，可能危害孕妇、胎儿与新生儿，或导致难产。具有高危妊娠因素的孕妇称为高危孕妇。

【护理评估】

1. 健康史

（1）社会经济因素及个人因素：孕妇年龄<18 岁或≥35 岁，孕妇及其丈夫职业不稳定、收入低下，居住条件差，未婚或独居，妊娠前营养不良或肥胖，身高≤145cm，未定期行产前检查，均能增加高危妊娠的风险。

（2）疾病因素

1）异常妊娠及分娩史：自然流产、异位妊娠、早产、死产、死胎、手术产、新生儿死亡、新生儿溶血性黄疸、新生儿畸形、先天性或遗传性疾病、巨大儿等。

2）妊娠合并症：心脏病、高血压、糖尿病、肝炎、肾脏病、甲状腺功能亢进、血液病、病毒感染、性病、恶性肿瘤、明显的生殖器官发育异常等。

3）妊娠并发症及其他异常情况：妊娠期高血压疾病、过期妊娠、前置胎盘、胎盘早剥、多胎妊娠、羊水过多或过少、胎儿生长受限、母儿血型不合、胎位异常、骨盆异常、妊娠期接触过大量放射线或化学毒物、服用过对胎儿有影响的药物等。

4）不良生活方式：大量吸烟、饮酒、吸毒等。

2. 身体状况

（1）体格检查：评估孕妇的体重、身高、血压、心功能、有无水肿及水肿程度。

（2）产科检查：测量宫高、腹围，进行骨盆外测量和腹部四步触诊，了解胎儿大小、胎先露和胎方位，评估胎儿大小与孕周是否相符；进行胎心听诊；了解胎动情况；绘制妊娠图，动态了解母儿情况。

（3）妊娠并发症及合并症评估：重视孕妇的主诉，及时进行相关检查，评估有无妊娠合并症及并发症。

（4）胎儿生长发育及宫内状态评估：可通过胎心听诊、胎动计数、妊娠图、胎儿监护仪等评估胎儿生长发育及宫内状态，警惕胎儿窘迫和胎儿宫内发育迟缓。

3. 心理-社会状况　高危妊娠的孕妇因担心母儿的安全和健康，常出现焦虑、紧张、恐惧、无助、失落等情绪，应注意评估孕妇的心理变化、社会支持系统和应对策略。

4. 辅助检查

（1）实验室检查：血常规检查、尿常规检查、肝肾功能检查、空腹血糖与葡萄糖耐量试验检查、凝血功能检查、雌三醇检查、人胎盘催乳素检查、羊水检查等。

（2）胎儿电子监护：连续观察和记录胎心率的动态变化，了解胎心与胎动或宫缩之间的关系，评估胎儿宫内安危情况。

（3）胎心听诊：了解胎儿宫内情况。

（4）B 型超声检查：了解胎儿生长发育情况、有无胎儿畸形，评估胎盘的位置和功能。

（5）羊膜镜检查：观察羊水的性状。

【治疗要点】

1. 一般处理　于妊娠 12 周以前评估是否存在高危因素。指导孕妇进高蛋白、适量脂肪和糖类、足够维生素和微量元素的食物。增加休息，取左侧卧位。

2. 产科处理　静脉滴注葡萄糖溶液和维生素 C；给予孕妇吸氧，每次 1 小时，每日 3 次。对高危孕妇应进行全程监护，尤其是产前高危门诊定期检查和指导随访，及时发现，及时处理。监测胎儿的生长发育和安危情况，预测胎儿成熟度。对经阴道分娩的高危产妇可采用产程图监测产程进展情况、胎儿监护仪监测胎心情况，确保产妇顺利度过分娩期。产后应继续重视高危产妇，必要时送入高危病房进行监护，新生儿一律按高危儿处理。

【常见护理诊断/问题】

1. 焦虑或恐惧　与担心自身及胎儿的安全和健康有关。

2. 知识缺乏：缺乏高危妊娠的监护、预防和治疗知识。

【护理目标】

焦虑或恐惧减轻；掌握高危妊娠的相关知识。

【护理措施】

1. 一般护理　指导孕妇加强营养，合理饮食，进高蛋白、适量脂肪和糖类、足够维生素和微量元素的食物。指导妊娠合并糖尿病的孕妇控制饮食。增加休息，以左侧卧位为宜。

2. 病情观察　观察和记录血压、体重、心率；观察有无阴道流液、流血或腹痛；了解有无头晕、眼花、胸闷、心悸等症状；做好胎儿电子监护。若有异常，及时报告医生并进行处理。

3. 治疗配合　协助孕妇做好各项检查和治疗，并详细告知其检查和治疗的目的，取得孕妇和其家属的配合。如为妊娠合并心脏病者，应遵医嘱正确使用洋地黄类药物，注意用药指导和观察，根据具体情况间断吸氧；妊娠合并糖尿病者，应做好血糖和尿糖测定，遵医嘱正确使用胰岛素；需人工破膜或剖宫产者，应注意做好术前准备、术中配合和术后护理；出血较多的孕产妇，应迅速建立静脉通道，做好输血准备，遵医嘱用药；做好新生儿抢救的准备和配合。

4. 心理护理　鼓励孕妇诉说内心感受，支持家属的加入。采取恰当的沟通交流技巧，缓解焦虑情绪，取得孕妇及家属的信任和配合。及时告知相关信息和事项，减轻孕妇的焦虑和恐惧。

5. 健康指导　嘱孕妇按时进行产前检查，并做好家庭自我监护，如胎动计数、胎心听诊、测量体重和血压等。

【护理评价】

焦虑或恐惧是否减轻；能否说出高危妊娠的相关知识。

小 结

1. 胚胎或胎儿在宫内生长发育时间过短，即为流产或早产；过长则为过期妊娠；若胚胎种植在宫腔以外的部位，即为异位妊娠。流产和异位妊娠的相同之处是在妊娠早期出现停经、阴道流血和腹痛。但腹痛和阴道流血的特点有所不同，两者均可发生失血性休克，需在纠正休克的同时做好手术的术前准备和术后护理。早产和过期妊娠均为妊娠时限异常，围生儿死亡率明显升高，应加强护理。

2. 妊娠期高血压疾病基本的病理生理变化是全身小血管痉挛、内皮损伤和局部缺血。主要表现为高血压、蛋白尿。其可分为 5 种类型。子痫前期的治疗原则为镇静、解痉，有指征地降压、利尿，密切监测母胎情况，适时终止妊娠。首选的解痉药为硫酸镁。子痫患者首要的护理措施是保持呼吸道通畅，抽搐控制后 2 小时终止妊娠。

3. 前置胎盘和胎盘早剥属于妊娠晚期的出血性疾病，前置胎盘的典型表现为无痛性阴道流血，可遵医嘱采用期待疗法；胎盘早剥的典型表现是持续性腹痛，子宫硬如板状，一旦发生，应立即协助医生终止妊娠。

4. 多胎妊娠和羊水过多的共同之处为子宫明显大于停经周数，易发生宫缩乏力、产后出血。高危妊娠的范畴较广，应加强围生期保健，提高母儿存活率。

自 测 题

A₁ 型题

1. 羊水过多是指妊娠期羊水量超过（ ）
A. 1000ml B. 2000ml
C. 3000ml D. 4000ml
E. 5000ml

2. 异位妊娠常见的发病部位是（ ）
A. 卵巢 B. 阴道
C. 腹腔 D. 输卵管
E. 膀胱

3. 过期妊娠指平时月经规则的妇女，妊娠达到或超过（ ）
A. 36 周 B. 40 周
C. 41 周 D. 42 周
E. 43 周

4. 输卵管妊娠患者就诊的主要症状是（ ）
A. 停经 B. 腹痛
C. 阴道流血 D. 恶心、呕吐
E. 晕厥与休克

5. 妊娠满 28 周至不满 37 周终止者，称为（ ）
A. 流产 B. 早产

C. 足月产 D. 过期产
E. 难产

6. 妊娠期高血压疾病最基本的病理生理变化是（ ）
A. 水钠潴留 B. 全身动脉硬化
C. 心功能失代偿 D. 血容量减少
E. 全身小血管痉挛，内皮损伤、局部缺血

7. 早期自然流产最常见的病因是（ ）
A. 胚胎染色体异常 B. 子宫颈内口松弛
C. 子宫畸形 D. 子宫肌瘤
E. 母儿血型不合

A₂ 型题

8. 初孕妇，30 岁，妊娠 20 周行腹部检查时触及多个小肢体，考虑多胎妊娠，以下检查方法中最有助于明确诊断的是（ ）
A. 腹部 B 型超声检查
B. 胎儿电子监护
C. 腹部拍片
D. 腹部 MRI 检查
E. 腹部 CT

9. 某女士，35 岁。因突发右下腹疼痛 1 小时入院。经检查诊断为"异位妊娠、失血性休

克"，护士应指导其取（　　　）

    A. 头高足低位　　　　B. 膀胱截石位

    C. 中凹卧位　　　　　D. 半坐卧位

    E. 头低足高位

10. 孕妇，28 岁，孕 1 产 0。妊娠 38 周，近 2 周内自觉头晕、视物模糊。查体：血压 170/120mmHg，水肿（＋＋），尿蛋白（＋＋＋）。护理该孕妇时，应特别注意（　　　）

    A. 使用硫酸镁时有无中毒现象

    B. 不能应用降压药

    C. 平卧位休息

    D. 常规应用冬眠合剂

    E. 严格限制盐的摄入

11. 孕妇，32 岁，孕 2 产 1，妊娠 36 周，突发持续性腹痛，诊断为"胎盘早剥"。此时首要的护理措施为（　　　）

    A. 立即建立静脉通道

    B. 做好肛门检查的准备

    C. 细致全面地了解病史

    D. 做好 B 型超声检查的准备

    E. 做好阴道分娩的准备

12. 某女士，26 岁。停经 50 天后，阴道少量流血 3 天。妇科检查示子宫如妊娠 50 天大小，质软，宫口未开。尿妊娠试验阳性。应首先考虑（　　　）

    A. 先兆流产　　　　　B. 难免流产

    C. 不全流产　　　　　D. 过期流产

    E. 完全流产

13. 初孕妇，36 岁。妊娠 38 周，因"子痫前期"入院。自觉轻微头痛，血压 160/110mmHg，尿蛋白（＋＋＋）。遵医嘱应用硫酸镁溶液静脉滴注。用药过程中出现下列哪种情况，护士应报告医生停药（　　　）

    A. 呼吸 20 次/分　　　B. 膝腱反射消失

    C. 头痛缓解　　　　　D. 血压 130/80mmHg

    E. 尿量 800ml/24h

14. 初孕妇，29 岁。妊娠 38 周。重度子痫前期，临产 4 小时。宫缩痛时大声呼叫。阴道检查：宫口扩张 2cm，头先露，S^{-2}，未破膜。下列护理措施错误的是（　　　）

    A. 监测血压、胎心、自觉症状

    B. 用肥皂水灌肠

    C. 宫缩痛时按摩下腹部

    D. 心理护理

    E. 遵医嘱给予硫酸镁

15. 王女士，29 岁，妊娠 32 周，晨起发现阴道流血，量多，无腹痛。为确诊是否是"前置胎盘"，护理应协助进行（　　　）

    A. 腹部触诊　　　　　B. 阴道检查

    C. B 型超声检查　　　D. 肛门检查

    E. 阴道穹窿后部穿刺术

A$_3$ 型题

（16～18 题共用题干）

刘女士，29 岁。因停经 50 天，突发右下腹撕裂样疼痛 2 小时入院。查体：P 120 次/分，BP 80/50mmHg，下腹部压痛、反跳痛，阴道穹窿后部触痛，子宫颈举痛和摆动痛，子宫稍大、质软，右下腹扪及一压痛包块。

16. 该患者最可能发生的问题是（　　　）

    A. 难免流产　　　　　B. 异位妊娠

    C. 胎盘早剥　　　　　D. 前置胎盘

    E. 不全流产

17. 护士应协助医生进行的简单而可靠的辅助检查方法是（　　　）

    A. 经阴道超声检查

    B. 腹腔镜检查

    C. 血常规检查

    D. 阴道穹窿后部穿刺术

    E. 宫腔镜检查

18. 护士应进行的首要护理措施是（　　　）

    A. 监测生命体征　　　B. 给予半流质饮食

    C. 建立静脉通道　　　D. 心理护理

    E. 遵医嘱应用抗生素

（王雪芹）

第8章

妊娠合并症妇女的护理

我们经常会被问到：有心脏病的妇女能妊娠吗？糖尿病对妊娠有多大的危险？妊娠期要不要补铁？认真学习本章内容，你将会得到答案。

第1节　妊娠合并心脏病

案例 8-1

张女士，28 岁，妊娠 31^{+2} 周，因"妊娠合并心脏病"收入院。自诉近 1 周心慌、气短。体格检查：血压 130/90mmHg，心率 118 次/分，呼吸 21 次/分，心界扩大，心尖区闻及Ⅲ级收缩期杂音，性质粗糙，两肺底闻及少量湿啰音，咳嗽后不消失，无发绀，下肢轻度水肿。产科检查未见异常。

问题： 1. 妊娠合并心脏病孕妇在哪阶段最易发生心力衰竭？

2. 作为护士的你，如何对该患者进行健康教育？

妊娠合并心脏病是非产科因素导致孕产妇死亡的主要原因，在我国孕产妇死因顺位中居第二位。妊娠、分娩、产褥期因心脏负担加重而出现的心力衰竭是心脏病患者主要死因。

【妊娠期、分娩期、产褥期与心脏病的相互影响】

1. 妊娠期、分娩期、产褥期对心脏病的影响

（1）妊娠期：孕妇的血容量逐渐增加，32～34 周达到高峰；子宫增大、膈抬高使心脏移位，大血管扭曲。两者增加了心脏负担，可能诱发心力衰竭。

（2）分娩期：是产妇心脏负担最重的阶段。①第一产程：宫缩增加周围循环阻力，同时将大量血液挤入体循环，回心血容量增加。②第二产程：宫缩继续增强，产妇屏气用力，肺循环压力及腹压增加，导致心脏在此期负担最重，最易发生心力衰竭。③第三产程：胎儿、胎盘娩出后，腹压骤降、内脏血管扩张，回心血量减少；胎盘循环停止，子宫收缩使回心血量增加。这种血流动力学的急剧变化，也容易诱发心力衰竭。

（3）产褥期：产后 3 日内，子宫缩复作用使一部分血液进入体循环，妊娠期潴留在组织间的液体也回到体循环中，血容量增加；另外，疼痛、疲劳、哺乳等也加重心脏负担。

综上所述，妊娠合并心脏病的患者最易发生心力衰竭的时期是妊娠 32～34 周、分娩期、产后 3 日内。

> 考点：妊娠合并心脏病的患者最易发生心力衰竭的时期

护考链接

关于妊娠合并心脏病的叙述，下列哪项不对（　　）

A. 妊娠合并心脏病在我国孕产妇死因顺位中居第二位

B. 妊娠 32～34 周血容量达到高峰

C. 分娩第二产程比第一产程心脏负担重

D. 分娩第三产程心脏负担仍很重

E. 产后 2～3 日心脏负担明显减轻

答案：E

分析： 妊娠对心脏的影响是血容量增加、血流动力学发生改变加重心脏负担，易发生心力衰竭，特别是妊娠 32～34 周、分娩期、产后 3 日内。

2. 心脏病对妊娠的影响　心脏病不影响受孕。心脏病对妊娠的影响取决于心脏病的病变程度及心脏代偿功能是否引起机体缺氧；机体缺氧将导致流产、胎儿窘迫和新生儿窒息等。

【护理评估】

1. 健康史　详细询问患者孕产史及本次妊娠情况。了解有无心脏病史、诊治经过及心功能分级。了解有无上呼吸道感染、严重贫血、妊娠并发症等心力衰竭的诱因。

2. 身体状况

（1）原发性心脏病的临床表现：详见《内科护理》相关内容。

（2）评估孕妇的心脏功能：按照纽约心脏病协会提出的分级方案，按患者自觉活动能力分为4级。

心功能Ⅰ级：一般体力活动不受限制。

心功能Ⅱ级：一般体力活动略受限，休息时无自觉症状。

心功能Ⅲ级：一般体力活动显著受限，休息后无不适；或曾有心力衰竭史。

心功能Ⅳ级：不能进行任何体力活动，休息时仍有心力衰竭症状。

（3）评估有无早期心力衰竭的症状与体征

1）轻微活动后即有心悸、胸闷、气促。

2）休息时心率大于 110 次/分，呼吸频率大于 20 次/分。

3）夜间常因胸闷而需坐起呼吸，或走到窗口呼吸新鲜空气。

4）双肺底可闻及少量持续性湿啰音，咳嗽后不消失。

（4）产科检查：除常规产科检查外，注意是否存在诱发心力衰竭的产科因素，如妊娠期高血压疾病、感染等。

3. 心理-社会状况　孕妇因自身患病担心不能承受妊娠而自卑，担心自身和胎儿的生命安全而焦虑。

4. 辅助检查

（1）心电图：判断心肌受损情况。

（2）超声心动图：诊断心脏结构、血流方向及各瓣膜有无异常情况。

（3）B 型超声检查和胎儿电子监护仪：了解胎儿发育和宫内健康状况。

【治疗要点】

考点：不宜妊娠的心脏病患者

根据心功能分级确定是否能妊娠：心功能Ⅰ～Ⅱ级、无心力衰竭史者可以妊娠，心功能Ⅲ～Ⅳ级、有心力衰竭史、心脏疾病急性期或年龄在 35 岁以上病程较长者不宜妊娠。不宜妊娠者控制心力衰竭后于妊娠 12 周前终止妊娠。可妊娠者需加强妊娠期检查及监测。妊娠晚期提前选择适宜的分娩方式：心功能Ⅰ～Ⅱ级、胎位正常、子宫颈条件良好者可行阴道分娩，子宫口开全后行阴道助产术；而心功能期Ⅲ～Ⅳ级、胎儿偏大、产道异常或有其他并发症者应选择剖宫产。妊娠晚期发生心力衰竭，原则是在心力衰竭控制后再行产科处理。产褥期注意休息及预防感染，心功能Ⅲ级以上者不宜哺乳，产后 1 周行绝育术。

【常见护理诊断/问题】

1. 活动无耐力　与心输出量下降有关。

2. 焦虑　与担心母儿安危有关。

3. 潜在并发症：心力衰竭、感染和洋地黄中毒。

【护理目标】

活动耐力增强；焦虑解除；无心力衰竭、感染和洋地黄中毒等并发症发生。

【护理措施】

1. 心理护理　指导孕妇与家属了解妊娠合并心脏病的风险和注意事项，加强沟通，消除其紧张和焦虑，主动配合治疗和护理。

2. 一般护理

（1）非妊娠期：根据心脏病的种类、心功能分级等方面评估，判断是否适宜妊娠。不宜妊娠者，给予避孕方法的指导。

（2）妊娠期

1）加强产前检查：妊娠 20 周前，每 2 周产前检查 1 次；妊娠 20 周后，每周检查 1 次。一旦发生早期心力衰竭的征象立即住院治疗，整个妊娠期顺利者，亦应在妊娠 36～38 周时提前住院，择期分娩。

2）提供安静、舒适的休息环境。

3）合理营养：指导孕妇进食高热量、高蛋白、高维生素、低盐及含铁、锌、钙丰富的饮食。多吃蔬菜和水果预防便秘，整个妊娠期应控制体重增加不超过 12kg，以免增加心脏负担。妊娠 16 周起限制钠盐摄入量，每日总量小于 4～5g。

4）活动与休息：根据心功能状态选择合适的有氧活动，但要避免劳累。每日至少有 10 小时的睡眠时间，中午休息 2 小时。妊娠晚期取左侧卧位或半卧位。

5）积极防治各种诱发因素：预防感染，纠正贫血，避免情绪激动，及早发现并治疗妊娠期高血压疾病等。

6）指导孕妇自我监护：指导孕妇自我监测胎动以了解胎儿的健康情况。识别早期心力衰竭的征象，发现异常立即就诊。

（3）分娩期

1）第一产程：严密观察生命体征、宫缩、产程进展及胎儿宫内情况，每 15 分钟测量血压、脉搏、呼吸、心率各一次以评估心功能状态。每半小时听一次胎心以监测胎儿宫内情况。鼓励产妇左侧半卧位休息，禁灌肠。产程一开始遵医嘱给予抗生素预防感染。

考点：妊娠合并心脏病孕妇休息时的体位

护考链接

妊娠合并心脏病患者，下列哪项护理是错误的（　　　）

A. 每日睡眠至少有 10 小时　　　B. 低盐易消化无刺激饮食

C. 便秘者给予灌肠　　　D. 心功能Ⅲ级以上者，记出入量

E. 防止受凉

答案：C

分析：妊娠合并心脏病的死因是心力衰竭和感染，灌肠加重心脏负担可诱发心力衰竭。

2）第二产程：专人陪护，吸氧，继续严密观察生命体征。避免产妇屏气用力。协助医生行产钳术或胎头吸引术以缩短第二产程。同时做好新生儿抢救准备。

3）第三产程：胎儿娩出后立即在产妇腹部放置 1～2kg 的沙袋，持续 24 小时，以防止腹压骤降诱发心力衰竭。产后宫缩乏力者按医嘱使用缩宫素，禁用麦角新碱，以免静脉压升高诱发心力衰竭。在产房内观察 4 小时，注意输血、输液速度不宜太快。

（4）产褥期：产后 72 小时内严密监测生命体征，及时发现早期心力衰竭的症状和体征。绝对卧床休息 24 小时，之后根据心功能情况制订活动和休息计划。鼓励并指导心功能Ⅰ～Ⅱ级的产妇母乳喂养，心功能Ⅲ级或以上者，建议采用人工喂养，避免使用雌激素退乳。

3. 健康指导

（1）妊娠前需做妊娠前咨询，确定是否可以妊娠。

（2）不宜妊娠者严格避孕；可以妊娠者应在医生指导下妊娠，妊娠期加强产前检查，并教会孕妇及家属发现早期心力衰竭表现，监测胎儿宫内情况的方法。

【护理评价】

活动耐力是否增强；焦虑是否解除；是否有心力衰竭、感染和洋地黄中毒等并发症发生。

第2节　妊娠合并糖尿病

案例8-2

初孕妇，30岁，妊娠25周，定期产前检查发现空腹血糖5.9mmol/L，余无异常。无糖尿病史。母亲患有糖尿病20余年。

问题：应如何进行妊娠期健康教育？

妊娠合并糖尿病有两种情况：妊娠期首次发现糖尿病和妊娠前已有糖尿病。妊娠期首次发现的糖尿病最常见。

【妊娠、分娩与糖尿病的相互影响】

1. 妊娠、分娩对糖尿病的影响

（1）低血糖和酮症酸中毒：早孕反应、分娩消耗、使用胰岛素治疗的孕产妇不及时调整使用剂量，均易发生低血糖。

（2）诱发或加重糖尿病：妊娠中、晚期孕妇体内抗胰岛素物质增加，孕妇对胰岛素敏感性随孕周的增加而下降，当胰岛素分泌受限时，原有糖尿病加重或发生妊娠期糖尿病。

2. 糖尿病对妊娠的影响

（1）对孕妇的影响：糖尿病妇女内分泌功能紊乱，受孕率降低；易发生羊水过多、妊娠期高血压疾病、外阴阴道假丝酵母菌病等感染。

（2）对胎儿、新生儿的影响：巨大儿、胎儿宫内发育迟缓及畸形儿发生率增加；胎儿肺成熟延迟，易引起新生儿呼吸窘迫综合征；出生后失去母体提供的糖分，易发生新生儿低血糖。

护考链接

有关妊娠期糖尿病对胎儿、新生儿的影响，错误的是（　　）

A. 胎儿畸形发生率增加　B. 巨大儿发生率低　C. 易导致胎死宫内

D. 易发生新生儿低血糖　E. 易发生新生儿呼吸窘迫综合征

答案：B

分析：孕妇血糖高，胎儿发育快，易发育成巨大儿。

【护理评估】

1. 健康史　评估妊娠期糖尿病的高危因素：糖尿病家族史、肥胖及不明原因的死胎、巨大儿、胎儿畸形、新生儿死亡等异常孕产史等。评估本次妊娠经过、血糖控制及用药情况。

2. 身体状况

（1）糖尿病临床表现及并发症：典型的症状是"三多一少"，即吃多、喝多、尿多，体重减少。常见并发症有低血糖、外阴阴道假丝酵母菌病、酮症酸中毒。

（2）产科情况：宫高、腹围明显大于停经月份，可发生妊娠期高血压疾病、羊水过多、新生儿低血糖。

3. 心理-社会状况　孕妇及家属在妊娠期担心糖尿病对母儿的不利影响、分娩时担心难产或新生儿并发症而焦虑。

4. 辅助检查

（1）血糖测定：两次或两次以上空腹血糖＞5.8mmol/L，即可确诊为妊娠期糖尿病。

（2）妊娠期糖尿病筛查：宜于妊娠 24～28 周进行，用于诊断妊娠期糖尿病。

（3）其他：血常规、尿常规、眼底检查、肝肾功能检查等；B 型超声、羊水检查等了解胎儿宫内发育及安危情况。

【治疗要点】

严格控制血糖，防止营养失调；防止低血糖休克和酮症酸中毒；加强胎儿监护，防止围生儿受伤。

【常见护理诊断/问题】

1. 知识缺失：缺乏饮食控制糖尿病的相关知识。

2. 营养失调：低于或高于机体需要量　与血糖代谢异常有关。

3. 有胎儿受伤的危险　与糖尿病引起巨大儿、畸形儿、新生儿呼吸窘迫综合征有关。

4. 潜在并发症：低血糖、感染、酮症酸中毒。

【护理目标】

患者了解饮食控制糖尿病的相关知识；营养正常；无巨大儿、畸形儿、新生儿呼吸窘迫综合征发生；无低血糖、感染、酮症酸中毒等并发症。

【护理措施】

1. 心理护理　为孕产妇提供各种交流的机会，主动了解孕产妇的心理感受，鼓励其以积极的心态面对压力，促进母儿身心健康。

2. 一般护理

（1）妊娠期

1）加强产前检查：妊娠 10 周内每周检查 1 次，妊娠中期每 2 周检查 1 次，妊娠 32 周后每周检查 1 次。严密监测血糖、肾功能，定期进行眼底检查等；同时监测胎儿发育情况、有无畸形、胎儿成熟度及胎盘功能。

2）饮食疗法：饮食控制对糖尿病的孕妇十分重要，理想的饮食既能提供正常妊娠所需的营养，又不引起餐后高血糖。妊娠早期糖尿病孕妇所需热量与正常孕妇相同，妊娠中、晚期，每周热量增加 3%～8%，以血糖控制在正常水平而无饥饿感为度。注意避免过分控制饮食，以免胎儿宫内生长受限，甚至诱发酮症酸中毒。

3）适量运动：运动方式以有氧运动最好，选择散步或中速步行，每天餐后 1 小时进行，每次持续约半小时。

4）药物治疗：对饮食治疗不能控制的糖尿病，遵医嘱使用胰岛素治疗，禁用口服降糖药，因有导致胎儿畸形和死亡的危险。严密观察病情变化及监测血糖。

（2）分娩期：严密监测血糖和尿糖的变化，加强胎儿监护，控制产程在 12 小时以内。

（3）产后护理：注意有无出汗、心慌等低血糖表现，如有，可口服糖水或静脉注射 5%葡萄糖溶液 40～60ml 予以缓解。观察子宫复旧和恶露情况，保持会阴清洁。

（4）新生儿护理：无论胎儿体重大小，均按早产儿常规护理。出生时取脐带血检测血糖。为防新生儿低血糖的发生，应在出生后 30 分钟早开奶同时滴服 25%葡萄糖溶液。

3．健康教育

（1）指导母乳喂养：使用胰岛素治疗的产妇可以哺乳，不会对新生儿产生不利影响，同时母乳喂养会使母体血糖降低，鼓励早开奶。

（2）计划生育指导：糖尿病妇女，产后应长期避孕，不宜使用宫内节育器或避孕药，建议使用避孕套或绝育术。

（3）定期接受产科及内科的复查，了解生殖器官恢复及血糖情况。

第3节　妊娠合并贫血

案例8-3

　　初孕妇，25 岁，妊娠 20 周，因"头晕、疲乏、记忆力下降"就诊。查体：血压 110/80mmHg，心率 108 次/分，呼吸 22 次/分，面色苍白。实验室检查：血红蛋白 75g/L，红细胞计数 $3.1×10^{12}$/L；血细胞比容 0.28，血清铁 6.1μmol/L。

问题：请为该孕妇制订相应的护理措施。

　　妊娠合并贫血以缺铁性贫血最为常见，占妊娠期贫血的 95%。因孕妇有生理性贫血，妊娠期贫血的诊断标准与非妊娠期不同。世界卫生组织规定的标准：孕妇外周血血红蛋白＜110g/L，血细胞比容＜0.33。我国诊断妊娠期贫血的标准是血红蛋白＜100g/L，血细胞比容＜0.30。

【护理评估】

1．健康史　评估患者既往有无慢性失血病史，有无妊娠剧吐、长期挑食、胃肠功能紊乱等铁摄入不足的因素，本次妊娠有无及时补充铁剂。

2．身体状况

（1）症状：轻者无明显症状，重者可有头痛、乏力、心悸、气短、失眠多梦、食欲不振，甚至出现贫血性心脏病、胎儿发育迟缓、胎儿窘迫、早产等。

（2）体征：皮肤黏膜苍白，毛发干燥，指甲脆薄，口腔炎，舌炎等。

3．心理-社会状况　因担心贫血影响胎儿的正常生长发育而焦虑不安，并产生自责心理。

4．辅助检查　缺铁性贫血为小细胞低色素性贫血。外周血血红蛋白＜100g/L，红细胞计数＜$3.5×10^{12}$/L，血细胞比容＜0.30，血清铁＜6.5μmol/L，即可诊断为缺铁性贫血。

【治疗要点】

去除病因，补充铁剂，预防并发症。

【常见护理诊断/问题】

1．知识缺乏：缺乏缺铁性贫血的相关知识。

2．活动无耐力　与贫血引起的疲倦有关。

3．潜在并发症：胎儿窘迫、产后出血、产褥感染。

【护理目标】

患者获得妊娠合并贫血的保健知识及服用铁剂相关的知识；活动无耐力状况改善或消失；无胎儿窘迫、产后出血、产褥感染等并发症发生。

【护理措施】

1．心理护理　为孕产妇提供各种交流的机会，主动了解孕产妇的心理感受。树立信心，鼓励以积极的心态面对压力，促进母儿身心健康。

2. 一般护理　妊娠期指导孕产妇摄取高铁、高蛋白及高维生素 C 食物，如动物肝脏、瘦肉、蛋类、葡萄干和木耳、甘蓝等深色蔬菜。纠正偏食、挑食等不良习惯。

3. 用药护理　妊娠 4 个月时在医生指导下补铁。铁剂的补充首选口服制剂，为促进铁的吸收，应同时服用维生素 C 或 10%稀盐酸或酸性果汁。铁剂对胃黏膜有刺激作用，可引起恶心、呕吐、胃部不适等症状，宜饭后或餐中服用；由于铁与肠内硫化氢作用可形成黑色便，应向患者解释。肌内注射补充铁剂时，应选长针头深部注射，并注意观察不良反应。

考点：服用铁剂的方法

4. 防治并发症　①妊娠期加强母儿监测，防止感染及胎儿宫内生长迟缓等。②中、重度贫血产妇临产前配血备用。严密监控产程进展，防止产程延长，尽量让产妇减少体力消耗。因贫血患者对失血的耐受力差，出血更易引起休克，因此胎儿前肩娩出后给予缩宫素，以防产后出血的发生。③产后严密观察宫缩及阴道流血情况，补充铁剂，纠正贫血。遵医嘱应用抗生素预防和控制感染。

5. 健康指导　注意休息，避免劳累。重度贫血的产妇不宜母乳喂养，指导正确的人工喂养方法和退乳方法；提供避孕指导。

【护理评价】

患者是否掌握妊娠合并贫血的保健知识及服用铁剂的相关知识；活动无耐力状况是否改善或消失；有无胎儿窘迫、产后出血、产褥感染等并发症发生。

小　结

妊娠合并心脏是孕产妇四大死亡原因之一，最易发生心力衰竭的阶段是妊娠 32~34 周、分娩期、产后 3 日内。妊娠合并糖尿病易发生酮症酸中毒、巨大儿、新生儿低血糖等，除加强产前检查，通过饮食和适度运动控制血糖外，必要时使用胰岛素治疗；妊娠合并贫血以缺铁性贫血常见，妊娠期注意补铁，以防产后出血及感染。

自 测 题

A₁ 型题

1. 关于妊娠合并糖尿病的产后处理，下列哪项错误（　　）

　A. 分娩后胰岛素的用量应增加

　B. 产后应用广谱抗生素预防感染

　C. 糖尿病产妇伤口拆线时间应适当延长

　D. 新生儿娩出后 30 分钟应滴服葡萄糖液，以防发生低血糖

　E. 新生儿按早产儿护理

2. 妊娠合并心脏病最易发生心力衰竭的时期应除外（　　）

　A. 妊娠 28~32 周　　B. 妊娠 32~34 周

　C. 第二产程　　　　D. 产后最初 3 日内

　E. 产后 1 周以后

3. 有关糖尿病对妊娠的影响，以下哪项错误（　　）

　A. 羊水过多发生率增高

　B. 受孕概率增加

　C. 妊娠期易患高血压疾病

　D. 泌尿系统感染增加

　E. 流产发生率增加

4. 我国诊断妊娠期贫血的标准是（　　）

　A. 血红蛋白＜70g/L，血细胞比容＜0.20

　B. 血红蛋白＜80g/L，血细胞比容＜0.25

　C. 血红蛋白＜100g/L，血细胞比容＜0.30

　D. 血红蛋白＜90g/L，血细胞比容＜0.30

　E. 血红蛋白＜110g/L，血细胞比容＜0.31

A₂ 型题

5. 某孕妇，26 岁，产前检查时发现血红蛋白 8g/L，血细胞比容 0.20，红细胞计数 3.2×

10^{12}/L，诊断为妊娠期贫血。护士应告诉孕妇在口服铁剂的同时应服（　　　）

  A. 维生素 A   B. 维生素 B

  C. 维生素 C   D. 维生素 D

  E. 维生素 E

A_3 型题

（6、7 题共用题干）

  张女士，34 岁，孕 1 产 0，妊娠 16 周发现心慌、气短，心功能 Ⅱ 级。经过增加产前检查次数，严密监护，目前妊娠 37 周，自然临产。

6. 该孕妇在分娩期间应注意的问题中，描述错误的是（　　　）

  A. 常规吸氧

  B. 胎盘娩出后，腹部放置沙袋

  C. 第二产程阴道助产

  D. 注意补充营养

  E. 注意保暖

7. 该产妇的卧位最好是（　　　）

  A. 平卧位   B. 右侧卧位

  C. 左侧卧位   D. 半卧位

  E. 随意卧位

（张颖子）

第9章

异常分娩妇女的护理

在分娩过程中，难产与顺产在一定条件下可相互转化。是否会"难产"？这是每一名产妇焦虑的问题。如何保障母儿安全？如何缩短产程？如何促使难产向顺产转化？本章将具体介绍。

异常分娩又称难产，是指产力、产道、胎儿及产妇精神心理因素的任何一个或一个以上因素发生异常或不能相互适应，使分娩进程受到阻碍，危及产妇及胎儿生命。

第1节 产 力 异 常

产力是分娩的动力，包括子宫收缩力、膈肌、腹肌和肛提肌收缩力，子宫收缩力为主力，贯穿于分娩全过程。产力异常主要是指子宫收缩力异常。在分娩过程中，子宫收缩的节律性、对称性及极性不正常或强度、频率有改变，称子宫收缩力异常。子宫收缩力异常可分为子宫收缩乏力和子宫收缩过强两类，每类又分为协调性子宫收缩和不协调性子宫收缩两种。

一、子宫收缩乏力

案例9-1

李女士，25岁，孕1产0，妊娠39周，临产15小时。检查：枕左前位，胎心136次/分，宫口扩张6cm，无头盆不称，胎膜未破，诊断为协调性宫缩乏力。

问题： 1. 该产妇的护理措施有哪些？
2. 应用缩宫素加强子宫收缩的方法和注意事项有哪些？

【护理评估】

1. 健康史 评估引起子宫收缩乏力的因素。

（1）产道与胎儿因素：头盆不称或胎位异常使胎先露部不能紧贴子宫下段及子宫颈内口，无法引起反射性子宫收缩，是导致继发性宫缩乏力最常见的原因。

（2）精神因素：多见于初产妇，尤其是高龄初产妇。由于恐惧分娩，精神过度紧张，使大脑皮质功能紊乱，导致宫缩乏力。

（3）子宫因素：子宫发育不良、畸形及子宫肌瘤等可使子宫收缩、失去正常特点；子宫壁过度膨胀如双胎妊娠、巨大胎儿、羊水过多等，可使子宫肌纤维过度伸展；经产妇或子宫的急慢性炎症可使子宫肌纤维变性，影响子宫收缩。

（4）药物影响：临产后使用大剂量镇静剂、镇痛剂、解痉及麻醉剂（如吗啡、哌替啶、硫酸镁及苯巴比妥等），使子宫收缩受到抑制。

（5）内分泌失调：体内激素分泌紊乱（雌激素、催产素、前列腺素的合成与释放减少，孕激素下降缓慢），影响子宫正常收缩。

（6）其他：第一产程过早使用腹压；膀胱、直肠过度充盈；体质虚弱及急慢性疾病致全身衰竭等，均可导致继发性宫缩乏力。

考点： 宫缩乏力的主要原因

2. 身体状况

（1）协调性子宫收缩乏力（低张性子宫收缩乏力）：多属于继发性宫缩乏力，即产程早期子宫收缩正常，但至活跃期或第二产程时宫缩减弱。多见于中骨盆及出口平面狭窄、持续性枕横位或枕后位等。特点是子宫收缩具有正常节律性、对称性和极性，但收缩力弱，持续时间短，间歇期长且不规律，即使在宫缩最强时，宫体隆起亦不明显，用手压宫底部肌壁仍有凹陷，宫腔压力低，故称低张性子宫收缩乏力。

考点：协调性与不协调性宫缩乏力的鉴别

（2）不协调性子宫收缩乏力（高张性子宫收缩乏力）：多属于原发性宫缩乏力，初产妇多见。特点是子宫收缩失去正常节律性、对称性和极性，宫缩兴奋点来自子宫下段的一处或多处，宫缩时宫底部不强，而子宫下段强，宫缩间歇期子宫肌不能完全放松，宫缩间歇期不明显，宫腔压力高，又称高张性子宫收缩乏力。此类宫缩不能促进子宫颈扩张和胎先露下降，属于无效宫缩，导致产程进展停滞。产妇自觉下腹部持续疼痛、拒按，烦躁，下腹部有压痛，胎位触不清，胎心不规则，易发生胎儿窘迫。

（3）产程曲线异常：宫缩乏力影响宫口扩张及胎先露下降，产程延长或停滞，在产程图上表现为以下5种产程曲线异常（图9-1）。

1）潜伏期延长：从规律宫缩开始至宫口开大3cm为潜伏期。初产妇潜伏期正常约需8小时，最大时限16小时，超过16小时为潜伏期延长。

2）活跃期延长：从宫口开大3cm至宫口开全为活跃期。初产妇活跃期正常约需4小时，最大时限8小时，超过8小时为活跃期延长。

3）活跃期停滞：进入活跃期后，宫口扩张停止2小时以上为活跃期停滞。

4）第二产程延长：第二产程初产妇超过2小时、经产妇超过1小时尚未分娩为第二产程延长。

考点：相关产程延长的概念

5）滞产：总产程超过24小时称滞产。

上述产程异常，可单独或合并存在。

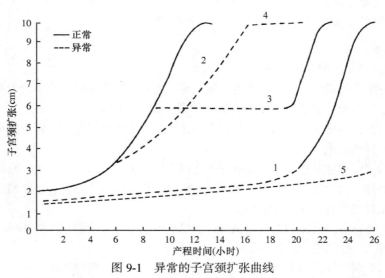

图 9-1　异常的子宫颈扩张曲线

1. 潜伏期延长；2. 活跃期延长；3. 活跃期停滞；4. 第二产程延长；5. 滞产

（4）对母儿对影响：可影响产妇进食、休息，严重时发生水电解质紊乱、酸中毒，形成生殖道瘘、产后出血、感染。易发生胎儿窘迫、新生儿窒息或死亡。

3. 心理-社会状况　由于产程长，产妇及家属盼望尽快结束分娩，担心难产可能对母儿造成损害，表现出过度焦虑、不安甚至恐惧。部分家属可能存在分娩知识缺乏，对治疗和护理配合欠佳。

4．辅助检查

（1）胎儿电子监护：监测宫缩的节律性、强度和频率，了解胎心改变与宫缩的关系。

（2）实验室检查：电解质、二氧化碳结合力等生化检查，了解有无电解质紊乱及酸中毒。

【治疗要点】

有明显头盆不称或胎位异常者应行剖宫产术。

1．协调性宫缩乏力　无头盆不称或胎位异常，估计能经阴道分娩者，加强宫缩。积极预防产后出血和感染。

2．不协调性宫缩乏力　给予镇静剂（吗啡或哌替啶）调整子宫收缩，恢复为协调性宫缩者等待自然分娩；若处理无效或出现胎儿窘迫等指征，应行剖宫产。

【常见护理诊断/问题】

1．疲乏　与宫缩乏力、产程延长、产妇体力过度消耗及水电解质紊乱有关。

2．焦虑　与担心自身及胎儿安全有关。

3．潜在并发症：胎儿窘迫、产后出血、产褥感染。

【护理目标】

产妇疲乏减轻，保持良好体力；焦虑减轻，情绪稳定；围生儿和产妇无并发症的发生或并发症被及时发现并处理。

【护理措施】

1．一般护理

（1）指导产妇安静休息，消除精神紧张，保存体力；过度疲劳或烦躁不安者遵医嘱缓慢静脉注射地西泮 10mg 或肌内注射哌替啶 100mg。

（2）鼓励产妇进食进水，必要时静脉补充液体和能量。

（3）严密监测宫缩、胎心率和产程进展情况，一旦发现异常宫缩，应配合医生查明原因。

2．治疗护理

（1）协调性宫缩乏力：有明显头盆不称、胎位异常、骨盆狭窄、胎儿窘迫等产科指征者，立即做好剖宫产术前准备。估计可经阴道分娩者，积极改善全身情况，排空膀胱，促进子宫颈成熟、加强宫缩。

1）加强宫缩方法：①排空充盈的膀胱和直肠，自然排尿困难者诱导排尿或导尿，初产妇胎膜未破、宫口扩张＜4cm 者温肥皂水灌肠，均可促进子宫收缩。②人工破膜，子宫颈口扩张≥3cm、无头盆不称、胎头已衔接者，可在宫缩间歇期行人工破膜。破膜后先露下降紧贴子宫下段及子宫颈内口，能反射性加强宫缩，促进子宫口扩张；破膜前后注意胎心变化、羊水情况，记录破膜时间。③静脉滴注缩宫素，适用于协调性宫缩乏力、子宫颈口扩张≥3cm、胎心良好、胎位正常、头盆相称者。必须专人监护，严密观察宫缩、胎心及血压。一般用 5%葡萄糖溶液 500ml 静脉滴注，调节为 4～5 滴/分，然后加入缩宫素 2.5U 摇匀。根据宫缩调整滴速，调整间隔为 10～20 分钟，每次增加 4～5 滴/分，最大滴速不超过 60 滴/分，以宫缩维持在间隔 2～3 分钟、持续 40～60 秒为宜。如宫缩过强，持续 1 分钟以上或胎心率有变化，应立即停止滴注。④其他，如刺激乳头，针刺合谷、三阴交、关元等穴位，也可加强宫缩。

考点：协调性宫缩乏力加强宫缩的方法，缩宫素应用的护理

2）促进子宫颈成熟：地西泮能使子宫颈平滑肌松弛，软化子宫颈，促进子宫口扩张。常用剂量为 10mg，缓慢静脉注射，与缩宫素联合应用效果更好。

（2）不协调性宫缩乏力：遵医嘱给予镇静剂如哌替啶 100mg 或吗啡 10mg 肌内注射，产妇充分休息后可恢复为协调性宫缩，然后按协调性宫缩乏力处理。在宫缩未恢复协调之前，严禁使用缩宫素。

（3）做好手术准备：经上述处理产程仍无进展或出现胎儿窘迫征象，应协助医生尽快行阴道助产或剖宫产术结束分娩，并做好新生儿窒息的抢救准备。

3．心理护理　临产后允许家属陪伴分娩，给予心理上的支持。多关心、安慰产妇，鼓励产妇及家属表达他们的担心和不适，说明精神因素对分娩的影响，指导产妇放松的技巧。使产妇和家属理解并主动配合接产，安全度过分娩期。

4．加强监护，预防并发症　严密观察宫缩和胎心变化，分娩过程中严格无菌操作，预防胎儿窘迫、产后出血、产褥感染的发生。

5．健康指导　加强产前教育，让孕妇及家属了解分娩过程。认识到使用过多镇静剂会影响子宫收缩。临产后指导产妇休息、饮食、排尿及排便。产后指导产妇观察宫缩、阴道流血情况，指导母乳喂养。剖宫产后至少避孕2年。

【护理评价】

产妇的疲乏感是否减轻；焦虑是否减轻，情绪是否稳定；围生儿和产妇并发症是否发生或被及时发现处理。

二、子宫收缩过强

【护理评估】

1．健康史　详细询问阵痛开始的时间、程度，以及胎动的情况。认真查看产前检查的各项记录，了解经产妇既往有无急产史。评估临产后产妇有无精神紧张、过度疲劳，分娩过程中有无梗阻发生，有无使用缩宫素，有无胎盘早剥或宫腔内操作等诱发因素。

2．身体评估

（1）协调性子宫收缩过强：子宫收缩的对称性、节律性和极性正常，但子宫收缩力过强、过频。若无头盆不称及胎位异常，分娩会在短时间内结束。总产程不足3小时称为急产，经产妇多见。产妇往往有痛苦面容，大声叫喊。产道有梗阻，子宫下段被拉长，形成一明显环状凹陷，并随宫缩上升达脐部或脐上，为病理性缩复环（图9-2），腹部呈葫芦状，子宫下段压痛明显，并有血尿，严重者可导致子宫破裂。

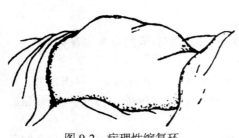

图9-2　病理性缩复环

（2）不协调性子宫收缩过强

1）强直性子宫收缩：常因缩宫素使用不当或阴道内粗暴操作引起。特点是子宫强烈收缩，失去节律性，宫缩无间歇。产妇烦躁不安，持续腹痛，腹部拒按。胎位触不清，胎心音听不清。

2）子宫痉挛性狭窄环：多因精神紧张、过度疲劳或人为因素所致。其特点是子宫壁局部肌肉呈痉挛性不协调性收缩，持续不放松。狭窄环可发生在子宫上下段交界处，也可在胎体某一狭窄部，以胎儿颈、腰处常见。阴道检查时可触及狭窄环，此环与病理性缩复环不同的是不随宫缩上升（图9-3）。产妇持续疼痛、烦躁。子宫颈扩张缓慢，胎先露下降停滞，胎心异常。

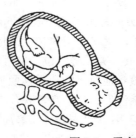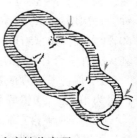

图9-3　子宫痉挛性狭窄环

（3）对母儿的影响：因宫缩过频、分娩过快，易发生胎儿窘迫、死产或新生儿窒息，引起严重产道损伤、胎盘或胎膜残留、产后出血及感染等。若胎先露下降受阻，可以引起子宫破裂。

3. 心理-社会状况　由于宫缩强，产妇疼痛难忍，常表现为精神紧张、恐惧，担心自身和胎儿安全情况。

4. 辅助检查　胎儿电子监护仪监测宫缩及胎心音的变化。

【治疗要点】

认真寻找宫缩过强发生的原因，及时纠正，正确处理急产。必要时使用宫缩抑制剂，如异常宫缩未纠正或出现胎儿窘迫征象，应行剖宫产术。

【常见护理诊断/问题】

1. 急性疼痛　与子宫收缩过频过强有关。

2. 焦虑　与担心自身及胎儿安全有关。

3. 潜在并发症：胎儿窘迫、子宫破裂。

【护理目标】

产妇疼痛缓解；焦虑减轻，情绪稳定；无围生儿和产妇并发症的发生或并发症被及时发现并处理。

【护理措施】

1. 缓解疼痛　保持安静环境，提供缓解疼痛的措施，如深呼吸、变换体位、腹部按摩等，及时更换汗湿的衣服及床单，必要时遵医嘱给予镇静剂或宫缩抑制剂。

2. 心理护理　提供陪伴分娩，多给予关心和指导，消除紧张、焦虑心理。及时向产妇及其家属提供分娩的信息，说明产程中可能出现的问题及采取的措施，以取得他们的理解和配合。

3. 治疗护理

（1）产前：详细了解孕产史，凡有急产史的孕妇，嘱其勿在预产期外出远行，提前 1～2 周住院待产。

（2）产时：避免灌肠。若发现宫缩过强，立即停止一切刺激，如阴道内操作、缩宫素静脉滴注等，及时通知医生。若宫口已开全，应指导产妇宫缩时张口哈气，减少屏气用力，减慢分娩过程，同时准备接产和抢救新生儿；出现胎儿窘迫者，应让产妇左侧卧位，给予吸氧，遵医嘱做好剖宫产术前准备。

（3）产后：及时检查产道和新生儿，发现损伤及时处理。急产来不及消毒接生者，遵医嘱给予新生儿破伤风抗毒素、维生素 K_1 和抗生素肌内注射，防止新生儿破伤风、颅内出血或感染。

4. 健康指导　教会产妇观察产后子宫复旧、会阴伤口、阴道出血、生命体征等情况，进行产褥期健康教育及出院指导。如新生儿发生意外，帮其分析原因，解除悲伤，及时指导退乳，为今后生育提供具体指导。

【护理评价】

产妇宫缩过强是否被及时发现和纠正；疼痛是否缓解；焦虑是否减轻，情绪是否稳定；围生儿和产妇并发症是否得到预防或被及时发现处理。

第2节　产　道　异　常

产道异常包括骨产道异常及软产道异常。

临床上以骨产道异常为多见，包括骨盆入口平面狭窄、中骨盆及骨盆出口平面狭窄、骨盆三个平面均狭窄和畸形骨盆。

软产道异常包括外阴、阴道、子宫颈、子宫下段、子宫本身发育异常或病变及由盆腔其他器官病变所致，软产道异常所引起的难产在临床上较少见，容易被忽略。

一、骨产道异常

骨产道异常又称狭窄骨盆，是指骨盆的径线过短或形态异常，阻碍胎先露下降，影响产程进展。狭窄骨盆可引起头盆不称、胎位异常或继发性宫缩乏力，导致产程延长或停滞，严重威胁母儿的生命。

【护理评估】

1. 健康史　询问有无引起骨盆异常的疾病，如佝偻病、结核病、骨软化病及外伤史。若为经产妇，应了解有无难产和新生儿产伤等异常分娩史。

2. 身体状况

（1）全身检查：跛行、身材矮小（身高 145cm 以下）、胎位异常、初产妇临产前有尖腹、经产妇有悬垂腹（图 9-4）者，均提示骨盆狭窄。

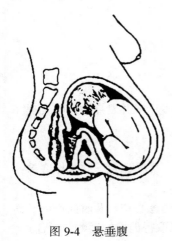

图 9-4　悬垂腹

（2）腹部检查：测子宫底高度和腹围，腹部四步触诊，估计胎儿大小，判断胎位是否正常。跨耻征检查，了解头盆相称情况。具体方法：孕妇排空膀胱，仰卧，两腿伸直。检查者将手放在耻骨联合上方，将浮动的胎头向骨盆腔方向推压。若胎头低于耻骨联合平面，表示胎头可以入盆，头盆相称，称为跨耻征阴性；若胎头与耻骨联合在同一平面，表示可疑头盆不称，称为跨耻征可疑阳性；若胎头高于耻骨联合平面，表示头盆明显不称，称为跨耻征阳性（图 9-5）。

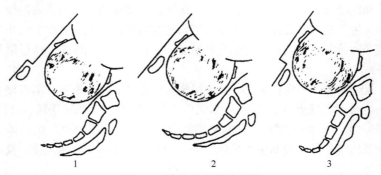

图 9-5　检查头盆相称程度

1. 跨耻征阴性；2. 跨耻征可疑阳性；3. 跨耻征阳性

（3）骨盆测量

1）骨盆入口平面狭窄：常见于扁平骨盆。骨盆入口平面横径正常而前后径短，骶耻外径小于 18cm。

2）中骨盆及骨盆出口平面狭窄：骨盆入口平面径线正常，中骨盆和出口平面狭窄，两侧骨盆壁向内倾斜，状似漏斗，也称漏斗骨盆。坐骨棘间径小于 10cm，坐骨结节间径小于 8cm，耻骨弓角度小于 90°。

3）骨盆三个平面均狭窄：骨盆入口、中骨盆及出口平面形态正常，每个平面径线均小于正常值 2cm 或更多，称为均小骨盆。常见于身材矮小、体型匀称的女性。

4）畸形骨盆：骨盆外形失去正常形态和对称性，如骨软化症骨盆、偏斜骨盆等。

（4）对母儿的影响

1）对产妇的影响：骨盆狭窄影响胎头衔接和内旋转，容易发生胎膜早破、脐带脱垂、胎位异常、宫缩乏力和产程延长；胎先露下降受阻可能导致子宫破裂。

2）对围生儿的影响：骨盆狭窄和胎位异常容易发生胎膜早破和脐带脱垂，诱发早产、胎儿窘迫甚至死亡；手术助产使新生儿窒息和产伤发生率增高。

考点：骨盆狭窄的类型

3. 心理-社会状况　由于骨盆异常影响分娩，需要阴道助产或剖宫产术，产妇及家属常表现为精神紧张、恐惧或无助。

4. 辅助检查　B 型超声确定胎位、测量胎儿大小，判断能否通过骨产道。

【治疗要点】

1. 剖宫产术　骨盆畸形或明显狭窄，估计胎儿不能经阴道分娩者，行剖宫产术。

2. 经阴试产　骨盆入口平面相对狭窄、胎头跨耻征可疑阳性，或者均小骨盆、胎儿不大、头盆相称者，在严密观察下试产。中骨盆平面狭窄可导致持续性枕后位或枕横位，宫口开全后，胎头双顶径达坐骨棘水平或以下者，可经阴道助产分娩。骨盆出口平面狭窄者不能试产。

【常见护理诊断/问题】

1. 潜在的并发症：子宫破裂、胎儿窘迫、新生儿产伤。

2. 焦虑　与担心母儿安危有关。

3. 知识缺乏：缺乏骨盆狭窄可能对母儿造成不良影响的相关知识。

【护理目标】

无子宫破裂、胎儿窘迫等并发症的发生；焦虑缓解或解除；产妇获得骨盆狭窄对母儿造成不良影响的相关知识。

【护理措施】

1. 心理护理　向产妇及家属讲明产道异常对母儿的影响，讲清阴道分娩的可能性及优点，鼓励产妇说出自己的担心与忧虑，认真解答产妇及家属的提问，解除产妇及其家属的焦虑。

2. 一般护理　让产妇充分休息，左侧卧位。鼓励进食，补充营养、水分，必要时按医嘱补充电解质、维生素 C，保持良好体力。

3. 病情观察　密切观察产妇生命体征，观察宫缩、宫口扩张程度和先露下降情况，勤听胎心音，注意观察羊水性状，如有异常及时报告医生。

4. 配合治疗的护理

（1）需剖宫产者，及时做好剖宫产的术前准备。

（2）经阴分娩的护理

1）专人守护，保持产妇体力：试产时间 2～4 小时，指导产妇充足的休息，绝对卧床，鼓励进食，必要时按医嘱静脉补液；禁灌肠，试产时一般不用镇静剂及止痛剂。

2）监测产程进展：严密观察宫缩、胎心音、宫口扩张程度和先露下降情况。若胎儿宫内窘迫、有子宫先兆破裂征象或试产 2～4 小时，胎头仍未入盆，应停止试产。

考点：阴道试产的护理

（3）预防并发症

1）应抬高臀部，防止发生脐带脱垂。

2）胎先露长时间压迫阴道或出现血尿时，产后应留置导尿管 8～12 天，保证导尿管通畅，防止生殖道瘘。

3）胎儿娩出后及时给予缩宫素，仔细检查并缝合软产道裂伤，预防产后出血。

4）保持外阴清洁，按医嘱使用抗生素，预防感染。

（4）做好新生儿抢救准备并配合医生进行抢救：新生儿按高危儿护理。防止新生儿产伤，遵医嘱给予抗生素和维生素 K_1 预防感染和颅内出血。

5. 健康指导

（1）妊娠期定期进行产前检查，及早发现狭窄骨盆。初孕妇预产期前 2 周胎头未衔接、经产妇临产时胎头衔接者应高度警惕，提前入院待产。

（2）助产术后注意观察高危儿的精神状况和运动能力，警惕智力障碍、瘫痪等远期后遗症发生，出院后定期随访。

【护理评价】

是否有子宫破裂、胎儿窘迫等并发症的发生；焦虑是否缓解或解除；产妇是否获得骨盆狭窄对母儿造成不良影响的相关知识。

二、软产道异常

软产道是由子宫下段、子宫颈、阴道及盆底软组织构成的弯曲管道。软产道异常导致的难产较少见，容易被忽视。妊娠早期应行常规妇科检查，了解软产道有无异常。

1. 外阴异常　外阴组织坚韧、水肿和瘢痕，会阴伸展性差，分娩时应行会阴切开术或剖宫产术，避免会阴严重裂伤。严重会阴水肿者，临产前用 50%硫酸镁局部湿热敷，临产后在严密消毒下多点针刺皮肤放液。

2. 阴道异常

（1）阴道横隔和纵隔：隔膜薄，分娩时隔膜断裂或被推向一侧，不影响分娩；隔膜厚、影响胎儿娩出者，可剪断隔膜或行剖宫产术。

（2）阴道壁囊肿或肿瘤：阴道壁囊肿行囊肿穿刺术，阴道肿瘤影响分娩者行剖宫产术。

（3）阴道壁尖锐湿疣：行剖宫产术，预防新生儿患喉乳头状瘤。

3. 子宫颈异常　子宫颈水肿：多因滞产或枕后位时产妇过早运用腹压所致。嘱产妇抬高臀部，减轻胎头对子宫颈的压力；子宫颈两侧或水肿明显部位注射 0.5%利多卡因 5～10ml，静脉注射地西泮 10mg；子宫口近开全时，用手上推水肿的子宫颈前唇，使其越过胎头。经处理无效、影响分娩者，行剖宫产术。

第3节　胎儿异常

案例 9-2

初产妇，35 岁，妊娠 30 周，胎位 LSA，骨盆正常，B 型超声检查双顶径 9.5cm，胎心 140 次/分。
问题： 如何进行产前指导以纠正异常胎位？

胎儿异常是引起难产的主要原因之一，包括胎位异常和胎儿发育异常。正常胎位为枕前位，常见胎位异常有持续性枕后位、枕横位和臀位等，其中头位异常最常见，占 6%～7%；肩先露极少见，但最为凶险。胎儿发育异常有巨大胎儿和胎儿畸形。

【护理评估】

1. 健康史　了解身高、骨盆测量值、胎位，估计胎儿大小、羊水量，判断有无前置胎盘、过期妊娠、糖尿病病史等。评估产程进展和胎头下降等情况。

2. 身体状况　各种胎儿异常的表现如下。

1）持续性枕后位、枕横位：在分娩过程中，胎头枕骨位于骨盆的左（右）后方或侧方，直至分娩后期仍不能转向前方，导致分娩发生困难者，称持续性枕后位或持续性枕横位（图 9-6）。产科检查：胎体纵轴与母体纵轴一致，子宫呈纵椭圆形，在宫底部触及胎臀，胎背偏向母体后方或侧方，胎心在脐下偏外侧处听得最清楚。枕后位临产后，宫口尚未开全，产妇自觉肛门坠胀及排便感而过早使用腹压，易导致子宫颈水肿、产妇疲劳，影响产程进展。

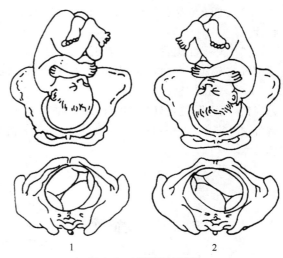

图 9-6　持续性枕后位
1. 枕右后位；2. 枕左后位

2）臀位：分为单臀先露、混合臀先露及不完全臀先露。检查时在宫底部触到圆而硬的胎头，在耻骨联合上方触及软而宽、不规则的胎臀，胎心在脐上左或右侧听得最清楚。臀先露容易发生胎膜早破、子宫收缩乏力、脐带脱垂，因胎头娩出困难，易发生新生儿窒息、产伤甚至死亡。

3）巨大胎儿：胎儿体重达到或超过 4000g 者称为巨大胎儿。常见于过期妊娠、父母高大、经产妇及糖尿病孕妇等。妊娠期孕妇感觉腹部增大迅速，腹部检查子宫大于孕月，先露高浮，胎头跨耻征多阳性，常发生头盆不称性难产。

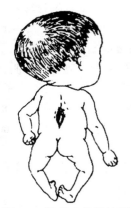

图 9-7　脑积水伴脊柱裂

4）胎儿畸形：导致难产的胎儿畸形有脑积水、连体胎儿、胎儿巨腹症等。脑室内外潴留有大量脑脊液形成脑积水，使头颅体积增大。阴道检查见胎头囟门紧张，颅骨软且薄似乒乓球样，常合并脊柱裂、足内翻等畸形（图 9-7）。

3. 心理-社会状况　由于胎位异常，导致产程时间延长，产妇出现疲乏或需剖宫产术结束分娩而焦虑，同时担心自身及胎儿的安危；胎儿畸形者，孕妇及家属常有抱怨、沮丧、自责等心理。

4. 辅助检查

（1）B 型超声检查：可确定胎位及胎儿发育情况。

（2）实验室检查：羊水中甲胎蛋白的测定有助于胎儿神经管畸形的诊断。

【常见护理诊断/问题】

1. 有母儿受伤的危险　与产程延长、手术助产引起产道损伤和新生儿产伤等有关。

2. 焦虑　与害怕手术分娩、担心母儿安危有关。

3. 潜在并发症：胎膜早破、脐带脱垂、胎儿窘迫、产后出血。

【护理目标】

产妇焦虑缓解或消失；无产道损伤及新生儿产伤；无胎膜早破、胎儿窘迫等并发症发生。

【护理措施】

1. 加强监护，减少母儿受伤

（1）指导有明显头盆不称、胎位异常的孕妇提前住院，做好剖宫产术前准备与护理。

（2）加强全身营养支持，纠正水电解质平衡紊乱，鼓励产妇多休息。严密观察产程，监测胎心音。

（3）持续性枕后（横）位的护理：第一产程不要过早屏气用力，以减少体力消耗，防止子宫颈水肿。嘱其朝向胎背对侧卧位，以利于胎头枕部转向前方。

（4）臀位护理

考点：妊娠期臀位纠正胎位的方法

1）纠正胎位：妊娠 30 周后仍为臀先露者，应协助矫正胎位。常用纠正胎位的方法：①膝胸卧位（图9-8），每日 2 次，每次 15 分钟，连做 1 周后复查；②激光照射或艾灸至阴穴；③外倒转术。

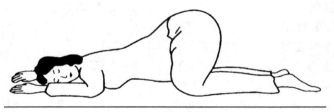

图 9-8　膝胸卧位

2）做好剖宫产术前准备：臀位合并有狭窄骨盆、软产道异常、高龄初产妇、有难产史及不完全臀位、胎儿体重＞3500g、胎儿宫内窘迫者，做好剖宫产术前准备。

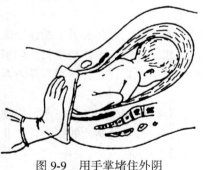

考点：臀位阴道分娩的护理配合

图 9-9　用手掌堵住外阴

3）臀位助产术的护理要点：提前 1 周住院待产。临产后，尽量卧床休息，提早做好助产和新生儿窒息抢救准备。少做阴道检查，禁灌肠，勤听胎心音。一旦破膜应立即听胎心，抬高臀部，防止脐带脱垂，必要时行阴道检查以了解有无脐带脱垂。胎足脱出而宫口未开全者，应消毒外阴，协助"堵"住阴道口至宫口开全后（图 9-9），协助臀位牵引助产。胎儿脐部娩出后 2～3 分钟娩出胎头，不宜超过 8 分钟，以防新生儿窒息。配合医生做好新生儿抢救，预防产后出血及感染。

（5）巨大胎儿：无明显头盆不称者可试产，必要时用胎头吸引器或产钳助产；明显头盆不称或试产失败者，宜早行剖宫产结束分娩。

（6）胎儿畸形：及时终止妊娠。

2. 心理护理　提供增加舒适感的措施，如按摩腰骶部、抚摸腹部等，鼓励产妇诉说担心与焦虑，以稳定情绪；回答产妇及家属的疑虑问题，增强信心；及时反馈产妇和胎儿状况，使产妇及其家属积极参与配合分娩全程。对胎儿异常的家庭，应耐心帮助分析可能发生的原因，帮助他们树立信心。

3. 防治并发症的护理

（1）指导待产中的孕妇少活动，禁灌肠。一旦胎膜破裂，立即听胎心，抬高臀部，注意羊水量及性状，协助检查，及早发现脐带脱垂，尽快纠正胎儿窘迫。

（2）试产过程中，严密观察产程进展；胎儿娩出后遵医嘱给予缩宫素，认真检查胎盘、胎膜是否完整，软产道有无损伤；及时排空膀胱，观察阴道出血量，防止产后出血。

4．健康指导　加强妊娠期保健，定期产前检查；给予产褥期保健和喂养新生儿等相关知识教育，为产妇提供避孕及今后生育的健康指导。

小　结

异常分娩俗称难产，包括产力异常、产道异常和胎儿异常。产力异常，临床上以协调性子宫收缩乏力较为常见，可引起产程延长。护理方面应注意产妇的心理护理，对使用缩宫素加强宫缩者，应注意小剂量、低浓度、慢流量、勤观察。不协调性子宫收缩乏力的子宫收缩失去正常的对称性和节律性，甚至极性倒置。协调性子宫收缩过强可引起急产，不协调性子宫收缩过强的强直性子宫收缩可导致子宫破裂，应引起足够重视。

骨产道异常有骨盆入口平面狭窄、中骨盆及出口平面狭窄、骨盆三个平面均狭窄、畸形骨盆，相对性骨盆狭窄者可在严密监护下试产 2～4 小时。

持续性枕后位、枕横位是分娩过程中常见的异常胎位，阴道试产时应严密观察胎心及产程进展，嘱产妇不要过早屏气用力，指导其朝向胎背对侧侧卧，利于胎头完成内旋转。臀位是妊娠期常见异常胎位，妊娠 30 周后仍为臀先露者，应采取膝胸卧位等方法协助矫正胎位。胎儿体重达到或超过 4000g 者称为巨大胎儿。

自　测　题

A₁型题

1．协调性子宫收缩乏力的特点不包括
（　）

　A．极性倒置　　　B．持续时间短

　C．间歇期长且不规律

　D．收缩力弱

　E．有正常的节律性和对称性

2．不协调性子宫收缩乏力的特点不包括
（　）

　A．兴奋点来自子宫下段

　B．极性倒置

　C．节律不协调

　D．宫缩间歇期子宫壁完全松弛

　E．宫腔内压力高，但宫底部不强

3．子宫收缩乏力的病因不包括（　）

　A．产妇精神紧张　　B．胎位异常

　C．子宫肌瘤　　　　D．大剂量使用缩宫素

　E．内分泌失调

4．子宫收缩乏力对母儿的影响不包括
（　）

　A．形成生殖道瘘　　B．产后出血

　C．感染机会多　　　D．软产道裂伤

　E．胎儿宫内窘迫

5．子宫收缩过强对母儿的影响不包括
（　）

　A．子宫破裂　　　　B．产后出血

　C．软产道裂伤　　　D．新生儿颅内出血

　E．软产道组织受压缺血、坏死

6．潜伏期延长是指（　）

　A．总产程不超过 3 小时

　B．总产程超过 24 小时

　C．宫口开大 3cm 至宫口开全超过 8 小时

　D．宫口开全后初产妇超过 2 小时、经产妇超过 1 小时尚未分娩

　E．从临产规律宫缩至宫口扩张 3cm，超过 16 小时

7．骨盆入口前后径短、横径正常者，属于
（　）

A. 漏斗骨盆　　　　B. 均小骨盆

C. 男型骨盆　　　　D. 扁平骨盆

E. 畸形骨盆

8. 下列关于漏斗骨盆的描述，错误的是（　　）

A. 坐骨棘间径小于 10cm

B. 坐骨结节径小于 8cm

C. 坐骨结节径与出口后矢状径之和小于 15cm

D. 临产后先露入盆困难

E. 容易形成持续性枕横位或枕后位

9. 持续性枕后位典型的临床表现是（　　）

A. 阴道检查胎头前囟在骨盆后方

B. 不易发生子宫颈水肿

C. 产妇过早感觉肛门坠胀而屏气向下用力

D. 胎心在脐上方一侧听诊最清楚

E. 可致第一产程延长

10. 临产 2 小时，胎头依然高浮，应立即评估以下哪项指征（　　）

A. 坐骨棘间径小于 10cm

B. 坐骨结节间径小于 8cm

C. 骶耻外径小于 18cm

D. 漏斗骨盆

E. 耻骨弓角度小于 90°

11. 可疑头盆不称者试产时间为（　　）

A. 2～4 小时　　　　B. 4～6 小时

C. 6～8 小时　　　　D. 8～10 小时

E. 12～24 小时

A₂ 型题

12. 初产妇，妊娠 39 周，规律宫缩 16 小时，阴道检查宫口开大 6cm，宫缩转弱，每 5～6 分钟 1 次，每次持续 25～30 秒，2 小时后，肛诊宫口仍开大 6cm。该产程曲线属于（　　）

A. 潜伏期延长　　　　B. 活跃期延长

C. 活跃期停滞　　　　D. 胎头下降延缓

E. 第二产程停滞

13. 孕妇，28 岁，妊娠 38 周入院待产。入院后出现规律性宫缩 18 小时，宫口开大 2cm。

查体：协调性子宫收缩乏力，无头盆不称，最佳的处理措施是（　　）

A. 静脉滴注缩宫素

B. 产钳助产

C. 使用镇静剂

D. 暂不处理，密切观察

E. 剖宫产

14. 初孕妇，28 岁。妊娠 30 周，胎儿臀位，为减轻孕妇的焦虑情绪，护士对孕妇的指导不正确的是（　　）

A. 可采用膝胸卧位矫正

B. 矫正无效时，应提前住院待产

C. 膝胸卧位须排空膀胱

D. 可行外转胎位术矫正

E. 臀位必须进行剖宫产

A₃ 型题

（15～17 题共用题干）

初产妇，妊娠 37 周入院待产。查体：枕左前位，胎心率 140 次/分，规律宫缩 18 小时，宫口开大 2cm，宫缩间歇期长，宫缩持续时间短，宫缩达高峰时子宫体不隆起和变硬，无头盆不称。

15. 应考虑该产妇为（　　）

A. 潜伏期延长　　　　B. 活跃期延长

C. 活跃期停滞　　　　D. 胎头下降延缓

E. 第二产程延长

16. 针对上述情况，应采取的处理措施是（　　）

A. 静脉滴注缩宫素　　B. 产钳助产

C. 使用镇静剂　　　　D. 行胎头吸引术

E. 立即行剖宫产

17. 针对该产妇的护理措施，错误的是（　　）

A. 鼓励产妇进食

B. 指导产妇 6～8 小时排尿一次

C. 提供心理支持

D. 加强胎心监测

E. 避免过多使用镇静药物

（姜丽英）

分娩期并发症妇女的护理

分娩期存在各种原因引起的并发症,不同程度地威胁着产妇与胎儿的生命安全,如脐带脱垂、子宫破裂、产后出血、羊水栓塞等。这些并发症由什么原因引起?我们又应怎样护理?本章将详细介绍分娩期并发症的整体护理。

第1节 胎膜早破与脐带脱垂

案例10-1

某初孕妇,妊娠 37 周,阴道不自主流清液 10 小时,不伴有腹痛。体检:体温 37.2℃,脉搏 95 次/分,呼吸 22 次/分,血压 119/87mmHg。胎位 LOA,胎心 140 次/分。阴道检查:可见羊水自子宫颈口流出,色清。触诊触不到前羊水囊、子宫颈口未开。

问题:孕妇发生了什么情况?应如何护理?

考点:胎膜早破的概念和导致胎儿死亡的主要原因

胎膜在临产前破裂,称胎膜早破,是分娩期常见的并发症,容易造成早产、宫内感染、脐带脱垂,围生儿死亡率较高。胎膜未破时脐带位于先露前方或一侧,称为脐带先露,又称为隐性脐带脱垂;在胎膜破裂后脐带脱出于阴道或外阴,称脐带脱垂(图 10-1),是导致胎儿突然死亡的主要原因。

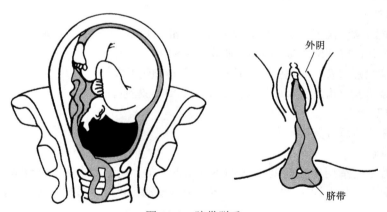

图 10-1 脐带脱垂

【护理评估】

1. 健康史 评估胎膜早破的病因。

(1)下生殖道感染:可由细菌、病毒、弓形虫或沙眼衣原体等引起胎膜炎。

(2)创伤:如医源性损伤妊娠后期性交可产生机械性刺激等。

(3)子宫颈内口松弛。

(4)胎儿先露部与骨盆入口未能很好衔接,如头盆不称、胎位异常等可使胎膜受力不均导致破裂。

(5)羊膜腔内压力升高或腹压骤升:如多胎妊娠、羊水过多、咳嗽和喷嚏。

(6)胎膜发育不良:妊娠早期维生素 C 缺乏、铜缺乏及妊娠期抽烟都易致胎膜发育不良。

考点：胎膜早破的病因

而脐带脱垂除以上原因外，还可能与脐带过长、胎盘位置附着过低有关。

2．身体状况

（1）胎膜早破

1）症状：孕妇突感有不能自控的液体从阴道流出，流液多少常与孕妇体位变动、活动及胎膜破裂位置的高低有关。腹压增加（如咳嗽、打喷嚏、负重）时，羊水流量增多。

2）体征：阴道检查触不到前羊膜囊，将胎先露部上推时见到流液量增多。

考点：胎膜早破的临床表现

（2）脐带脱垂：胎膜未破时，胎动或宫缩后胎心率突然变慢，而改变体位、抬高臀部或上推先露部后胎心率迅速恢复，考虑隐性脐带脱垂；胎膜破裂后发现胎心率异常，立即进行阴道检查，见到脐带脱出、脐血管搏动减弱甚至消失，则为脐带脱垂。

✎ 护考链接

初产妇，妊娠35周，有液体从阴道流出，无腹痛，行阴道检查，触不到前羊水囊，上推胎儿先露可见有流液量增加，胎心率正常。最可能的诊断是（　　）

A．先兆流产　　　　B．先兆早产　　　　C．临产

D．胎膜早破　　　　E．胎盘早剥

答案：D

分析： 孕妇突感有不能自控的液体从阴道流出，阴道检查触不到前羊膜囊，将胎先露部上推时见到流液量增多是胎膜早破的临床表现。所以最可能的诊断是胎膜早破。

3．心理-社会状况　突然发生的胎膜早破会使孕妇和家属惊慌失措，担心自身和胎儿的安危。有些孕妇会设想种种后果，产生恐惧心理。

4．辅助检查

（1）阴道液酸碱度检查：正常阴道液呈酸性，pH 为 4.5～5.5；羊水 pH 为 7.0～7.5，以石蕊试纸测试阴道液，pH≥6.5 时视为阳性，胎膜早破的可能性极大。

（2）阴道液涂片检查：阴道液干燥片检查见羊齿植物叶状结晶。

（3）羊膜镜检查：可以直视胎先露部，看不到前羊膜囊可确诊。

【治疗要点】

预防发生脐带脱垂和感染等。

1．胎膜早破

（1）期待疗法：适用于妊娠28～35周不伴感染、羊水池深度≥2cm 的胎膜早破孕妇。

（2）终止妊娠：妊娠期达 37 周及以上者或分娩发动，可令其自然分娩；有剖宫产指征者，行剖宫产手术。

2．脐带脱垂

（1）脐带先露：经产妇、宫缩好者，取头低臀高位，严密监测胎心音和观察产程进展。初产妇、足先露或肩先露者，行剖宫产术。

（2）脐带脱垂：宫口开全者，行助产术；宫口未开全者，取头低臀高位，或将胎先露向上推，行脐带回纳术，如不成功，行剖宫产术。

【常见护理诊断/问题】

1．有围生儿受伤的危险　与早产儿器官发育不完善有关。

2．有感染的危险　与破膜后阴道内细菌上行感染有关。

3．焦虑　与担心自身及胎儿安危有关。

【护理目标】

围生儿安全，无并发症发生；产妇未发生感染或发生感染后及时发现并控制；缓解产妇焦虑的心情，使其积极配合治疗。

【护理措施】

1. 防止脐带脱垂，预防围生儿受伤

（1）休息与活动：绝对卧床休息，取头低臀高位或抬高臀部。避免不必要的产科检查，减少刺激。

（2）观察病情：监测胎心音，必要时行胎心监护；观察羊水的颜色、量及性状；注意有无宫缩。

（3）用药护理：①子宫收缩抑制剂的应用：常选用硫酸镁、沙丁胺醇、利托君等药物。②促胎儿肺成熟：常选用肌内注射地塞米松。

（4）适时终止妊娠：妊娠期达37周及以上者，分娩发动，可令其自然分娩，有剖宫产指征者，协助医生做好剖宫产术前、术中和术后护理。

考点：预防脐带脱垂的体位

护考链接

孕妇，25岁，妊娠37周，晨起发现阴道流液，入院后诊断胎膜早破，护士应指导孕妇的体位是（　　）

A. 仰卧位　　　　　　B. 右侧卧位　　　　　　C. 头高足低位

D. 左侧卧位，抬高臀部　　E. 半卧位

答案：D

分析： 胎膜早破应卧床，取头低足高位或抬高臀部，防止羊水继续流出并且预防脐带脱垂。

2. 预防感染的发生

（1）保持外阴清洁，每日擦洗外阴2次，及时更换会阴垫。

（2）观察病情：测量体温与血常规。观察羊水的颜色、气味、性状等，及时发现感染表现。

（3）预防性使用抗生素：破膜12小时以上者应预防性使用抗生素。

（4）如出现感染表现，及时遵医嘱应用抗生素治疗。

考点：预防性使用抗生素的时间

3. 心理护理　引导患者说出焦虑的感受，估计焦虑的程度；再向孕妇及家属解释疾病情况、治疗方法及注意事项，说出成功案例，多陪伴、多交流，缓解患者焦虑情绪，使其积极配合治疗。

4. 健康指导

（1）积极预防和治疗下生殖道感染，注意妊娠期卫生。

（2）妊娠后期禁止性交。

（3）避免负重及腹部撞击等。

（4）子宫颈内口松弛者，应卧床休息，并于妊娠14周左右行环扎术，环扎部位应尽量靠近子宫颈内口水平。

（5）有头盆不称、胎位不正、多胎妊娠、羊水过多者，应警惕胎膜早破甚至脐带脱垂。

（6）预防胎膜发育不良：妊娠早期积极补充营养物质，如维生素C、铜等，且妊娠期严格戒烟。

【护理评价】

围生儿生命是否安全，有无发生并发症；出院时产妇血常规是否正常，有无感染表现；产妇是否可以积极配合治疗护理，情绪是否得以平复。

第2节 子宫破裂

子宫破裂是指子宫体部或子宫下段于妊娠晚期或分娩期发生的破裂。

【护理评估】

1. 健康史 询问既往孕产史、本次妊娠和分娩过程，评估子宫破裂的原因。

（1）胎先露部下降受阻：是常见的原因。当有骨盆狭窄、头盆不称、胎位异常、软产道阻塞时，子宫下段过度伸长变薄而易发生破裂。

（2）瘢痕子宫：剖宫产、子宫肌瘤挖除术等使子宫壁留有瘢痕，在妊娠晚期或分娩期时，子宫收缩牵拉及宫内压力升高而发生瘢痕处破裂。

考点：子宫破裂的原因

（3）手术创伤：多发生于不适当或粗暴的阴道助产手术、内倒转胎位术操作不慎等。

（4）宫缩过强：子宫收缩剂使用不当，未正确掌握缩宫素引产的适应证，缩宫素剂量过大或子宫对缩宫素过于敏感等。

✎ 护考链接

关于子宫破裂的原因，正确的描述是（　　）

A. 胎先露下降受阻　　　B. 子宫壁有瘢痕　　　C. 过多使用宫缩剂

D. 手术创伤　　　E. 以上都对

答案：E

分析： 子宫破裂的四大原因是胎先露部下降受阻、瘢痕子宫、手术创伤、宫缩过强。

2. 身体状况 子宫破裂多在分娩时发生，多分为先兆子宫破裂和子宫破裂两个阶段，这两个阶段渐进发展。

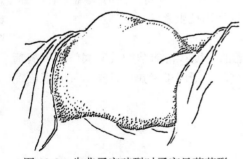

图10-2　先兆子宫破裂时子宫呈葫芦形

（1）先兆子宫破裂：临产后，当产程延长、胎先露部下降受阻时，强有力的宫缩使宫体更加增厚变短，子宫下段拉长变薄，两者间形成明显环状凹陷，随产程进展，此凹陷会逐渐上升达脐平甚至脐上，称病理缩复环。

此时产妇自述下腹剧痛难忍，烦躁不安，呼吸、脉搏加快，表情极其痛苦。膀胱受胎先露部压迫出现充血，表现出排尿困难、血尿。胎心率改变甚至听不清。子宫下段压痛明显、子宫出现葫芦形的病理性缩复环（图10-2）。

✎ 护考链接

初产妇，24岁，妊娠38周，在临产的过程中，出现烦躁不安，疼痛难忍，下腹部拒按，排尿困难等。考虑的诊断是（　　）

A. 妊娠合并阑尾炎　　　B. 先兆子宫破裂　　　C. 前置胎盘

D. 胎盘早剥　　　E. 先兆早产

答案：B

分析： 先兆子宫破裂是在临产的过程中，出现烦躁不安、疼痛难忍、下腹部拒按、排尿困难等；而胎盘早剥则是剧烈腹痛，休克和出血不成正比，腹部触硬，呈板状。

（2）子宫破裂：根据破裂程度，可分为完全性子宫破裂与不完全性子宫破裂两种。

1）完全性子宫破裂：指宫壁全层破裂，使宫腔与腹腔相通。子宫破裂时，产妇突感腹部撕裂样剧痛，很快进入面色苍白、出冷汗、呼吸表浅、脉搏细数、血压下降的休克状态。查体：全腹压痛及反跳痛，在腹壁下清楚地扪及胎体，缩小的宫体位于胎儿侧方，胎心消失，阴道可有鲜血流出。胎儿进入腹腔内，曾扩张的宫口可回缩。可能并发膀胱破裂。

子宫瘢痕破裂多发生在分娩过程中。子宫切口瘢痕部位有压痛，此时可能子宫瘢痕有裂开，但胎膜未破，胎心良好。若不立即行剖宫产，胎儿可能经裂开处进入腹腔，出现类似上述子宫破裂的症状和体征。

2）不完全性子宫破裂：指子宫肌层全部或部分破裂，浆膜层尚未穿破，宫腔与腹腔未相通。胎儿及其附属物仍在宫腔内。腹部检查在子宫不全破裂处有明显压痛。若破裂发生在子宫阔韧带两叶间，可形成阔韧带内血肿，此时在宫体一侧可扪及逐渐增大且有压痛的包块。胎心多不规则。

3．心理-社会状况　产妇因剧烈腹痛而烦躁不安，担心自身和胎儿的安危。随着子宫破或裂休克的发生，产妇和家属恐惧不已，而胎儿死亡、子宫切除，更会使产妇和家属陷入悲伤和绝望之中。

4．辅助检查

（1）B 型超声检查：了解胎儿和子宫裂口情况。

（2）血常规：了解血红蛋白的下降程度。

【治疗要点】

1．先兆子宫破裂者立即抑制子宫收缩，视产科条件行剖宫产或阴道分娩。

2．子宫破裂者则在积极纠正休克的同时，行剖宫取胎和子宫裂口修补术或子宫切除术。

【常见护理诊断/问题】

1．疼痛　与子宫强直收缩和子宫破裂有关。

2．组织灌注量不足　与子宫破裂大出血有关。

3．预感性悲哀　与胎儿死亡、子宫切除有关。

【护理目标】

强直性子宫收缩得到抑制，疼痛减轻；及时纠正血容量不足；减轻产妇哀伤情绪。

【护理措施】

1．急救护理　对有休克表现者，应立即卧床，取平卧位；吸氧、保暖、建立静脉通道，快速补液；观察生命体征和失血征象，遵医嘱应用宫缩抑制剂并做好剖宫术前准备。

2．病情观察　密切观察生命体征、腹痛、腹形、压痛和反跳痛、尿液性状、颜色和尿量、胎心、宫缩、胎动、胎体等情况。

3．心理护理　对患者及其家属的情绪表示理解和同情，耐心倾听她们的感受，给予安慰和帮助，以使她们接受现实，走出悲伤。

4．健康指导

（1）加强计划生育宣传及实施，减少多产。

（2）建立健全三级保健，做好产前检查，及时处理胎位异常及胎儿异常。

（3）对于有剖宫产史或骨盆狭窄、头盆不称、胎位异常者，应在预产期前 2 周住院观察待产。

（4）严格掌握缩宫素引产指征和使用方法。

（5）对于有子宫瘢痕、子宫畸形的产妇试产，要严密观察，试产时间不宜过长，应做好剖宫产准备。

（6）避免损伤性较大的阴道助产及操作；宫口未开全时尽量避免助产；忽略性肩先露不宜做内转胎位术；人工剥离胎盘困难时，可能为胎盘植入，严禁用手强行挖取。

【护理评价】

强直性子宫收缩是否得到抑制，疼痛是否得到减轻；出院时血常规检查是否正常，伤口是否愈合良好且无感染等情况发生；产妇情绪是否稳定，能否接受事实。

第3节　产后出血

胎儿娩出后 24 小时内出血量超过 500ml，剖宫产时超过 1000ml 者称产后出血，主要发生于产后 2 小时。产后出血是分娩期的严重并发症，是造成我国目前孕产妇死亡的首要原因，其发生率占分娩总数的 2%～3%。若短时间内大量失血，可迅速发生失血性休克，严重者危及产妇生命；休克时间过长可引起脑垂体缺血坏死，继发严重的腺垂体功能减退——Sheehan 综合征。

考点：产后出血的概念和主要发生的时间

【护理评估】

1. 健康史　全面了解产妇孕产史，评估有无以下出血原因：

（1）子宫收缩乏力：是产后出血常见的原因，占产后出血总数的 70%～80%。产妇精神过度紧张；临产后过多使用镇静剂、麻醉剂；产程过长或难产，产妇体力衰竭；子宫过度膨胀，如双胎妊娠、巨大胎儿、羊水过多；子宫肌纤维发育不良，如子宫畸形或合并子宫肌瘤等；子宫肌水肿和渗血，如妊娠期高血压疾病、严重贫血、子宫胎盘卒中。

（2）胎盘因素：胎盘剥离不全、胎盘剥离后滞留、胎盘嵌顿、胎盘粘连、胎盘植入等使胎盘剥离面血窦不能正常闭合而引起出血；胎盘和（或）胎膜残留等影响宫缩而引起出血。

（3）软产道裂伤：产程进展过快；胎儿过大，接产时未保护好会阴或阴道手术助产操作不当。

（4）凝血功能障碍：较少见，包括妊娠合并凝血功能障碍性疾病及妊娠并发症导致凝血功能障碍两类情况。前者如血小板减少症、白血病、再生障碍性贫血、重症肝炎等在妊娠前已存在，为妊娠禁忌证。后者常因重度子痫前期、重型胎盘早剥、羊水栓塞、死胎滞留过久等影响凝血功能，发生弥散性血管内凝血。

2. 身体状况

（1）子宫收缩乏力：常见，出血多为间歇性阴道流血，血色暗红，有血凝块。若出血量多，出血速度快，产妇可迅速出现休克表现，如面色苍白、头晕心慌、出冷汗、脉搏细弱、血压下降等。检查宫底较高，子宫软，甚至子宫轮廓不清，摸不到宫底，按摩推压宫底可压出积血。

（2）胎盘因素：胎盘娩出前阴道多量流血时首先考虑为胎盘剥离不全因素所致。胎盘部分粘连或部分植入时，胎盘未粘连或植入的部分已发生剥离而引起出血不止；胎盘、胎膜残留时检查娩出胎盘有小叶缺损或胎膜有断裂的血管。

（3）软产道裂伤：出血发生在胎儿娩出后，持续不断，血色鲜红能自凝。检查子宫收缩良好，仔细检查软产道可确定裂伤及出血部位。子宫颈裂伤多发生在两侧，也可呈花瓣状，严重者延及子宫下段。会阴裂伤按程度分 3 度（图 10-3）：Ⅰ度系指会阴皮肤及阴道入口黏膜撕裂，未达肌层，一般出血不多；Ⅱ度系指裂伤已达会阴体肌层，累及阴道后壁黏膜，甚至阴道后壁两侧沟向上撕裂，裂伤多不规则，使原解剖结构不易辨认，出血较多；Ⅲ度系肛门外括约肌已断裂，甚至阴道直肠隔及部分直肠前壁有裂伤。

（4）凝血功能障碍：在妊娠前或妊娠期已有易于出血倾向，分娩时，由于凝血功能障碍，表

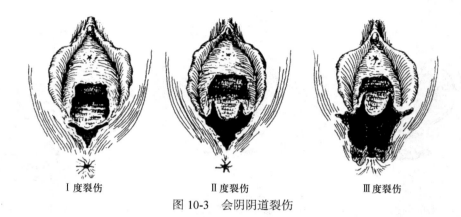

Ⅰ度裂伤   Ⅱ度裂伤   Ⅲ度裂伤

图 10-3　会阴阴道裂伤

现为全身不同部位的出血，最多见为子宫大量出血或少量持续不断出血，血液不凝，不易止血。
产后出血病因及特点见表 10-1。

表 10-1　产后出血病因及特点

病因	出血特点	体征
子宫收缩乏力	血色暗红，有血凝块	宫底较高，子宫软
胎盘因素	胎盘娩出前阴道多量流血	检查娩出胎盘胎膜不完整
软产道裂伤	胎儿娩出后，血色鲜红能自凝	检查软产道可明确裂伤及出血部位
凝血功能障碍	在妊娠前或妊娠期已有易于出血倾向 血液不凝，不易止血	检查凝血功能结果异常

考点：产后出血的病因和特征性表现

3. 心理-社会状况　因产妇出现大量出血，产妇及其家属感到恐惧，担忧身体的健康及生命安全。

4. 辅助检查　检查血常规、血型、凝血功能障碍。

【治疗要点】
抢救休克，针对原因迅速止血、预防感染。

【常见护理诊断/问题】
1. 组织灌注量不足　与大出血有关。
2. 有感染的危险性　与失血后抵抗力降低及手术操作有关。
3. 恐惧　与担忧生命安危有关。

【护理目标】
产妇血容量尽快恢复正常；产妇无感染征象出现；产妇恐惧心理得到缓解或解除，并积极配合治疗和护理。

【护理措施】
1. 抢救休克，改善组织灌注量不足　去枕平卧，吸氧、保暖；建立静脉通道、快速补液；抽血、查血型、交叉配血、遵医嘱输血；严密观察阴道流血量、宫底高度、子宫硬度、软产道损伤、流血是否凝固、生命体征等，以便及时寻找病因。
2. 协助医生迅速找到病因并及时止血
（1）子宫收缩乏力
1）按摩子宫：包括单手按摩、双手按摩（图 10-4 至图 10-6）。

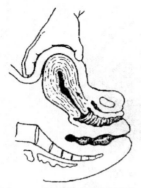
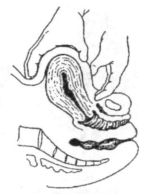
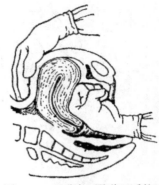

图 10-4　腹壁单手按摩子宫　　　图 10-5　腹壁双手按摩子宫　　　图 10-6　经腹部-阴道双手按摩

　　2）遵医嘱使用宫缩素：按摩子宫的同时，肌内注射或静脉缓慢注射缩宫素 10U（加入 10% 或 25%葡萄糖溶液 20ml 内），然后将缩宫素 10～30U 加入 10%葡萄糖溶液 500ml 内静脉滴注，以维持子宫处于良好收缩状态。也可肌内或宫体直接注射麦角新碱 0.2mg（心脏病、高血压患者慎用）。应用后效果不佳者，可采用地诺前列酮 0.5～1.0mg 经腹或直接注入子宫肌层，使子宫肌层发生强烈收缩而止血。

　　3）填塞宫腔：应用无菌纱布条填塞宫腔，局部止血。方法为术者一手在腹部固定宫底，另手持卵圆钳将无菌不脱脂棉纱布条填入宫腔内，自宫底由内向外填紧（图 10-7）。24 小时后取出纱布条。取出前应先肌内注射宫缩素并给予抗生素预防感染。宫腔填塞纱布条后应密切观察生命体征，宫底高度和大小。

　　（2）胎盘因素

　　1）若胎盘已剥离但未排出，且膀胱过度膨胀，应先导尿排空膀胱，用手按摩使子宫收缩，另一手轻轻牵拉脐带协助胎盘娩出。

　　2）胎盘剥离不全或粘连伴阴道流血，应人工徒手剥离胎盘（图 10-8）。徒手剥离胎盘时发现胎盘与宫壁关系紧密，界线不清，难以剥离，牵拉脐带，子宫壁与胎盘一起内陷，可能为胎盘植入，应立即停止剥离；做好子宫切除术的术前准备。

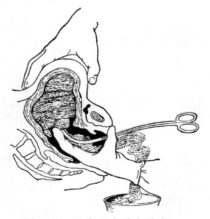
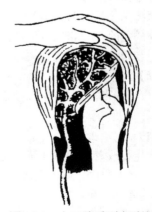

图 10-7　子宫腔内纱布填塞　　　　　图 10-8　人工徒手剥离胎盘

　　3）胎盘嵌顿在子宫狭窄环以上者，可在静脉全身麻醉下，待子宫狭窄环松解后徒手协助胎盘娩出。

（3）软产道裂伤出血：协助医生及时准确修补、缝合裂口，可有效地止血（图 10-9）。

（4）凝血功能障碍出血：遵医嘱尽快补充新鲜全血、纠正凝血功能。如阴道流血不止，应做好子宫切除术的准备。

3．预防感染　保持会阴清洁卫生、每日 2 次会阴护理；注意观察恶露的颜色、气味和会阴伤口情况，每日监测体温变化，监测白细胞；如有感染征象，遵医嘱使用抗生素。

4．心理护理　护士应多陪伴产妇，理解支持关心产妇，增加产妇的信任和安全感，缓解恐惧的情绪。

5．健康指导

（1）重视产前检查，对有产后出血危险的孕产妇应及时纠正，提前住院待产。

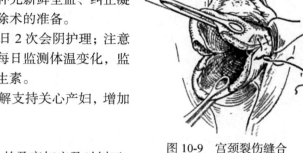

图 10-9　宫颈裂伤缝合

考点：各型原因引起产后出血的护理措施

（2）做好产程护理和指导：第一产程防止产妇过度紧张；第二产程教会产妇正确使用腹压，防止发生子宫收缩乏力；第三产程在胎盘剥离前不要过早牵拉脐带或按压子宫，胎盘娩出后检查胎盘是否完整、软产道有无裂伤等。

（3）产后在产房观察 2 小时，注意生命体征和阴道出血情况，并教会产妇观察子宫复旧和恶露情况；早期哺乳，可刺激子宫收缩，减少出血。

【护理评价】

产妇血红蛋白、血压是否恢复正常；出院后产妇体温及恶露是否正常，有无感染征象；产妇恐惧心理是否得到缓解或解除。

第4节　羊水栓塞

羊水栓塞是指在分娩过程中羊水进入母体血液循环引起的急性肺栓塞、过敏性休克、弥散性血管内凝血、肾衰竭或猝死等一系列极严重的综合征。产妇病死率高达 70%～80%。

【护理评估】

1．健康史　评估有无羊水栓塞的诱因：高龄产妇、多产妇、宫缩过强、急产；胎膜早破、前置胎盘、胎盘早剥、子宫破裂、剖宫产术等。羊水通过以下途径进入母血：①胎膜与子宫颈壁分离使血管损伤，或当宫口扩张时引起子宫颈壁损伤，使羊水可以通过子宫颈胎膜静脉进入母体血液循环。②前置胎盘、胎盘早剥等使羊水可以通过病理性开放的胎盘附着处静脉窦进入母体血液循环。③子宫颈撕裂、子宫破裂或剖宫产手术使羊水可以在损伤处血管进入母体血液循环。

知识链接　　　　　　　　　　　　**羊水栓塞的病理生理**

羊水进入母体血液循环后，羊水中的有形成分如毳毛、胎儿脱落的上皮细胞、胎脂等进入肺循环阻塞小血管引起肺动脉高压；更重要的是羊水内抗原成分引起Ⅰ型变态反应，肺动脉高压可引起急性右心衰竭，继而呼吸循环功能衰竭。羊水中某些成分可激发外源性凝血系统，使血管内产生广泛微栓，消耗大量凝血因子，最终导致全身性出血。

2．身体状况　羊水栓塞起病急、来势凶险，身体状况分为三个阶段。

（1）休克期：开始出现烦躁不安、寒战、恶心、呕吐、气急等先兆症状，继而出现呛咳、呼吸困难、发绀，肺底部出现湿啰音，心率加快、面色苍白、四肢湿冷，血压下降等。严重者发病

考点：羊水栓塞临床表现

急骤，甚至没有先兆症状，仅惊叫一声或打一哈欠，血压迅速下降或消失，产妇多于数分钟内迅速死亡。

（2）出血期：发生难以控制的全身广泛性出血，大量阴道流血、切口渗血、全身皮肤黏膜出血、消化道大出血等。产妇可因出血性休克导致死亡。

（3）肾衰竭期：患者出现少尿或无尿，甚至肾衰竭的表现。部分患者在出血期得到控制后，又因肾衰竭死亡。

3. 心理-社会状况　产妇突然出现生命危险甚至突然死亡，家属无法接受，表现出情绪激动、愤怒或过激行为。

4. 辅助检查

（1）实验室检查：血常规、血小板计数，痰液涂片或腔静脉取血检查有无羊水成分。

（2）胸部 X 线检查：肺部弥漫性阴影。

（3）心电图检查：右侧房室扩大。

【治疗要点】

紧急抢救肺动脉高压，抗过敏、抗休克、纠正呼吸循环衰竭、弥散性血管内凝血和肾衰竭。

【常见护理诊断/问题】

1. 气体交换受损　与肺动脉高压、肺水肿有关。

2. 组织灌注量不足　与弥散性血管内凝血和大失血有关。

3. 有胎儿窘迫的危险　与羊水栓塞、呼吸循环衰竭有关。

4. 恐惧　与家属担忧母儿的安危有关。

【护理目标】

产妇呼吸困难等表现得到缓解；产妇血容量得到及时的补充，体液维持平衡；胎儿或新生儿安全；产妇恐惧心理得到缓解或解除。

考点：羊水栓塞患者常取的卧位

【护理措施】

1. 急救护理

（1）取半卧位或抬高头肩部卧位，加压给氧，必要时气管切开，减轻肺水肿，改善脑缺氧。

（2）遵医嘱给予抢救

1）抗过敏：立即静脉推注地塞米松或氢化可的松，然后再滴注给予维持。

2）解除肺动脉高压：罂粟碱为解除肺动脉高压的首选药物；也可用阿托品、氨茶碱等，但心率＞120 次/分者慎用阿托品。

3）抗心力衰竭：强心苷、利尿剂静脉推注。

4）抗休克：静脉快速补液、改善酸中毒。

5）弥散性血管内凝血阶段注意早期抗凝，晚期补充凝血因子如新鲜全血和纤维蛋白原。

6）少尿或无尿阶段应及时使用利尿剂，防止肾衰竭，必要时做血液透析。

2. 密切观察病情变化

（1）密切观察神志、面色、生命体征、尿量、心肺功能、阴道流血和全身出血情况等。

（2）观察产程进展和胎心情况。

（3）配合医生做实验室检查：抽血做凝血功能检查、腔静脉穿刺取血检查、痰液涂片等。

3. 提供心理支持，解除恐惧感

（1）对家属的情绪表示理解和安慰，耐心倾听。

（2）向患者及其家属介绍羊水栓塞的相关知识，取得患者及其家属的配合和支持。

4．健康教育

（1）人工破膜需在宫缩间歇时进行。

（2）防止产道裂伤。

（3）严格掌握缩宫素的使用，防止宫缩过强。

（4）对于急产、宫缩过强、剖宫产、前置胎盘、胎盘早剥、高龄产妇等易引起羊水栓塞者，需密切注意观察。

【护理评价】

患者呼吸困难等表现是否得到改善；患者血压、尿量是否正常，阴道流血是否减少，皮肤出血是否停止；胎儿或新生儿有无生命危险；产妇恐惧心理是否得到缓解或解除。

小　结

本章主要学习了胎膜早破和脐带脱垂、子宫破裂、产后出血及羊水栓塞等临床上常见的分娩期并发症的相关知识，应掌握上述疾病的概念、临床表现及首要的护理问题。对于胎膜早破患者指导卧床休息，勤听胎心，观察羊水性状，防止感染。子宫破裂患者需立即给予镇静剂抑制子宫收缩，及时做好剖宫产手术准备。对于产后出血患者，抢救休克，找出产后出血的原因很重要，根据不同情况分别给予加强子宫收缩、缝合软产道、协助胎盘完整娩出、纠正凝血功能的护理。羊水栓塞病情变化快，抢救包括降低肺动脉高压、抗过敏、抗休克，纠正凝血功能，防止肾衰竭等措施。

自 测 题

A₁ 型题

1. 胎膜早破指（　　）

A. 胎膜在第二产程破裂

B. 胎膜在临产前破裂

C. 胎膜在宫缩开始破裂

D. 胎膜在第一产程破裂

E. 胎膜在胎儿娩出中破裂

2. 引起子宫破裂的诱因不包括（　　）

A. 子宫瘢痕　　B. 胎先露下降受阻

C. 产妇过度恐惧　　D. 宫缩剂使用不当

E. 手术创伤

3. 病理性缩复环常见于（　　）

A. 羊水过多　　　B. 双胎

C. 巨大儿　　　D. 梗阻性难产

E. 胎盘早期剥离

4. 关于产后出血的表现或处理不妥的组合是（　　）

A. 胎儿娩出后持续出血，鲜红自凝——软产道裂伤

B. 胎盘娩出后间断出血，宫体软而轮廓不

清——宫缩乏力性出血

C. 胎盘植入——行人工剥离胎盘术

D. 软产道损伤——逐层缝合

E. 宫缩乏力性出血——按摩子宫

5. 与羊水栓塞无关的致病因素是（　　）

A. 宫缩乏力　　　B. 宫缩过强

C. 中期妊娠引产　　D. 剖宫产

E. 前置胎盘

A₂ 型题

6. 孕妇，32 岁，妊娠 36 周。2 小时前自觉阴道有液体流出，无腹痛，入院后诊断为胎膜早破。护士查体发现其脐带脱垂。此时应立即采取的措施是（　　）

A. 数分钟内结束分娩

B. 等待自然分娩

C. 保持外阴清洁

D. 使用抗生素

E. 定时听胎心

7. 女性，31 岁，妊娠 38 周，因"阴道持续性流液 2 小时"入院。医生诊断为胎膜早破，

护士协助其采用的卧位应为（　　　）

　　A. 平卧位　　　　B. 头低足高位

　　C. 头高足低位　　D. 截石位

　　E. 膝胸卧位

A₃型题

〔8～10题共用题干〕

　　产妇，27岁，妊娠39周，顺产，总产程8小时20分。目前产后1小时30分钟，阴道流血量多，约600ml，拟诊为产后出血。体检：子宫底高度平脐，质软。血压90/60mmHg，心率100次/分。

　　8. 关于产后出血的定义是（　　　）

　　A. 产程中阴道流血量≥400ml

　　B. 胎儿娩出后24小时内阴道流血量≥500ml

C. 胎儿娩出后2天内阴道流血量≥400ml

D. 胎儿娩出后7天内阴道流血量≥400ml

E. 产褥期有1次阴道流血量≥500ml

9. 该产妇产后出血最可能的原因是（　　　）

A. 软产道撕裂　　　B. 宫缩乏力

C. 胎盘残留　　　　D. 急产

E. 凝血功能障碍

10. 护理措施不妥的是（　　　）

A. 协助产妇平卧，严密观察生命体征

B. 协助医师按摩子宫

C. 遵医嘱静脉滴注缩宫素

D. 配合医师宫腔填塞纱条

E. 立即送手术通知单，行子宫切除术

（陈梦茹）

第11章 产褥期并发症妇女的护理

产褥期妇女各器官发生一系列变化，身体的抵抗力相对较弱，如果受到一些因素的影响，可出现产褥期并发症，严重时可能危及生命。预防产褥期疾病、促进康复，是产褥期护理的重要内容。通过本章的学习，会对产褥感染、晚期产后出血及产后抑郁妇女进行整体护理。

第1节 产 褥 感 染

案例 11-1

产妇，35岁。产后第3天起持续发热，体温37.5℃左右。查体：子宫收缩好，无压痛；会阴红肿，压痛；恶露淡红色，无臭味；双侧乳房软，无硬结。

问题：产妇出现的问题是什么？应如何护理？

产褥感染是指分娩及产褥期生殖道受病原体的侵袭而引起的局部或全身的炎性反应。产褥病率是指分娩24小时以后的10日内，每日用口表测量体温4次，每次间隔4小时，有2次达到或超过38℃。产褥病率多数是由于产褥感染引起，也可以是呼吸道、泌尿生殖道或乳腺等部位的炎症引起。产后出血、妊娠合并心脏病、妊娠期高血压疾病及产褥感染是目前导致我国孕产妇死亡的四大原因。

考点：产褥感染和产褥病率的概念、关系

【护理评估】

1. 健康史 评估产褥感染的诱因、感染途径等。

（1）诱因：一切削弱产妇生殖道和全身防御能力的因素都会诱发产褥感染，如胎膜早破、严重贫血、产科介入操作、分娩过程中产程延长、孕期卫生不良等。

（2）感染途径：来源有二，第一种是内源性感染，孕妇产道内寄生的微生物多数情况下并不致病，当出现诱因后可由非致病性微生物转化为致病性微生物而引起感染。大多数产褥感染为内源性细菌所致。第二种是外源性感染，外界的病原体进入产道引起的感染，如消毒不严的医疗器械、被污染的衣物等。

考点：产褥感染的诱因，产褥感染的病原体

（3）病原体：需氧菌、厌氧菌、支原体和衣原体等都可以导致感染。引起内源性感染的主要致病菌为厌氧菌，引起外源性感染的主要致病菌为链球菌、大肠杆菌、葡萄球菌，因此，产褥感染大多为混合感染。

2. 身体状况 发热、疼痛、异常恶露为产褥感染的三大主要症状。因感染的部位、程度不同，可有局部或全身性炎症的表现。

（1）急性外阴炎、阴道炎、子宫颈炎：分娩时会阴部裂伤或会阴切开术导致感染，表现为会阴部疼痛，伤口局部红肿、压痛、脓性分泌物，严重者发生伤口裂开，可伴有发热。阴道、子宫颈黏膜充血、水肿、溃疡，恶露量增加甚至呈脓性。

（2）急性子宫内膜炎、子宫肌炎：下腹部疼痛及压痛，恶露量多，混浊有臭味，子宫复旧不良，可伴有寒战、高热。子宫内膜炎是产褥感染最常见的炎症。

（3）急性盆腔结缔组织炎和急性输卵管炎：局部感染扩散到子宫周围组织而引起盆腔结缔组织炎，波及输卵管可引起急性输卵管炎。患者可出现持续高热、寒战、腹痛、肛门有坠胀感，下腹部压痛，宫旁结缔组织增厚或形成肿块，严重时波及整个盆腔形成"冰冻骨盆"。

（4）急性盆腔炎和弥漫性腹膜炎：炎症继续发展，扩散形成盆腔腹膜炎，继而发展成弥漫性腹膜炎。全身中毒症状明显，如高热、恶心、呕吐、腹胀，检查时下腹部有明显压痛、反跳痛。

（5）血栓性静脉炎：炎症向上扩散引起盆腔内血栓性静脉炎，盆腔静脉炎可向下扩散形成下肢血栓性静脉炎（图 11-1）。多发生于产后 1～2 周，表现为寒战、高热，症状可持续数周或反复发作。当下肢血栓性静脉炎影响到血液回流时，可出现局部静脉压痛或触及硬索状，下肢持续性疼痛、水肿，皮肤发白，习称"股白肿"（图 11-2）。小腿深静脉栓塞时可出现腓肠肌及足底部疼痛。

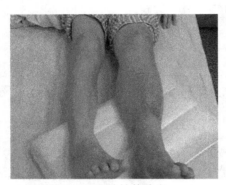

图 11-1　血栓性静脉炎

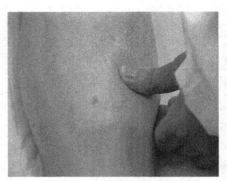

图 11-2　股白肿

考点：产褥感染的临床表现

（6）脓毒血症和败血症：感染的血栓脱落进入血液循环，可引起脓毒血症。如大量细菌进入血液循环并繁殖则形成败血症，表现为持续高热、寒战、全身中毒症状，可危及生命（表 11-1）。

表 11-1　产褥感染病理及身体状况

病理	身体状况
急性外阴、阴道、子宫颈炎	伤口局部红肿、压痛，有脓性分泌物，可伴低热
急性子宫内膜炎、子宫肌炎	下腹部疼痛及压痛，恶露量多，混浊有臭味，子宫复旧不良，可伴有寒战、高热
急性盆腔结缔组织炎和急性输卵管炎	高热、寒战、腹痛、下腹部压痛，严重者形成"冰冻骨盆"
急性盆腔炎和弥漫性腹膜炎	全身中毒症状，下腹压痛、反跳痛
血栓性静脉炎	寒战、高热，可形成"股白肿"
脓毒血症和败血症	持续高热、寒战、全身中毒症状

3. 心理-社会评估　产妇因会阴伤口疼痛、恶露脓臭味、腹痛而焦虑，加之不能母乳喂养，产妇深感内疚，家人的态度、经济状况等对产妇的情绪影响很大。

4. 辅助检查

（1）血液检查：白细胞计数增高，尤其是中性粒细胞；红细胞沉降率加快。

（2）细菌培养：阴道分泌物、阴道穹窿后部穿刺液等培养出致病菌。

（3）B超、CT检查：能对炎性包块、脓肿及静脉血栓做出定位及定性诊断。

【处理要点】

1. 支持疗法　增加营养和休息，纠正贫血与电解质紊乱，增强机体免疫力。

2. 应用抗生素　根据细菌培养和药敏试验选用有效抗生素，必要时短期内加用肾上腺皮质激素。

3. 清除病灶　采用清除宫腔、阴道穹窿后部穿刺、脓肿切开引流等方法。

4. 血栓性静脉炎　用肝素、双香豆素，或用活血化瘀中药治疗。

【常见护理诊断/问题】

1. 体温过高　与感染有关。

2. 舒适度减弱　与疼痛、体位受限有关。

3. 焦虑　与担心疾病预后、母子分离有关。

4. 知识缺乏　与产妇或家属不了解正确的清洁和预防措施有关。

【护理目标】

体温降至正常；疼痛、焦虑缓解；产妇或家属了解预防感染的措施。

【护理措施】

1. 一般护理　保持病室内温湿度适宜，安静、空气清新，注意保暖。保持外阴清洁干燥，每日擦洗外阴 2 次，及时更换会阴垫，保证产妇的舒适。鼓励产妇早下床活动，经常按摩子宫以促进子宫收缩，利于恶露排出。盆腔感染者可取半卧位或抬高床头，促进恶露引流、炎症局限。会阴侧切伤口感染者取健侧卧位。下肢血栓性静脉炎者应抬高患肢，局部保暖。给予高蛋白、高热量、高维生素的易消化饮食，鼓励多饮水，必要时可静脉补液。

考点：盆腔感染患者休息的体位

✎ **护考链接**

　　产妇，35 岁，产后 3 天出现低热，下腹痛，恶露增多伴臭味。查体：子宫软，有压痛，子宫底脐上一指。

　　1. 该产妇最可能出现的问题是（　　　）

　　A. 急性子宫颈炎　　　　　B. 下肢血栓性静脉炎　　　C. 急性盆腔结缔组织炎

　　D. 急性盆腔腹膜炎　　　　E. 子宫内膜炎

　　2. 作为责任护士，你应建议患者采取的体位是（　　　）

　　A. 平卧位　　　　　　　　B. 左侧卧位　　　　　　　C. 半卧位

　　D. 右侧卧位　　　　　　　E. 中凹卧位

　　答案：1. E　2. C

分析： 产后 3 天低热、恶露有臭味，提示有感染；子宫有压痛，宫底脐上一指，提示子宫有炎症，复旧不良。为了使炎症局限，引流恶露，患者应取半卧位。

2. 病情观察　观察产妇的生命体征及全身情况，发热、寒战、腹痛、下肢疼痛等是否有减轻，恶露的量、颜色、气味，子宫复旧的情况及会阴部的伤口情况，并做好记录。

3. 治疗配合　遵医嘱使用广谱高效的抗生素及支持疗法，增强患者的体质和抵抗力。配合医生做好伤口修补、脓肿引流、清宫术及阴道穹窿后部穿刺术等的术前准备及护理。

4. 心理护理　向患者及其家属讲解此病的发生、发展、治疗及预后，解释暂停哺乳的原因，取得他们的理解和配合。

5. 健康指导

（1）加强妊娠期卫生指导：妊娠期应避免盆浴，妊娠晚期及临产前避免性生活。及时发现并治疗生殖器官炎症。

（2）指导产妇养成良好的卫生习惯：每天至少清洗外阴 2 次，大便后擦拭方向为从前向后。清洗外阴的盆、毛巾专用，内裤要单独洗晒。

（3）教会产妇自我观察：注意观察恶露、腹痛、发热等，及时发现感染的征象。

（4）产褥期避免性生活。

【护理评价】

产妇体温是否降至正常；疼痛是否缓解、情绪是否稳定；产妇或家属是否了解预防感染的措施并配合医护人员工作。

第2节　晚期产后出血

【护理评估】

1. 健康史　全面了解产妇孕产史，评估有无以下出血原因：

（1）胎盘、胎膜残留：这是最常见的原因。多发生于产后 10 日左右。黏附在子宫腔内残留的胎盘、胎膜组织发生变性、坏死、机化，坏死组织脱落时，引发大量出血。

（2）蜕膜残留：正常蜕膜多在产后 1 周内脱落，并随恶露排出。若蜕膜因剥离不全而长时间残留，可影响子宫复旧，引起晚期产后出血。

（3）子宫胎盘附着部位感染及复旧不全：胎盘娩出后其附着面血管即有血栓形成，继而机化、出现玻璃样变，管腔变窄堵塞，子宫内膜逐渐修复。如果胎盘附着面感染使子宫复旧不全，可引起血栓脱落，血窦重新开放，导致大出血。

考点：晚期产后出血的原因

（4）剖宫产术后子宫切口裂开或愈合不良：手术切口感染、切口位置选择不适当及缝合技术不当，可使肠线溶解脱落，血窦重新开放，出现大量阴道流血。

2. 身体状况

（1）阴道流血：胎盘胎膜残留、蜕膜残留多在产后 10 日左右出现阴道流血增多。子宫胎盘附着部位感染及复旧不全常发生在产后 2 周左右，可反复多次阴道流血或突然发生大量流血。剖宫产术后子宫切口裂开或愈合不良所致的阴道流血常发生于产后 2～3 周，表现为子宫突然大量出血。

（2）其他症状：可因感染而出现腹痛、发热，恶露增加且有恶臭。可继发贫血，严重者导致失血性休克、危及生命。

（3）体征：子宫增大、变软、宫口松弛，压痛明显。

3. 心理-社会状况　由于反复阴道流血或突然大量出血，产妇出现惊慌失措、恐惧等情绪，因不能很好地照顾新生儿，担心自身安危而焦虑、烦躁。

4. 辅助检查

（1）血常规：了解感染及贫血情况。

（2）B 型超声检查：了解子宫大小、宫腔有无残留物及剖宫产术后子宫切口愈合情况。

（3）病原体检测及药敏试验：有助于选择有效的抗生素。

（4）病理检查：宫腔刮出物或切除子宫标本送病理检查，有助于明确原因。

【治疗要点】

治疗原则针对病因及时采取清宫、抗感染、手术等方法迅速止血。

【常见护理诊断/问题】

1. 潜在并发症：失血性休克、贫血。

2. 有感染的危险　与机体抵抗力下降、反复检查、手术操作有关。

3. 焦虑　与担心自身健康和无法进行母乳喂养有关。

【护理目标】

产妇无失血性休克、贫血发生；未发生感染；焦虑缓解或解除。

【护理措施】

1. 一般护理　保持病房的安静、清洁，保证产妇充足的休息与睡眠；加强营养，增强全身抵抗力；及时更换会阴垫，保持外阴清洁、干燥。

2. 病情观察　观察产妇全身情况，密切监测生命体征及神志变化，观察皮肤、黏膜、嘴唇、指甲的颜色，四肢温度及尿量，及早发现出血性休克的早期征兆，并作好记录。观察子宫复旧和恶露情况，及早发现感染征象。

3. 治疗配合　配合医生抢救失血性休克，建立静脉通路，加快输液输血速度；如有大块胎盘、胎膜残留时，应在输液、输血的情况下，配合医生进行刮宫术，并将刮出物送病理检查；疑有剖宫产术后子宫切口裂开且出血较多者，积极做好剖腹探查术准备。遵医嘱给予抗生素、子宫收缩剂、止血剂，纠正贫血药物等。

4. 心理护理　耐心倾听产妇的诉说，向产妇及家属介绍晚期产后出血的相关知识及自我监护的方法，说明治疗方案，减轻产妇及其家属焦虑情绪。

5. 健康教育　告知产妇加强营养，增强体质；合理安排休息与活动，督促产妇尽早下床活动；注意观察恶露及伤口情况；保持外阴清洁，勤换会阴垫。

第3节　产后抑郁

产后抑郁是产后发生的抑郁症状，通常在产后2周出现，表现为持续和严重的情绪低落及一系列症候群，如失眠、焦虑、沮丧，甚至影响对新生儿的照料能力。

【护理评估】

1. 健康史　全面评估患者有无以下因素。

（1）分娩因素：产时及产后各种不良因素的刺激，如疼痛、难产、产科并发症等，这些都会在一定程度上造成产妇的紧张和焦虑。

（2）心理因素：产妇的个性特征是非常重要的因素。产妇本身情绪不稳定，内向性格、好强求全、以自我为中心等易发生产后抑郁；另外，产妇对胎儿性别不满意，对母亲角色不能适应，对面临的困难没有充足的心理准备，心理压力过大也比较容易发生产后抑郁。

（3）内分泌因素：产后体内激素的迅速变化在产后抑郁的发病上起了一定的作用。

（4）社会因素：产妇的家人在精神、家务和经济方面的支持不足易导致抑郁。

（5）遗传因素：这是产后心理障碍的潜在因素。有精神病家族史或家族抑郁症病史的产妇，产后抑郁的发生率高。

2. 身体状况　可有疲乏，食欲缺乏，睡眠障碍，思维缓慢，健忘。

3. 心理-社会状况

（1）情绪改变：心情压抑、沮丧，甚至出现焦虑、易激惹，夜间加重。

（2）自我评价降低：有自责、负罪感，对生活缺乏信心，不愿与人交流，对身边的人充满敌意。担心自己或婴儿受到伤害，严重者出现绝望、自我伤害或伤害婴儿倾向。

4. 辅助检查　对产妇采用爱丁堡产后抑郁量表进行筛查，有助于早期发现。美国精神病学会（1994）在《精神疾病的诊断与统计手册》一书中，制订了产褥期抑郁的诊断标准。

知识链接   产褥期抑郁的诊断标准

在产后 4 周内出现下列 5 条或 5 条以上的症状（必须具备 1、2 两条），且持续 2 周以上，患者自感痛苦或患者的社会功能已经受到严重影响。症状包括：

1. 情绪抑郁。
2. 对全部或多数活动明显缺乏兴趣或愉悦。
3. 体重显著下降或增加。
4. 失眠或睡眠过度。
5. 精神运动性兴奋或阻滞。
6. 疲劳或乏力。
7. 遇事皆感毫无意义或自责感。
8. 思维能力减退或注意力不集中。
9. 反复出现自杀想法。

【治疗要点】

1. 心理治疗　对产褥期抑郁非常重要，包括心理咨询、心理支持及社会干预等。通过心理咨询，了解病因。根据患者的个体特征、发病原因给予个体化心理疏导。

2. 药物治疗　适用于中、重度，且心理治疗无效者。抗抑郁症药主要是选择 5-羟色胺再吸收抑制剂、三环类抗抑郁药等不进入乳汁的药物。

【常见护理诊断/问题】

1. 个人应对无效　与产妇的抑郁行为有关。
2. 对自己或对婴儿有暴力行为的危险　与产后严重心理障碍有关。

【护理措施】

1. 做好心理疏导，提高产妇个人应对能力。

（1）预防措施：产褥期抑郁的发生受众多因素的影响，心理-社会因素在产后抑郁的发生中起非常重要的作用，故应加强对孕妇的精神关怀。利用孕妇学校等多种渠道普及有关妊娠、分娩知识，减轻孕产妇的紧张、恐惧心理，完善自我保健。配偶和家人要多给予理解、关心及支持，尽量避免和减少不良应激的影响，使产妇保持良好的心态。

（2）心理疏导：耐心聆听产妇的倾诉，做好心理疏导工作，缓解产妇压力，减轻其躯体症状。指导其与婴儿交流接触的方法，使其尽快适应母亲角色。

2. 防范产妇暴力行为

（1）密切观察：密切观察产妇的行为，对有焦虑症状或存在抑郁症高危因素的产妇给予足够重视。告诉警惕产妇早期的伤害行为，注意保持环境安全。如产妇出现严重行为障碍，避免其与婴儿独处。

（2）用药护理：重症产妇遵医嘱使用抗抑郁药物。注意观察有无不良反应。

3. 健康指导　做好出院指导和家庭随访工作，积极提供心理咨询帮助。

小　　结

产褥感染是产褥期常见病，是导致产妇死亡的四大原因之一，以厌氧菌最常见。发热、疼痛、恶露异常是三大主要症状，具体表现因感染部位、程度、扩散范围而不同。护理人员应严密观察病情，加强营养和休息，配合医生做好治疗工作。晚期产后出血指分娩 24 小时后，在产褥期内发生的子宫大量出血，要以预防为主；产后抑郁是产后出现的心情压抑，不仅影响母亲角色的建立，还严重影响产妇的健康和生活质量。

自 测 题

A₁型题

1. 产褥感染的诱因不包括（　　　）

A. 产程延长　　　　B. 胎膜早破

C. 使用缩宫素　　　D. 产道损伤

E. 生殖道自然防御能力降低

2. 预防产褥感染的措施中不正确的是（　　　）

A. 加强妊娠期宣教

B. 胎膜早破 24 小时仍未分娩者应遵医嘱使用抗生素

C. 妊娠晚期避免盆浴与性生活

D. 防止产道损伤及产后出血

E. 减少不必要的阴道检查

3. 产褥期发热，首先考虑由哪种原因引起（　　　）

A. 乳房炎　　　　　B. 产褥感染

C. 泌尿道感染　　　D. 上呼吸道感染

E. 肠道感染

A₂型题

4. 某产妇，产后第 7 日发热 40℃，恶露多而混浊，有臭味，子宫复旧不佳，有压痛，下述哪项不妥（　　　）

A. 半卧位　　　　　B. 床边隔离

C. 物理降温　　　　D. 抗炎治疗

E. 坐浴 1～2 次/天

5. 患者，女，30 岁，剖宫产后 35 日，以晚期产后出血入院，采取保守治疗，护理措施不正确的是（　　　）

A. 密切观察生命体征

B. 密切观察阴道出血情况

C. 保持外阴清洁

D. 协助做相关检查

E. 取半坐卧位

6. 某产妇会阴侧切，术后 5 天拆线，伤口有一小部分裂开。可以坐浴的时间从何日开始最适宜（　　　）

A. 拆线后即日　　　B. 产后 10 日

C. 产后 2 周　　　　D. 拆线后 1 周

E. 拆线后 2 周

A₃型题

（7～9 题共用题干）

某产妇因宫缩乏力而以胎头吸引术结束分娩，产程 26 小时，产后 3 天发热，T 38.6℃，下腹痛，恶露脓血性、味臭，宫底近脐平，压痛（±），诊断为产褥感染住院。

7. 该产妇感染的主要诱因是（　　　）

A. 滞产　　　　　　B. 胎头吸引术

C. 失血过多　　　　D. 营养不良

E. 贫血

8. 该产妇护理中采用的体位是（　　　）

A. 平卧位　　　　　B. 臀高位

C. 半卧位　　　　　D. 侧卧位

E. 俯卧位

9. 最有效的对因治疗为（　　　）

A. 鼓励产妇多饮水

B. 给予半流质饮食

C. 鼓励早下床活动

D. 保证室内通风

E. 用敏感、足量、高效抗生素

（姜丽英）

第12章　妇科护理评估

护理评估是护理程序的基础，是指全面收集有关护理对象的资料，并加以整理、综合、判断的过程。妇产科护理评估可以通过观察、会谈及对护理对象进行身体检查、心理测试等方法获得护理对象生理、心理、社会、精神和文化等各方面的资料。因为女性生殖系统疾病常涉及患者的隐私和与性生活有关的内容，收集资料时会使患者感到害羞和不适，甚至不愿说出实情，所以，妇产科护理的护患沟通十分重要。在护理评估的过程中，要做到态度和蔼、语言亲切并通俗易懂，关心体贴和尊重患者，耐心细致地询问和进行体格检查，给患者以责任感、安全感，并给予保守秘密的承诺。

案例 12-1

王某，女，35岁，2个月前发现下腹部有一包块，经妇科门诊检查收住入院。

问题： 作为她的责任护士应从哪些方面进行妇科护理评估？如何指导患者配合各项检查？

一、健康史采集内容

健康史采集内容包括一般项目、主诉、现病史、月经史、婚育史、既往史、个人史和家族史等。

（一）一般项目

一般项目包括患者姓名、性别、年龄、职业、民族、籍贯、住址、婚姻状况、入院日期、病史记录日期、病史陈述者。若非本人陈述，应注明陈述者与患者的关系。

（二）主诉

了解患者就医的主要问题、出现的时间、持续时间和患病方式。应详细询问疾病的发病原因、时间、主要表现及发展变化和治疗经过。一般要求通过主诉即可初步估计疾病大致范围。常见妇科的就诊问题有阴道出血和（或）下腹部疼痛不适、白带异常、外阴瘙痒、闭经、腹部包块及不孕等。如患者有停经、阴道流血及各种主要症状，则应按其发生时间的先后顺序，将主诉书写为：停经×天后，阴道流血×天，腹痛×天。如患者本人无任何自觉不适，而系妇科普查时发现的盆腔包块，此时主诉书写为：查体发现盆腔包块××天。

（三）现病史

现病史为病史的主要组成部分，应详细描述。现病史包括从最早发病起至此次住院时疾病的发生、发展和治疗变化的全过程。一般多以主要症状为核心，按时间先后依次描述。除主要症状外，还要详细询问有无伴随症状，特别是与主要症状之间的相互关系。此外，对患者的一般情况，如食欲、大小便、体重变化及有无寒战、发热等，均应问明并予以记录。对有鉴别意义的某些症状，即使为阴性也应列入现病史中。询问要点如下：

1. 阴道流血　询问出血量、时间、颜色、有无血块，与月经周期的关系，末次月经日期及持续天数。有无伴发症状如腹痛、发热、下腹包块或上环出血等。

2. 白带异常、外阴瘙痒　询问白带的量、色、性状、气味，与月经周期的关系，有无外阴瘙痒等。

3. 腹部肿块　询问有无伴随腹痛或阴道流血等。

4. 腹痛 询问发生的时间、部位、疼痛程度、腹痛与月经或体位有无关系，是否伴其他症状等。

（四）月经史

月经史是妇科病史中重要内容，包括初潮年龄、周期、经期、经量及伴随症状如痛经；每次经量多少，有无血块，经前有无不适；有无痛经及疼痛部位、性质、程度、起始和消失时间；常规询问末次月经时间，对绝经者询问绝经的年龄。月经史的简单书写方式：如 14 岁初潮，每 28～30 天来一次月经，每次持续 4～5 天，46 岁绝经，可简写为 $14\dfrac{4\sim5}{28\sim30}46$。

（五）婚育史

婚育史包括婚次及每次结婚年龄、男方的健康情况、是否近亲结婚、同居情况、双方性功能、性病史。询问足月产、早产、流产及现存子女数，可以简写为：足-早-流-存，如足月产 3 次，无早产，流产 1 次，现存子女 2 人，可简写为 3-0-1-2，记录也可以缩写为孕 4 产 3（G_4P_3）；询问分娩方式，有无难产史，新生儿出生时的情况，有无产后大出血及产褥感染，末次分娩或流产时间，流产方式及经过；询问采用何种计划生育措施及其效果等。

考点：月经史、生育史的简写

（六）既往史

既往史包括以往健康情况，曾患何种疾病，特别是妇科疾病、心血管疾病、肺结核、肠结核、肝炎及手术史等。此外，还应询问过敏史，并注明对何种药物过敏。

（七）个人史

个人史包括生活和居住情况，出生地和曾居住地区，个人特殊嗜好等。

（八）家族史

家族史包括父母、兄弟、姐妹及子女健康情况。注意家族成员中有无遗传性疾病，可能与遗传有关的疾病及传染病。

二、身体状况评估

身体状况评估不仅要做全身检查、腹部检查，还要做盆腔检查。盆腔检查是妇科特有的检查，又称为妇科检查。通过评估，为护理诊断提供第一手资料。身体评估应在采集病史后进行，除急症外，应按先后顺序进行。

（一）全身检查

应常规测量体温、脉搏、呼吸、血压，必要时还应测量体重和身高。检查患者神志、精神状态、面容、体态、全身发育及毛发分布情况、皮肤、淋巴结、头部器官、颈、乳房、心、肺、肝、脾、脊柱及四肢。

（二）腹部检查

注意观察腹壁有无瘢痕、腹壁疝、妊娠纹、静脉曲张、腹直肌分离，腹部是否隆起或不对称。扪诊腹壁厚度，肝、脾、肾有无增大及压痛，腹壁其他部位有无压痛、反跳痛或肌紧张，腹部能否扪到肿块及其大小、形状、质地、部位、活动度、表面光滑或高低不平隆起，有无压痛。叩诊时注意鼓音和浊音分布区，有无移动性浊音。腹部检查为妇科检查的重要组成部分，应在盆腔检查前进行。

（三）盆腔检查

检查使用的器械一般包括无菌手套、阴道窥器、阴道拉钩、鼠齿钳、长镊、子宫探针、子宫颈刮板、玻片、棉拭子、消毒液、液状石蜡或肥皂水等。

1．基本要求

（1）检查者要关心体贴患者，态度严肃，语言亲切，要做好解释工作，以解除其思想顾虑，取得配合。检查仔细，动作轻柔，并注意保护患者的隐私。

（2）检查前应嘱患者先小便，必要时导尿。大便充盈者应先排便或灌肠。每检查一人，应更换置于臀部的垫单，以防交叉感染。

（3）协助患者脱去一侧裤腿后，仰卧在检查台上，取膀胱截石位，两手平放于身旁，以便腹肌松弛。如腹壁紧张，可边检查边交谈，以分散其注意力；嘱患者张口呼吸，使腹肌放松。危重患者不能上检查台者可在病床上检查。检查时应有良好光源，冬季要注意保暖。

（4）经期应避免阴道检查。但如为异常出血必须检查者，检查前应先消毒外阴，并使用无菌手套及器械，以防发生感染。

考点：盆腔检查的注意事项

（5）未婚女性一般仅做外阴视诊和肛腹诊检查。

（6）男医生为女患者进行检查时，需有其他医务人员在场，以减轻患者紧张心理和避免发生不必要的误会。

2．检查方法　一般按下列步骤依次进行。

（1）外阴部检查：观察外阴发育、阴毛多少及分布情况，有无水肿、炎症、溃疡、畸形、皮肤色泽变化、萎缩或肿瘤等。然后用右手拇指和示指分开小阴唇，暴露前庭及其尿道和阴道口。未婚者的处女膜多完整未破，中央有处女膜孔，已婚的阴道口能容两指通过；经产妇的处女膜仅余残痕或有会阴侧切瘢痕。检查时还可让患者用力向下屏气，观察有无阴道前后壁膨出、子宫脱垂或尿失禁等。

（2）阴道窥器检查：应根据患者阴道松弛情况，选用适当大小窥器。未婚者禁用窥器检查。

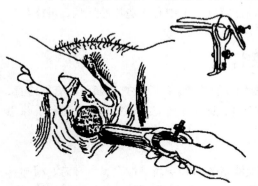

图 12-1　沿阴道侧后壁放入阴道窥器

1）放置和取出方法：将阴道窥器两叶合拢，旋紧中间螺丝，放松侧部螺丝，用润滑剂如液状石蜡或肥皂水涂擦两叶前端，以减轻插入时的不适感。如作子宫颈刮片或阴道分泌物涂片细胞学检查，则不宜用润滑剂，以免影响检查结果，必要时可用生理盐水润滑。放置窥器时用左手示指和大拇指分开两侧小阴唇，暴露阴道口，右手斜持预先备好的阴道窥器，避开敏感的尿道周围区，直接沿阴道侧后壁缓慢插入阴道（图 12-1），然后沿阴道后壁推进，边推进边将窥器两叶转平，并张开两叶，直至完全暴露子宫颈。如患者阴道壁松弛，子宫颈无法暴露时，可调整阴道窥器中部螺丝，以使其能张开达最大限度，如仍无法看到子宫颈时，应改用大号窥器。此外还应注意防止窥器两叶顶端直接碰伤子宫颈导致的子宫颈出血。取出窥器时，应先旋松侧部螺丝，待两叶合拢后取出。在放入或取出过程中，一定拧紧窥器中间螺丝，以免阴道壁黏膜和小阴唇被夹入两叶侧壁而引起剧痛。

2）视诊：①检查子宫颈，观察子宫颈大小、颜色、外口形状，有无糜烂、撕裂、囊肿或息肉。子宫颈刮片检查应于此时进行。②检查阴道，放松窥器侧部螺丝，旋转窥器，观察阴道前、后、侧壁黏膜颜色及皱襞，有无阴道隔、双阴道等先天畸形，有无出血、溃疡、肿块，注意阴道内分泌物量、性质、颜色、有无臭味。白带增多或异常者，应于此时取阴道内分泌物找滴虫、霉菌或淋菌。

（3）双合诊：指阴道和腹壁的联合检查。检查者一手戴手套，将示、中二指涂润滑剂后轻轻伸入阴道，然后将两手指置于子宫颈下方，将子宫颈向上推顶，同时用另一手的手指掌面向下按压下腹部，使子宫置于两手之间，上下配合检查称为双合诊检查（图 12-2）。双合诊是盆腔检查中最重要的组成部分之一，其目的在于扪清阴道、子宫颈、子宫、输卵管、宫旁结缔组织、韧带及盆腔内壁等情况。

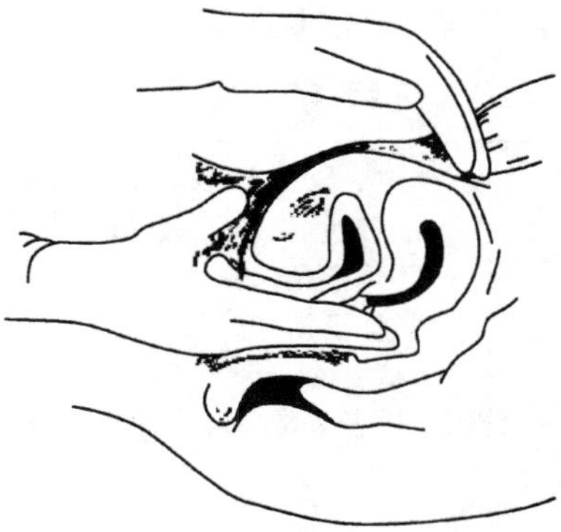

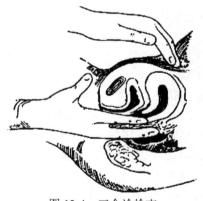

图 12-2　双合诊检查子宫

1）了解阴道通畅度和深度，有无先天畸形、斑痕、肿块；扪触子宫颈，探查子宫的位置，一般子宫是前倾前屈位，如子宫体倾向耻骨方向为前倾，朝向骶骨则为后倾。

2）检查附件和子宫旁组织：输卵管和卵巢统称为子宫附件。检查时将阴道内手指先后移向两侧穹窿，并向后上方深触；另一手在腹部相应部位配合检查（图 12-3），触摸有无肿块、增厚或压痛。正常时输卵管不能触及，卵巢偶可扪到。如扪及肿块，应注意其位置、大小、形状、硬度、活动度、与子宫的关系及有无压痛等。

（4）三合诊：指经腹部、阴道、直肠的联合检查。将一手的示指放入阴道，中指插入直肠，另一手按下腹部配合检查（图 12-4）。通过三合诊可了解后倾后屈子宫的大小，发现子宫后壁、直肠子宫陷凹、宫骶韧带及双侧盆腔后壁的病变，估计盆腔癌肿浸润盆壁的范围，扪诊直肠阴道隔、骶骨前方及直肠内有无病变等。

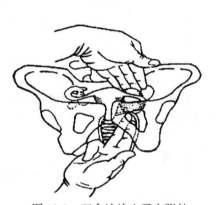

图 12-3　双合诊检查子宫附件

图 12-4　三合诊检查

（5）肛腹诊：示指插入直肠，另一手在腹壁辅助检查，适用于未婚、阴道出血、阴道闭锁、月经期不宜做阴道检查者。

3. 记录　记录顺序为外阴-阴道-子宫颈-子宫-附件。

考点：妇科检查的方法

三、心理-社会状况评估

妇科病是以女性生殖器官病变为主的疾病，患者往往会出现各种不同的心理反应，如羞怯、焦虑、恐惧、忧郁、暴躁等。有些妇科病还会给家庭或社会造成影响，如不孕、性病、肿瘤或手术切除子宫或卵巢等。接受妇科手术妇女的心理-社会问题比较多见。因此，必须对护理对象进行心理-社会状况评估，及早发现其心理-社会问题。心理-社会评估的内容应包括精神状态、应激水平和应对方式、对目前疾病和（或）健康问题的理解、个性特征及价值信仰、生活方式、家庭状况、经济状况等。

✎ **护考链接**

患者，女，42岁，因卵巢癌住院，常常哭泣、焦虑不安，对该患者首选的护理措施是（   ）

A. 倾听其倾诉，并给予安慰   B. 通知主管医生

C. 让家属探视   D. 同意家属陪伴

E. 给予镇静药

答案：A

分析：患者常常哭泣、焦虑不安，故对患者进行心理护理为首选的护理措施。

小　结

采集病史从一般项目、主诉、现病史、月经史、婚育史、既往史、个人史、家族史八个方面着手，妇科检查包括外阴部检查、阴道窥器检查、双合诊检查、三合诊检查、肛腹诊检查。检查和采集病史应该做到态度和蔼、语言亲切，多关心体贴患者，尊重并保护患者的隐私。操作要敏捷，动作轻柔，使其消除紧张情绪和思想疑虑。

自 测 题

A₁型题

1. 未婚女性进行妇科检查时，采取哪种检查方式（   ）

A. 双合诊   B. 三合诊

C. 肛腹诊   D. 直肠指诊

E. 窥器检查

2. 某女士，足月产2次，无早产，流产1次，现存子女2人，可简写为（   ）

A. 2-0-1-2   B. 2-1-0-2

C. 2-2-1-0   D. 1-0-2-2

E. 0-2-1-2

3. 女性在进行妇科检查时采取（   ）

A. 平卧位   B. 俯卧位

C. 膀胱截石位   D. 侧卧位

E. 头高足低位

4. 妇科检查注意事项哪项不妥（   ）

A. 做好心理护理，态度和蔼，关心体贴患者和尊重患者隐私

B. 检查前排空膀胱，必要时导尿或灌肠

C. 体位为膀胱截石位（尿漏患者除外）

D. 阴道出血照常检查

E. 未婚者用肛腹诊，禁做双合诊和阴道窥器检查

5. 李女士，26岁，自述婚后1年未孕，月经周期规律。该女士适合进行妇科检查的时间是（   ）

A. 月经后期   B. 月经前期

C. 月经期   D. 月经周期第3～7日

E. 月经干净后

6. 王女士，36岁，其生育史为：足月产2次，无早产，流产1次，现存子女2人，应缩写为（   ）

A. G_4P_3 B. G_3P_2

C. G_3P_1 D. G_3P_0

E. G_4P_2

（肖荣霞）

第13章　女性生殖系统炎症患者的护理

女性生殖系统有自然防御功能，可保护机体免受伤害。当自然防御功能被破坏，病原体入侵，女性生殖器官就会出现炎症。本章重点介绍外阴炎、阴道炎、子宫颈炎及盆腔炎的整体护理。

第1节　概　　述

一、女性生殖系统的自然防御功能

1. 双侧阴唇自然合拢，阴道前、后壁紧贴，子宫颈"黏液栓"堵塞，子宫颈内口紧闭，子宫内膜周期性剥脱，输卵管黏膜上皮细胞的纤毛向子宫腔方向摆动，均有利于阻止病原体的侵入。

2. 雌激素使阴道上皮细胞中糖原增加，在阴道杆菌的作用下分解为乳酸，使阴道内环境呈酸性（pH≤4.5，多在3.8～4.4），可抑制病原体的生长繁殖，称为阴道自净作用。

当女性生殖系统自然防御功能被破坏（分娩、手术或损伤），或机体免疫功能下降、内分泌发生变化（月经期、分娩期）时，病原体容易侵入或原有条件致病菌生长繁殖而引起炎症。

二、病　原　体

常见的病原体有细菌、滴虫、真菌、病毒、衣原体、螺旋体等。

三、传　染　途　径

1. 沿生殖器黏膜上行传播　病原体由外阴侵入阴道后，沿黏膜面上行，经子宫颈、子宫内膜、输卵管黏膜至卵巢及腹腔。淋病奈瑟菌沿此途径扩散。

2. 经血液循环传播　病原体先侵入人体的其他系统，经过血液循环感染生殖器官，是结核菌感染的主要途径。

3. 直接蔓延　腹腔其他脏器感染后，直接蔓延到内生殖器，如阑尾炎可引起输卵管炎。

4. 经淋巴系统传播　是产后、流产后感染的主要传播途径，多见于链球菌、大肠杆菌、厌氧菌感染。

> 考点：女性生殖系统炎症的传染途径

第2节　外阴部炎症

> **案例13-1**
>
> 小丽，16岁，喜欢穿紧身化纤内裤。近几日出现外阴瘙痒、灼痛，行走不便。检查：外阴局部充血、肿胀，有抓痕。
>
> **问题**：患者出现了什么状况？怎么处理？

外阴炎指外阴部皮肤与黏膜的炎症。病原体侵入前庭大腺引起的炎症，称为前庭大腺炎。

【护理评估】

1. 健康史　注意询问有无月经、性交、流产、分娩及尿液或粪便刺激和穿紧身化纤内裤等诱因。

2．身体状况

（1）外阴炎：外阴皮肤瘙痒、疼痛或烧灼感，于性交、活动、排尿、排便时加重。检查见局部充血、肿胀、糜烂、湿疹、皲裂等。

（2）前庭大腺炎：炎症多为一侧，典型的病灶局部红、肿、热、痛。当脓肿形成时疼痛加剧，局部触诊有波动感。患者可有发热等全身症状，肿物较大时外阴坠胀或性交不适。

考点：前庭大腺炎的身体状况和治疗

3．心理-社会状况　患者因外阴局部不适而影响工作、睡眠，引起情绪低落、焦虑等。

4．辅助检查　取分泌物检查病原体。

【治疗要点】

寻找病因，积极治疗阴道炎、尿瘘、粪瘘、糖尿病等引起外阴炎的疾病；保持外阴清洁，局部坐浴或涂抹抗生素；前庭大腺脓肿形成时可切开引流。

【常见护理诊断/问题】

1．皮肤完整性受损　与炎症刺激、搔抓或用药不当有关。

2．舒适的改变　与外阴瘙痒、疼痛、分泌物增多有关。

3．焦虑　与疾病影响正常生活及治疗效果不佳有关。

【护理目标】

皮肤完整，无不适感觉；焦虑解除。

【护理措施】

1．一般护理　保持外阴清洁干燥，炎症急性期卧床休息。

考点：坐浴时高锰酸钾的浓度

2．治疗护理　用 1∶5000 的高锰酸钾坐浴或中药热敷，坐浴时注意药物浓度、溶液温度，经期应避免坐浴。配合医生行脓肿切开引流术，引流条每日更换，伤口愈合后改为坐浴。

3．心理护理　向患者解释炎症发生的原因、诱因及防护措施，消除患者的焦虑情绪，取得患者及其家属的配合。

4．健康指导　嘱患者不要搔抓皮肤，注意外阴部卫生，勤换洗内裤，禁穿有刺激性的紧身化纤内裤，有糖尿病、阴道炎者应积极治疗。

【护理评价】

皮肤是否完整，有无不适感觉；焦虑是否解除。

第3节　阴道炎症

案例13-2

44 岁已婚妇女，白带多伴外阴痒 2 周。妇科检查：阴道黏膜充血，有散在红色斑点。阴道穹窿后部有多量灰黄色、质稀薄、泡沫状分泌物，有腥臭味。

问题： 如何指导患者配合诊治，尽快恢复健康？

一、滴虫性阴道炎

滴虫性阴道炎是由阴道毛滴虫引起的阴道炎。阴道毛滴虫适宜在温度 25～40℃、pH 5.2～6.6 的潮湿环境中生长。

滴虫性阴道炎传播途径：①性交直接传播，为主要传播方式。②通过公共浴池、浴具、游泳池、坐式马桶、污染的妇科检查器具或敷料等间接传播。

【护理评估】

1. **健康史**　注意询问有无不洁性生活史，有无与污染的浴池、浴具、游泳池、坐式马桶、医疗器械等接触史。

2. **身体状况**　青春期、育龄期妇女多见。典型的症状为白带增多、外阴瘙痒。白带为灰黄色、稀薄、泡沫状，若合并细菌感染，则呈脓性，有臭味。妇科检查：阴道黏膜充血，严重者有散在的出血点，呈"草莓样"外观。毛滴虫吞噬精子，可导致不孕。

考点：滴虫性阴道炎的白带特征

✎ **护考链接**

不属于滴虫性阴道炎临床表现的是（　　　）

A. 外阴瘙痒　　　　　　　B. 经期后自觉症状加重　　　C. 稀薄泡沫状白带

D. 小阴唇内侧附着白色膜状物　　　　　　　　　　　　E. 草莓样子宫颈

答案：D

分析： 滴虫性阴道炎的症状为白带多，外阴瘙痒。阴道黏膜充血严重者有散在出血点，子宫颈呈"草莓样"外观。白带特点是稀薄、泡沫状。月经前后阴道的 pH 改变时炎症易发作。

3. **心理-社会状况**　患者因外阴局部不适、患病部位的隐秘性和疾病的传染性而焦虑，因复发、久治不愈、担心被人歧视而忧心忡忡，未婚或绝经后患者更易因害羞而不愿来妇科就诊。

4. **辅助检查**

（1）阴道分泌物悬滴法检查：显微镜下可见呈波状运动的滴虫及增多的白细胞（图 13-1）。此法敏感性为 60%～70%。

（2）分泌物培养：此法准确率达 95% 左右。

【治疗要点】

1. **全身用药**　可选择甲硝唑 2g，单次口服甲硝唑 400mg，3 次/天，连服 7 天，有较好的治疗效果。

2. **局部用药**　①1% 乳酸溶液或 0.1%～0.5% 乙酸溶液冲洗阴道，改善阴道内环境。②甲硝唑阴道泡腾片 200mg 阴道内塞入，每晚 1 次，7～10 天为 1 个疗程。

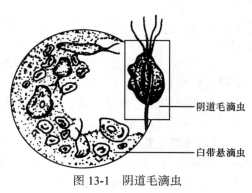

阴道毛滴虫

白带悬滴虫

图 13-1　阴道毛滴虫

【常见护理诊断/问题】

1. **舒适改变**　与外阴瘙痒、白带增多等有关。

2. **焦虑**　与疾病病程长或疗效不明显有关。

【护理目标】

患者舒适度增强；焦虑缓解或消失。

【护理措施】

1. **加强自我护理**　注意个人卫生，保持会阴清洁、干燥。嘱患者在治疗期间将所用盆具、浴巾、内裤等用开水烫洗或煮沸 5～10 分钟；禁止性生活，病情顽固者，其性伴侣同时治疗，以免交叉或重复感染。

2. **积极配合检查**　告知患者取分泌物前 24～48 小时避免性生活、阴道灌洗和局部用药。分泌物取出后及时送检。

3. **指导合理用药**　告知患者各种阴道用药方法。甲硝唑用药期间应禁酒，且妊娠 20 周前或哺乳期间妇女禁用。服用甲硝唑偶见胃肠道反应、头痛、皮疹、白细胞减少等，如出现上述情况

考点：滴
虫性阴道
炎阴道灌
洗液的种
类，治愈
标准

应停药。

4. 心理护理 耐心解释滴虫性阴道炎的原因及发病特点，告知患者坚持正确治疗即可痊愈，消除其焦虑、紧张的心理。

5. 健康指导 加强卫生知识宣教，养成良好卫生习惯。滴虫性阴道炎常于月经后复发，应每次月经后复查白带，若连续 3 次检查均阴性方为治愈。讲明彻底治疗的必要性。

【护理评价】

患者舒适度是否增强；焦虑是否缓解或消失。

二、外阴阴道假丝酵母菌病

外阴阴道假丝酵母菌病亦称念珠菌性外阴阴道炎，80%～90%病原体为白色假丝酵母菌，阴道酸性增强时易生长繁殖。传播途径：①主要为内源性感染。假丝酵母菌为条件致病菌，可寄生于阴道、口腔和肠道，并可相互自身传染，环境条件适宜时即可发病。②少部分通过性交直接传播。③极少部分患者通过接触感染的衣物间接传播。

考点：外
阴阴道假
丝酵母菌
病的传播
途径
考点：外
阴阴道假
丝酵母菌
病的白带
特征

【护理评估】

1. 健康史 注意询问是否妊娠，有无糖尿病及接受雌激素或大量抗生素、免疫抑制剂治疗史。

2. 身体状况 主要症状为外阴奇痒和白带增多。典型的白带特征为白色、稠厚、呈凝乳状或豆渣样。妇科检查可见阴道黏膜有白色膜状物附着，擦除后露出红肿黏膜面，甚至糜烂和溃疡。

3. 心理-社会状况 患者因外阴奇痒影响工作、睡眠和性生活而焦虑，因分泌物改变、量多而忧心忡忡。

4. 辅助检查 悬滴液检查：取分泌物少许放于盛有 10%氢氧化钾溶液的玻片上，混匀后在显微镜下找芽孢和假菌丝。

【治疗要点】

消除诱因，及时停用广谱抗生素、雌激素等。以局部治疗为主，主要药物有咪康唑、克霉唑等，顽固病例或未婚者可选用伊曲康唑、氟康唑、酮康唑等药物口服。

【常见护理诊断/问题】

1. 舒适改变 与外阴瘙痒、分泌物增多有关。

2. 焦虑 与知识缺乏、病程长或疗效不明显有关。

【护理目标】

患者舒适度增强；焦虑缓解或消失。

【护理措施】

1. 心理护理 关心、理解患者，向患者解释炎症发生的原因、诱因，介绍防护措施，消除患者的焦虑情绪，取得患者及家属的配合。

2. 治疗配合

（1）消除诱因：积极治疗糖尿病，及时停用广谱抗生素、雌激素等。

（2）局部用药：2%～4%碳酸氢钠溶液冲洗阴道，再用咪康唑、克霉唑或制霉菌素栓剂阴道内塞入。

（3）全身用药：顽固病例或未婚者可选用伊曲康唑、氟康唑、酮康唑等药物口服。有肝病史者和孕妇禁用。

3．健康教育

（1）养成良好的卫生习惯，勤换内裤。

（2）孕妇要积极治疗，但不能口服用药。

（3）治疗期间避免饮酒及辛辣食物。

【护理评价】

患者舒适度是否增强；焦虑是否缓解或消失。

护考链接

有关假丝酵母菌病患者护理不当的是（ ）

A. 注意保持外阴洁净　　　B. 加强健康教育　　　C. 指导患者正确用药

D. 因外阴瘙痒严重，可以搔抓，以减轻痛痒　　　E. 用药时注意洗净双手，以减少感染的机会

答案：D

分析： 外阴瘙痒严重，不可以搔抓，以防引外阴皮肤破溃，引起感染加重。

三、老年性阴道炎

绝经后妇女卵巢功能衰退，雌激素水平降低，阴道上皮细胞内糖原含量减少，阴道自净作用减弱，致病菌入侵繁殖引起炎症。常为化脓菌混合感染。

【护理评估】

1．健康史　注意询问有无自然绝经或人工绝经史、药物假绝经治疗史。

2．身体状况　主要症状为阴道分泌物增多及外阴瘙痒、灼热感，分泌物呈稀薄、淡黄色，严重时呈脓血性白带。妇科检查可见外阴阴道萎缩，阴道黏膜充血、有出血点或浅表溃疡。

护考链接

关于老年性阴道炎的护理评估，下述错误的是（ ）

A. 一般年龄大于45岁　　　B. 外阴、阴道萎缩　　　C. 阴道黏膜无炎性改变

D. 卵巢切除患者可排除年龄因素　　　E. 分泌物稀薄、淡黄色或为脓血性白带

答案：C

分析： 萎缩性阴道炎阴道黏膜充血、有出血点或浅表溃疡。

3．心理-社会状况　患者因外阴局部不适而焦虑。有血性白带者，因担心患有恶性肿瘤而烦躁。

4．辅助检查　悬滴液检查阴道分泌物。

【治疗要点】

局部应用抗生素；补充雌激素以增强阴道抵抗力。

【常见护理诊断/问题】

1．舒适改变　与阴道瘙痒、白带增多有关。

2．知识缺乏：缺乏围绝经期保健知识。

【护理目标】

患者阴道瘙痒减轻或消失，白带减少；获得围绝经期的保健知识。

【护理措施】

1．指导患者正确用药

（1）局部用药：1%乳酸溶液或0.1%～0.5%乙酸溶液冲洗阴道,再用己烯雌酚0.125～0.250mg,

考点：外阴阴道假丝酵母菌病阴道灌洗液的种类

考点：老年性阴道炎的病因

考点：老年性阴道炎的局部用药

每晚放入阴道内 1 次，7 天为 1 个疗程。

（2）全身用药：可用尼尔雌醇口服，增加阴道黏膜抵抗力。但不能长期服用。

2．健康教育

（1）注意保持阴部清洁，穿透气性好的棉织品内裤。

（2）外阴瘙痒时禁止用刺激性药物、肥皂擦洗或搔抓。

【护理评价】

患者阴道瘙痒是否减轻或消失，白带是否减少，是否获得围绝经期的保健知识。

四、细菌性阴道病

细菌性阴道病是阴道内正常菌群失调引起的一种混合感染，以厌氧菌居多，但临床及病理特征无炎症改变。

【护理评估】

1．健康史　询问有无促使阴道内菌群发生变化的相关因素，如过度冲洗阴道、频繁性生活、多个性伴侣等。

2．身体状况　多发生在性活跃期妇女。10%～40%患者无临床症状。有临床症状者表现为阴道分泌物增多，伴有鱼腥臭味，性交后加重，可出现轻度外阴瘙痒或烧灼感。妇科检查可见阴道分泌物呈灰白色，均匀一致，稀薄，常黏附于阴道壁，但黏度很低，容易将分泌物从阴道壁拭去。阴道黏膜无充血。

3．心理-社会状况　由于分泌物增多且有鱼腥臭味，患者思想压力很大，焦虑不安。

4．辅助检查　线索细胞阳性；氨臭味试验阳性；阴道分泌物 pH＞4.5。

【治疗要点】

无症状者不需治疗，有症状者均需治疗。治疗选用抗厌氧菌药物，主要药物有甲硝唑和克林霉素。局部用药与口服药物疗效相似，治愈率在 80%左右。

【常见护理诊断/问题】

1．焦虑　与分泌物有鱼腥臭味有关。

2．舒适改变　与阴道分泌物增多、外阴瘙痒有关。

【护理目标】

焦虑缓解或消失；阴道分泌物减少，外阴瘙痒消失。

【护理措施】

1．心理护理　向患者解释疾病的原因，消除患者的焦虑心理。嘱家属多给予关爱，帮助患者树立治疗的信心。

2．用药护理　向患者说明药物治疗的目的、方法，指导患者正确用药。口服药物首选甲硝唑。

3．健康指导　指导患者注意个人卫生，按医嘱完成疗程治疗。避免过度冲洗阴道，维持阴道酸性环境。治疗后无症状者不需常规随访，对症状持续或症状重复出现者应及时复诊和接受治疗。

【护理评价】

焦虑是否缓解或消失；阴道分泌物是否减少，外阴瘙痒是否消失。

第4节　慢性子宫颈炎症

案例13-3

　　患者，女，38岁，G₃P₁，因白带增多、性生活后出血就诊。妇科检查：阴道内有大量脓性白带，子宫颈表面鲜红小颗粒状，触之易出血。分泌物检查：阴道洁净度Ⅲ度，子宫颈刮片病理检查（－）。

问题： 护士应对该患者做哪些健康指导？

　　慢性子宫颈炎是生育期妇女的常见病，多见于分娩、流产或手术损伤子宫颈后，病原体侵入而引起感染。病原体主要为葡萄球菌、大肠杆菌及厌氧菌，也有淋病奈瑟菌等。

　　常见病理类型：

　　1. 子宫颈息肉　　慢性炎症长期刺激使子宫颈管局部黏膜增生，逐渐向子宫颈外口突出而形成带蒂的赘生物，色红、质脆、易出血，舌形，极少恶变，但易复发。

　　2. 子宫颈肥大　　由于慢性炎症长期刺激，子宫颈组织充血、水肿，腺体及间质增生所致。质较硬，表面光滑。

　　3. 子宫颈黏膜炎　　病变局限于子宫颈管黏膜及黏膜下组织，子宫颈管黏膜增生向外口突出，子宫颈口充血发红，可见脓性分泌物。

知识链接　　　　　　　　　　　**子宫颈糜烂样改变**

　　"子宫颈糜烂"曾被认为是慢性子宫颈炎最常见的病理表现，随着对子宫颈生理病理认识的提高，人们认为子宫颈糜烂是子宫颈原始鳞-柱状上皮交接部的外移，从而这一术语变更为"子宫颈柱状上皮异位"。子宫颈糜烂样改变只是一个临床征象，可以是生理性改变（青春期、妊娠期、雌激素分泌旺盛或口服避孕药），也可以是病理性改变（子宫颈上皮内瘤变和早期宫颈癌）。

考点：慢性子宫颈炎的病理类型

【护理评估】

　　1. 健康史　　有无分娩、流产或手术损伤子宫颈后的感染史，有无性传播疾病，有无卫生不良等诱因存在。

　　2. 身体状况　　主要症状为白带增多，多呈乳白色、黏液状，有时呈淡黄色、脓性或血性。轻者多无不适感，严重时可伴有腰骶部酸痛和下腹坠痛，甚至性交后出血或不孕。妇科检查可见有子宫颈糜烂样改变、肥大、息肉。

　　3. 心理-社会状况　　由于病程较长，白带多，有异味，患者思想压力较大，尤其性交后出血或怀疑恶变使患者焦虑不安，甚至恐惧。

　　4. 辅助检查　　常规做子宫颈刮片细胞学检查，必要时子宫颈活检，以排除宫颈癌。

考点：慢性宫颈炎糜烂样改变常规做的辅助检查

【治疗要点】

　　以局部治疗为主。糜烂样改变若临床无症状，不须治疗，但要常规做细胞学筛查；糜烂样改变伴有分泌物增多或接触性出血者，最有效方法是物理治疗；子宫颈息肉行息肉摘除术；子宫颈肥大一般不须治疗。

【常见护理诊断/问题】

　　1. 舒适度减弱　　与炎症及分泌物刺激有关。

　　2. 焦虑　　与担心发展为宫颈癌有关。

【护理目标】

患者焦虑缓解或消失；无不适感觉。

【护理措施】

1. 心理护理　耐心倾听患者诉说，了解患者的心理感受，指导家属关心、体贴和理解患者，使患者减轻焦虑，保持稳定情绪，积极配合治疗，防止恶变发生。

2. 一般护理　指导患者注意个人卫生，保持外阴清洁。给予高热量、高蛋白、高维生素饮食，适当休息。

3. 配合治疗

（1）向患者解释物理治疗的必要性和方法。

（2）生殖器官急性炎症者禁忌物理治疗。

（3）治疗时间应选择在月经干净后3～7天内进行。

考点：子宫颈糜烂样物理治疗术后注意事项

（4）术后阴道分泌物增多甚至有黄水样排液。术后1～2周脱痂时，可有少量出血，出血多时应及时到医院就诊。

（5）术后保持外阴清洁，2个月内禁止性生活、盆浴和阴道冲洗。

（6）定期复查，一般在2次月经干净后3～7天复查。

✏️ **护考链接**

慢性子宫颈炎的护理措施正确的是（　　　）

　A. 采取预防措施　　　　　B. 指导妇女定期妇科检查　　C. 宣传预防措施

　D. 物理治疗时间选择在月经干净后3～7日内进行　　E. 以上都正确

　答案：E

分析：采取预防措施，指导妇女定期妇科检查等，都是慢性宫颈炎的护理措施。

---

4. 健康指导　指导患者定期妇科检查，发现子宫颈炎症及时系统正规治疗，阻断癌前病变；注意性卫生、经期卫生，加强产后、流产后的自我保健；积极治疗急性子宫颈炎；避免分娩及手术操作对子宫颈的损伤；产后发现宫裂伤，及时缝合。

【护理评价】

患者焦虑是否缓解或消失；有无不适感觉。

第5节　盆腔炎性疾病

案例13-4

患者，女，19岁，1周前因早孕行药物流产。药物流产后第5天出现寒战、高热，体温39.2℃，阴道分泌物呈脓血性，量多且有臭味。检查：下腹压痛，子宫体大、软，压痛明显。

问题：对该患者采取哪些护理措施？

女性内生殖器及其周围的结缔组织、盆腔腹膜发生炎症时称为盆腔炎性疾病，包括子宫内膜炎、输卵管炎、输卵管卵巢炎、盆腔腹膜炎，以输卵管炎和输卵管卵巢炎最常见。

【护理评估】

1. 健康史　了解有无产后、流产后或宫腔手术后感染史；有无经期性生活、使用不洁卫生巾及性生活紊乱史；有无阑尾炎、腹膜炎蔓延至盆腔或慢性盆腔炎急性发作病史。

2．身体状况

（1）急性盆腔炎性疾病：主要症状为急性下腹疼痛伴发热及阴道分泌物增多。患者呈急性病容，体温可达 38～40℃，可伴有寒战、头痛及食欲不振，下腹部有压痛、反跳痛及肌紧张。妇科检查：有大量脓性分泌物从子宫颈口外流，有臭味；阴道穹后部有明显触痛，子宫颈充血、水肿、举痛明显；宫体增大，活动受限，双侧附件增厚，压痛明显，若有脓肿形成则可触及包块且压痛明显。

（2）盆腔炎性疾病后遗症：患者全身症状多不明显，主要表现为下腹隐痛及腰骶部酸痛，劳累、性交后及月经前后加剧，常伴白带增多、经期延长、不孕。妇科检查：子宫多呈后位，活动受限或粘连固定；子宫一侧或两侧触及呈索条状的增粗输卵管，伴压痛；严重者可出现"冰冻骨盆"。

3．心理-社会状况　急性盆腔炎性疾病患者因发热、疼痛而烦躁不安。盆腔炎性疾病后遗症者因病程长、反复发作甚至不孕，影响工作及家庭生活，患者焦虑、情绪低落，对治疗缺乏信心。

4．辅助检查　血常规检查白细胞升高，脓液或血液细菌培养显示致病菌。B 型超声有助于盆腔炎性包块的诊断。

【治疗要点】

急性盆腔炎性疾病以及时、足量的抗生素治疗为原则，如脓肿形成或破裂者，可行脓肿切开引流或病灶切除。盆腔炎性疾病后遗症采用以物理治疗和中药治疗为主的综合治疗。

【常见护理诊断/问题】

1．焦虑　与病情反复发作、担心影响生育有关。
2．舒适度改变　与急慢性疼痛及阴道分泌物增大有关。

【护理目标】

患者焦虑缓解或消失；舒适度提高。

【护理措施】

1．心理护理　关心患者，耐心倾听患者诉说，了解其对疾病的心理感受；向患者及其家属讲解疾病的相关知识，尽可能地帮助患者解决问题，与其商讨选择适合个人的治疗方案，增强患者被治愈的信心。

2．一般护理　提供良好的环境，指导患者急性期卧床休息，取半卧位。给予高热量、高蛋白、高维生素流质或半流质饮食，及时补充丢失的液体。对高热患者及时采取物理降温。做好床边消毒隔离，保持会阴清洁干燥。避免不必要的妇科检查，以免炎症扩散。

3．治疗配合　严密观察生命体征，做好记录，发现感染性休克征象及时报告医生并协助抢救。注意观察会阴伤口有无感染，引流管是否通畅和引流液的量及性状。遵医嘱给予足量有效的抗生素，并注意观察药物疗效及不良反应。为手术患者做好术前准备、术中配合和术后护理。

4．健康指导　注意产褥期、月经期及性生活卫生。宫腔手术中注意无菌操作，术后注意外阴清洁。积极治疗、彻底治愈急性盆腔炎性疾病，防止转为慢性盆腔炎。

考点：急性盆腔炎性疾病患者的卧位

✎ 护考链接

急性盆腔炎性疾病应采取的体位是（　　　）

A. 平卧位　　　　B. 侧卧位　　　　C. 俯卧位
D. 半卧位　　　　E. 胸膝卧位

答案：D

分析：半卧位有利于炎症局限、分泌物引流。

【护理评价】

患者焦虑是否缓解或消失；舒适度是否提高。

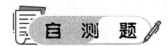

当女性生殖系统的防御功能降低时，就可能出现生殖系统炎症。急性外阴炎主要表现为外阴瘙痒、疼痛，甚至出现外阴后部的肿块，压挤肿块有脓液溢出；护理时应注意外阴清洁，可坐浴。阴道炎包括滴虫性、外阴阴道假丝酵母菌性、老年性阴道炎和细菌性阴道病，主要引起白带增多和外阴瘙痒，白带分别为稀薄泡沫状、稠厚豆渣样、脓血性和均质稀薄状；可以进行阴道灌洗和阴道上药；护士要做好健康教育，防止传染，连续 3 次月经干净后查白带为阴性者，方为治愈。慢性子宫颈炎包括子宫颈肥大、子宫颈息肉、子宫颈黏膜炎，主要为物理治疗，物理疗法后需注意禁止性生活和盆浴 2 个月。急性盆腔炎性疾病患者应取半卧位，盆腔炎性疾病后遗症患者应注意补充营养，综合治疗控制炎症。

自测题

A₁ 型题

1. 以下外阴部炎症的护理哪项不合适
（　　）

A. 保持外阴干燥、清洁

B. 月经期不必停止坐浴

C. 局部勿用刺激性药物和肥皂

D. 局部给予热敷、坐浴或理疗等护理

E. 指导患者纠正不良的生活习惯，少食辛辣刺激性食物，不饮酒

2. 关于滴虫性阴道炎下列哪项正确（　　）

A. 阴道酸度程度高的妇女易发病

B. 以外阴奇痒为主要症状

C. 不易复发

D. 阴道内大量灰黄色泡沫样白带

E. 只能通过性生活传播

3. 对于外阴阴道假丝酵母菌病的护理，下列正确的是（　　）

A. 用 1%乳酸溶液冲洗阴道能提高疗效

B. 典型的白带为黄色泡沫状

C. 顽固病例要注意并发糖尿病

D. 患假丝酵母菌阴道病的孕妇可暂不治疗

E. 致病的白色假丝酵母菌主要来源于手足癣因交叉感染而致病

4. 关于盆腔炎性疾病后遗症的身体状况，哪项不恰当（　　）

A. 全身症状不明显

B. 有腹胀、隐痛及腰骶部酸痛

C. 不孕

D. 月经不调

E. 子宫活动度佳，与周围组织无粘连

A₂ 型题

5. 60 岁妇女，绝经 7 年，阴道脓血性分泌物伴有外阴瘙痒 1 周余。妇科检查：阴道黏膜萎缩，伴充血，子宫颈刮片未发现恶性肿瘤细胞，拟诊为"老年性阴道炎"，以下护理措施哪项错误（　　）

A. 可用大剂量雌激素阴道给药以增强局部防御能力

B. 用酸性溶液恢复阴道的自净作用

C. 保持外阴清洁干燥

D. 阴道内放甲硝唑

E. 老年性阴道炎顽固病例，可口服尼尔雌醇

6. 某女，于经后 5 天突然下腹痛，发热。妇科检查：阴道分泌物增多、稀薄脓性，子宫颈充血、举痛明显，子宫稍大，宫旁增厚，压痛明显。实验室检查：WBC $10 \times 10^9/L$。诊断首先考虑（　　）

A. 急性盆腔炎性疾病

B. 输卵管妊娠流产

C. 卵巢囊肿蒂扭转

D. 结核性盆腔炎

E. 急性阑尾炎

A₃ 型题

（7、8 题共用题干）

患者，女，26 岁，4 天前发现会阴部肿块，发热 2 天就诊。妇科检查：右侧小阴唇下方有一个约 4cm×2cm×3cm 大小的肿块，有波动感，压痛明显。

7. 该患者可能的诊断是（　　）

A. 前庭大腺脓肿　　B. 前庭大腺囊肿

C. 外阴炎　　　　　D. 外阴脂肪瘤

E. 外阴癌

8. 针对该患者最关键的处理是（　　）

A. 门诊观察

B. 按摩会阴部，促进血液循环以利炎症吸收

C. 中药局部热敷

D. 给予止痛

E. 脓肿切开引流并造口

（张颖子）

第14章 女性生殖系统肿瘤患者的护理

生殖系统肿瘤是女性常见的疾病，对女性身心造成极大的影响。本章重点介绍宫颈癌、子宫肌瘤、子宫内膜癌、卵巢肿瘤，其中宫颈癌、宫内膜癌、卵巢癌是严重影响女性健康的三大恶性肿瘤。

第1节 宫 颈 癌

案例14-1

患者李某，女，51岁，接触性出血伴白带异味1个月余。妇科检查：子宫正常大小，子宫颈重度糜烂，有菜花状赘生物。

问题： 李某出现了什么问题？应如何护理？

宫颈癌是最常见的女性生殖器官恶性肿瘤。多发于年龄30~35岁和50~55岁的妇女。近年来宫颈癌的筛查及普查普治广泛开展，使宫颈癌和癌前病变得以早期发现和治疗，宫颈癌的发病率和死亡率已有明显下降。

宫颈癌好发部位为宫颈原始鳞-柱交接部和生理性鳞-柱交接部之间所形成的区域。根据组织发生与发展过程可分为宫颈上皮内瘤变（包括宫颈不典型增生和原位癌）和浸润癌。病理类型以鳞癌多见，其次为腺癌。宫颈外观在病变早期正常或类似宫颈糜烂样改变，随病情发展表现为外生型（又称菜花型）、内生型（又称浸润型）、溃疡型和颈管型四种类型（图14-1）。转移途径主要为直接蔓延和淋巴转移，血行转移极少见。

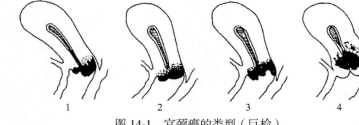

图 14-1 宫颈癌的类型（巨检）

1. 外生型；2. 内生型；3. 溃疡型；4. 颈管型

考点：宫颈癌的好发部位及常见的病理类型

【护理评估】

1. **健康史** 应注意询问与发病相关高危因素，详细了解患者的年龄、月经史、婚育史、性生活史及发病原因。宫颈癌确切病因尚未完全明确，可能与以下因素有关：

（1）感染因素：宫颈癌的发病与人乳头瘤病毒（主要危险因素）、单纯疱疹病毒感染有关。

（2）相关危险因素：包括性生活不洁、活跃，多个性伴侣；过早生育、多产、密产；性生活过早（<16岁）、早婚；此外与性伴侣包皮过长、吸烟、肿瘤家族史、使用避孕药及饮食等因素亦有关。

考点：宫颈癌的发病相关因素

2. **身体状况**

（1）症状：早期多无特殊症状，部分患者有白带增多、接触性出血（性生活或妇科检查后）表现，其中接触性出血为早期主要症状。浸润癌常表现为不规则阴道流血、阴道排液（白色或血性、稀薄如水样或米泔状、有腥臭味），晚期可出现尿频、尿急、尿毒症、贫血、恶病质等全身衰竭症状。

考点：宫颈癌的临床表现

（2）体征：随着病情发展，子宫颈可见息肉状、菜花状赘生物，或子宫颈肥大、质硬如桶状，晚期形成溃疡或空洞。

✎ 护考链接

宫颈癌最早出现的症状是（　　）

A. 接触性出血　　　　　B. 尿频、尿急　　　　　C. 大量米汤样恶臭白带
D. 腹痛　　　　　　　　E. 绝经后不规则阴道流血

答案：A

分析：宫颈癌早期多无特殊症状，部分患者表现为接触性出血，浸润癌表现为不规则阴道流血。

宫颈癌的临床分期标准如表14-1、图14-2所示。

表14-1　宫颈癌的临床分期（国际妇产科联盟，2009年）

期别	肿瘤范围
Ⅰ期	癌灶局限于子宫颈
ⅠA	肉眼未见病变，仅在显微镜下可见浸润癌
ⅠA1	间质浸润深度≤3mm，宽度≤7mm
ⅠA2	3mm＜间质浸润深度＜5mm，宽度≤7mm
ⅠB	肉眼可见癌灶局限于子宫颈，或显微镜下可见癌变＞ⅠA2
ⅠB1	肉眼可见癌症最大直径≤4cm
ⅠB2	肉眼可见癌症最大直径＞4cm
Ⅱ期	癌灶已超越子宫颈，但未达盆壁；癌累及阴道，但未达阴道下1/3
ⅡA	癌灶侵犯阴道上2/3，无宫旁浸润
ⅡA1	肉眼可见癌症最大直径≤4cm
ⅡA2	肉眼可见癌症最大直径＞4cm
ⅡB	有宫旁浸润，但未达盆壁
Ⅲ期	癌灶扩散盆壁和（或）累及阴道下1/3，导致有肾盂积水或肾无功能者
ⅢA	癌累及阴道下1/3，但未达盆壁
ⅢB	癌已达盆壁和（或）引起肾盂积水或无功能肾
Ⅳ期	癌播散超出真骨盆或癌浸润膀胱黏膜或直肠黏膜
ⅣA	癌灶侵犯邻近的盆腔器官
ⅣB	有远处转移

3. **心理-社会状况**　患者及其家属在刚被告知时，会感到震惊，继之产生恐惧感，担心死亡，会经历否认、愤怒、妥协、忧郁、接受的心理过程。

4. **辅助检查**

（1）子宫颈刮片细胞学检查：宫颈癌普查的初筛方法，也是目前早期发现宫颈癌的主要方法。

（2）阴道镜检查：细胞学检查异常者，应在阴道镜观察下选择可疑癌变区取材活检以提高活检阳性率。

（3）子宫颈及子宫颈管活组织检查：是确诊宫颈癌及宫颈癌前病变最可靠的方法。

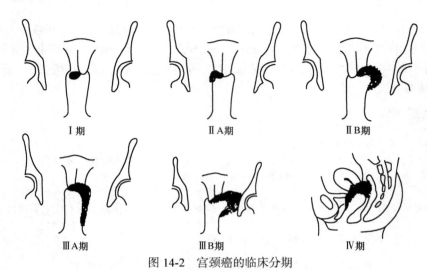

考点：宫颈癌普查的方法，确诊的方法

Ⅰ期　　ⅡA期　　ⅡB期

ⅢA期　　ⅢB期　　Ⅳ期

图 14-2　宫颈癌的临床分期

🖉 护考链接

患者张某，女，35 岁，白带增多半年，近 2 个月出现性交后出血。妇科检查子宫颈重度糜烂样，附件未见异常。为排除宫颈癌，首选的检查项目是（　　）

A. 子宫颈刮片细胞学检查　B. 阴道镜检查　　　　　C. 子宫颈活检

D. 子宫颈锥形切除　　　　E. 白带涂片检查

答案：A

分析：子宫颈刮片细胞学检查是宫颈癌普查的初筛方法。

【治疗要点】

根据患者的临床分期、年龄和全身情况来决定治疗方案，临床上以手术治疗和放射治疗为主、化学药物治疗为辅。

1. 手术治疗　适用于ⅠA～ⅡA 期早期患者。优点：年轻患者可保留卵巢及阴道功能。

考点：宫颈癌治疗方案的选择

2. 放射治疗　可应用于各期患者，尤其适用于ⅡB～Ⅳ期宫颈癌患者（以放射治疗为主）；全身情况不适宜手术的早期患者；子宫颈病灶较大患者的术前放疗；术后送病理检查发现有高危因素的辅助治疗。

3. 化疗　主要用于宫颈癌晚期或复发转移的患者。

【常见护理诊断/问题】

1. 有感染的危险　与腹部伤口、留置尿管、引流管有关。

2. 疼痛　与晚期病变浸润或术后创伤有关。

3. 营养失调：低于机体需要量　与肿瘤消耗及阴道流血有关。

4. 恐惧、焦虑　与宫颈癌危及生命或手术有关。

5. 自我形象紊乱　与手术切除子宫或卵巢、雌激素分泌不足、术后长期置尿管等有关。

【护理目标】

患者及其家属了解预防感染的措施，减少感染发生；缓解疼痛；增加营养供给，患者维持最佳营养状态；稳定情绪、缓解焦虑；能正常面对术后的生活方式。

【护理措施】

1. 一般护理　保持病室环境安静整洁，空气清新，保证患者睡眠和休息。观察患者疼痛部位、性质及程度，并协助患者选择舒适体位，介绍缓解疼痛的方法（如聊天、看书、听音乐、转移注意力等），疼痛剧烈者可遵医嘱使用镇痛药。保持外阴清洁干燥，每天擦洗外阴 1～2 次；加强营养，给予高热量、高蛋白、高维生素易消化饮食，保证机体营养供给。鼓励患者参与生活自理活动。

2. 心理护理　关心体贴患者，建立良好的护患关系，引导患者宣泄内心的痛苦。耐心向患者及家属讲解疾病的有关知识、诊疗方案，使其了解治疗过程，树立战胜病症的信心、减轻顾虑，积极配合治疗。

3. 观察病情　晚期癌患者应密切观察阴道出血及排液情况，注意疼痛的部位、程度及性质。

4. 治疗配合　协助患者手术治疗，按一般腹部手术做好术前准备，术前日晚灌肠、术前 3 天消毒子宫颈及阴道。术后保持引流管的通畅，观察引流液体的颜色、性状及量，有异常者及时报告医生；术后遵医嘱使用支持疗法、止痛剂、抗生素等，正确遵医嘱拔出引流管，腹腔引流管遵医嘱于术后 48～72 小时取出，导尿管术后 7～14 天拔出。

5. 健康指导

（1）普及宫颈癌的相关知识，提倡晚婚少育，开展性卫生教育，避免不洁性行为，同时积极治疗慢性子宫颈病变，早期发现及诊治子宫颈上皮内瘤变，阻断宫颈浸润癌发生。婚后或有性生活女性均应常规做宫颈刮片细胞学检查，并每 1～2 年复查 1 次，做到早发现、早诊断、早治疗。

（2）随访观察：治疗后 2 年内应每 3 个月复查 1 次，第 3～5 年每 6 个月复查 1 次，第 6 年起每年 1 次。随访内容包括盆腔检查、阴道细胞学检查、胸部 X 线摄片、B 型超声检查及血常规等。

📝 护考链接

关于宫颈癌的早期发现与预防，下列错误的措施是（　　　）

A. 普及防癌知识，提倡晚婚晚育，开展性教育

B. 积极治疗子宫颈疾病

C. 定期开展子宫颈普查和普治，每 3～5 年普查一次

D. 绝经后出血者应及早就医

E. 重视宫颈癌早期症状，如白带多、接触性出血

答案：C

分析：宫颈癌普查简便易行的方法是子宫颈刮片细胞学检查。婚后或有性生活女性应常规做子宫颈刮片检查，并每 1～2 年复查 1 次。

【护理评价】

患者及其家属是否了解预防感染的措施并能配合医护人员工作；疼痛是否缓解；营养状况是否处于最佳状态；情绪是否稳定；是否能正常面对术后的生活方式。

第 2 节　子宫肌瘤

案例 14-2

宋某，女，33 岁，经量增多、经期延长数年余。本次来潮 9 天，量多，来院就诊。妇科检查：子宫如妊娠 12 周大小，质硬、外形不规则，附件无异常。

问题：1. 宋某的临床诊断是什么？最常用的辅助检查是什么？

2. 对此患者应采取哪些护理措施？

子宫平滑肌瘤简称子宫肌瘤，是女性生殖器官最常见的良性肿瘤，发生于子宫平滑肌及纤维

结缔组织，好发人群为 30～50 岁女性。

✏️ **护考链接**

女性生殖器最常见的良性肿瘤是（　　　）

A. 输卵管内膜异位症　　B. 阴道腺病　　　　　　C. 子宫肌瘤

D. 卵巢浆液性囊腺瘤　　E. 卵巢皮样囊肿

答案：C

分析： 子宫肌瘤为女性生殖器官最常见的良性肿瘤，好发人群为 30～50 岁妇女。

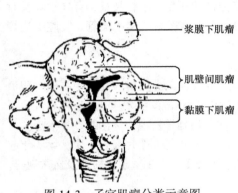

图 14-3　子宫肌瘤分类示意图

考点：子宫肌瘤的分类

【分类】

根据肌瘤生长部位分为宫体部肌瘤（90%）和子宫颈部肌瘤（10%）。

根据肌瘤与子宫肌壁的关系分为以下三种（图 14-3）：

1. 肌壁间肌瘤　占 60%～70%，最常见。较大的肌瘤，可使子宫表面及宫腔不均匀变形，也可使子宫均匀增大。

2. 浆膜下肌瘤　占 20%。肌瘤生长于子宫浆膜下，向子宫表面突出，浆膜覆盖，部分可形成瘤蒂。

3. 黏膜下肌瘤　占 10%～15%。肌瘤生长于黏膜下，突向宫腔，表面被内膜覆盖，带蒂的黏膜下肌瘤可突出于子宫颈口或阴道内。

若各种类型子宫肌瘤同时发生或肌瘤数目超过 2 个，称多发性子宫肌瘤。

【肌瘤变性】

肌瘤因血运不足（如生长过快）等而失去原有典型结构称肌瘤变性。

1. 玻璃样（透明）变　最常见。

2. 囊性变　常发生于玻璃样变基础之上，变性区域组织坏死液化所形成。

3. 红色变　多发生于妊娠期和产褥期，肌瘤体积迅速增大。

4. 脂肪变　常为钙化的前驱，多见于绝经后患者。

5. 钙化　可分两种类型，一种为弥漫型，另一种为局灶型。多见于绝经后妇女的肌瘤及蒂部狭小、血供不足的浆膜下肌瘤，常在玻璃样变、脂肪变后形成营养不良性钙化。

6. 肉瘤变　即恶性变，较少见，发病率低于 1%。多发于年龄较大患者。

【护理评估】

1. 健康史　了解患者的年龄、月经史、孕产史、用药史及发病因素。子宫肌瘤病因尚未明确，发病可能与雌激素有关。

2. 身体状况

（1）症状：多数患者无明显症状。临床症状取决于肌瘤的生长部位、生长速度、大小、有无变性等因素，与肌瘤数目关系不大。

1）月经改变：是最常见的症状，多见于黏膜下肌瘤和较大的肌壁间肌瘤。主要表现为经量增多及经期延长，严重者可引起贫血。

2）下腹部包块：当子宫大小超过妊娠 12 周时，下腹正中处可扪及质硬、形状不规则的包块，膀胱充盈时更易触及。

3）白带增多：黏膜下肌瘤合并溃疡、感染、坏死时可致脓血性白带。

4）疼痛：增大的肌瘤压迫邻近器官、血管、神经时，可出现下腹胀痛或隐痛。发生蒂扭转、红色变时可致急性腹痛。黏膜下肌瘤刺激子宫引起宫缩，可导致痉挛性疼痛。

5）压迫症状：伴随肌瘤增大，压迫邻近器官出现相应压迫症状。如压迫膀胱出现尿频、尿急，压迫膀胱三角区可致尿潴留，压迫直肠引起便秘等。

6）贫血：长期经量过多可致继发性贫血，表现为乏力、面色苍白、心悸、气短等。

7）不孕或流产：肌瘤可导致不孕，还能增加流产和早产的发生率。

（2）体征：体积较大的肌瘤可在下腹部触及实性肿块。妇科检查可见子宫增大，外形不规则、活动，质硬；带蒂的黏膜下肌瘤或子宫颈部肌瘤可突出于子宫颈口或阴道内。

考点：子宫肌瘤的临床表现

3. 心理-社会状况 患者缺少相关知识，担心肌瘤的恶变及其对身体功能造成的影响，担心治疗效果及手术切除子宫后对生活的影响。

4. 辅助检查

（1）B型超声检查：可较准确地评估子宫大小和肌瘤大小、位置及数目，临床最常用。

（2）MRI检查：是非常准确的辅助检查方法，费用高。

（3）宫腔镜检查：可直接观察子宫大小、形态、肌瘤生长部位，协助诊断黏膜下肌瘤。

【治疗要点】

对肌瘤的处理应根据患者年龄、生育要求、症状，肌瘤的生长部位、大小、速度及有无合并贫血等情况综合考虑，进行观察、药物治疗及手术等个体化治疗。

1. 随访观察 适用于无症状、肌瘤较小患者，特别是近绝经期妇女。每3～6个月随访一次，行妇科检查及B型超声检查，若肌瘤生长速度缓慢或大小稳定，可每年随诊1次。

✎ 护考链接

患者，女，49岁，月经正常无不适。普查时发现子宫前壁肌瘤，直径3cm左右，下列哪项叙述是错误的（ ）

A. 单纯子宫肌瘤，且无贫血、压迫症状，可不必手术

B. 若肌瘤生长迅速可手术治疗

C. 若肌瘤在患者绝经后仍继续生长，宜手术治疗

D. 肌瘤已长大，且患者年龄亦大，恶变机会增多，宜及早手术治疗

E. 若有膀胱压迫症状，需手术治疗

答案：D

分析：患者49岁，近绝经期，无症状无月经量增多，肌瘤较小，需随访观察。

---

2. 药物治疗 适用于子宫小于妊娠10周，症状较轻，近绝经期或不能耐受手术者。常用药物有雄激素、促性腺激素释放激素激动剂等。

3. 手术治疗 是目前的主要治疗方法，常用手术方式有肌瘤切除术、全子宫切除术。

考点：子宫肌瘤患者治疗方案的选择

【常见护理诊断/问题】

1. 有感染的危险 与长期反复阴道流血、手术后机体抵抗力下降有关。

2. 活动无耐力 与月经异常增多、贫血、手术有关。

3. 恐惧、焦虑 与担心恶变、反复阴道流血及手术治疗有关。

4. 知识缺乏：缺乏肌瘤性质、治疗护理的相关知识。

5. 潜在并发症：感染、贫血。

【护理目标】

减少感染发生；适当补液、纠正活动无耐力；稳定情绪，缓解焦虑；患者及其家属了解疾病

相关知识；未发生贫血、失血性休克。

【护理措施】

1．一般护理　保持病室安静舒适，保证患者充足睡眠休息，术后鼓励患者早期下床活动；给予患者高热量、高蛋白、高维生素饮食，同时注意补充含铁丰富的食物，纠正贫血；保持会阴清洁干燥，每天擦洗2次。

2．病情观察　密切观察患者有无贫血、腹痛、感染及排便困难等。注意观察患者生命体征变化、阴道出血量和出血的性质，及时发现感染、休克等异常情况；随访期间注意观察肌瘤生长的速度及治疗效果。

3．治疗配合　观察患者阴道流血情况，准确评估出血量，遵医嘱给予止血药、子宫收缩剂等药物止血，补充铁剂，必要时输血以纠正休克；应用抗生素预防感染；对需手术治疗患者做好术前准备及术后护理；为需药物治疗患者讲解用药剂量、方法、不良反应，若肌瘤发生变性或保守治疗无效应及时就诊。

4．心理护理　主动与患者交谈沟通，关心、陪伴患者，耐心讲解疾病的有关知识、诊疗方案，使患者及其家属了解治疗过程，积极配合治疗，纠正患者的错误思想（如担心术后对女性性征及性生活的影响等）。

5．健康指导

（1）宣传月经相关知识，指导患者正确使用性激素，增强妇女的自我保护意识，定期进行妇科检查。

（2）告知采用随访观察治疗的患者定期随访，讲解随访的目的、意义。运用雄激素治疗的患者，应指导用药方法及注意事项，介绍药物的不良反应，以免出现疗效不佳或男性化倾向。

（3）指导手术治疗者于术后1个月门诊复查。

【护理评价】

感染有无发生；活动耐力有无改善；情绪是否稳定；患者及其家属是否了解疾病情况并配合医护人员工作；有无并发症的发生。

第3节　子宫内膜癌

案例14-3

刘女士，55岁，绝经5年。1年前开始出现不规则阴道流血。既往有糖尿病病史。查体：血压160/105mmHg，身材矮胖。妇科检查：子宫颈光滑，子宫增大，质软。超声检查示子宫内膜厚度1.2cm，回声欠均匀。

问题：1．刘女士所患为何种疾病？应如何评估？
　　　2．应采取哪些护理措施？

子宫内膜癌又称子宫体癌，为女性生殖系统常见三大恶性肿瘤之一，是发生于子宫内膜的一组上皮性恶性肿瘤，其中以腺癌最常见。近年来，本病发病率呈上升趋势，特别在某些欧美国家发病率已居妇科恶性肿瘤首位。子宫内膜癌生长缓慢，较晚发生转移，转移途径以直接蔓延和淋巴转移为主，血行转移较少见，预后较好。

【护理评估】

1．健康史　询问患者的月经史、婚育史及发病相关因素。病因尚未明确，多见于绝经延迟、不孕及长期服用雌激素的绝经后妇女,由此可见病因可能与雌激素长期刺激有关。好发人群为肥胖、高血压、糖尿病病史者;子宫内膜癌患者约 20% 有家族史;另外,卵巢癌、乳癌、结肠癌患者子宫内膜癌变的危险性增高。

考点:子宫内膜癌的常见发病因素

2. 身体状况

(1)症状:早期可无明显症状,若出现症状多表现为:

1)阴道流血:最常见症状。主要表现为绝经后不规则阴道流血,量不多,持续性或间歇性。未绝经者表现为经量增多、经期延长、月经周期紊乱。

2)阴道排液:呈浆液性或血水样,合并宫腔感染时则呈脓性或脓血性,并伴有恶臭。

考点:子宫内膜癌的临床表现

3)疼痛:晚期癌压迫神经或浸润周围组织可引起下腹部及腰骶部酸痛,并向下肢放射。

4)全身症状:晚期可出现贫血、消瘦、恶病质等症状。

护考链接

子宫内膜癌最典型的临床症状是(　　)

A. 绝经后阴道流血　　B. 接触性出血　　C. 不规则阴道流血
D. 月经量多　　E. 血性白带

答案:A

分析:子宫内膜癌主要症状为绝经后不规则阴道流血,量不多,持续性或间歇性。

(2)体征:患者早期妇科检查无明显异常。晚期子宫明显增大,质软,宫腔积脓时可有明显触痛。可能出现癌组织自宫颈口突出,质脆、触之易出血。浸润周围组织时,子宫固定或宫旁可触及不规则结节状肿块。

护考链接

60 岁妇女,绝经已 10 年,近 3 个月重现阴道流血。妇科检查:子宫稍大,较软,附件(-)。首先怀疑的疾病是(　　)

A. 老年性阴道炎　　B. 子宫肌瘤　　C. 子宫颈糜烂样改变
D. 子宫内膜癌　　E. 卵巢浆液性囊腺瘤

答案:D

分析:根据症状、妇科检查高度疑似子宫内膜癌。

3. 心理-社会状况　患者及其家属在刚被告知时,会感到震惊,继之产生恐惧感,担心死亡,会经历否认、愤怒、妥协、忧郁、接受的心理过程。

4. 辅助检查

(1)分段诊断性刮宫(分段诊刮):是子宫内膜癌最常用、最有价值的诊断方法。

(2)B 型超声检查:可协助诊断了解子宫大小、形状、赘生物、内膜厚度及肌层浸润等。

(3)宫腔镜检查:可直接观察病灶形态、大小、生长部位,对可疑部位在宫腔镜下取活组织送病理学检查。

考点:子宫内膜癌的辅助检查

(4)其他检查:MRI 、CT 等可协助判断病变范围。CA125 等血清肿瘤标志物检查、细胞学检查有一定参考价值。宫外转移者,血清 CA125 值升高明显。

护考链接

能够协助诊断子宫内膜癌的经济有效的方法是(　　)

A. 阴道穹窿后部脱落细胞学检查　　　　B. 诊断性刮宫

C. 分段诊刮　　　　　　　　D. 宫腔冲洗　　　　　　　E. 宫颈刮片检查

答案：C

分析： 分段诊刮是子宫内膜癌最常用、最有价值的诊断方法。

【治疗要点】

早期治疗方法以手术为主，晚期采用放疗、药物、手术等综合治疗。

1. 手术治疗　首选的治疗方法，尤其适用于早期患者。

2. 放疗　为有效治疗方法之一。单独放疗仅适用于病灶无法切除或全身性疾病不能耐受手术患者。

3. 化疗　适用于子宫内膜癌晚期或复发患者的综合治疗。

4. 孕激素治疗　晚期及复发癌患者可使用孕激素治疗，其中醋酸甲羟孕酮、己酸孕酮为常用药物。

【常见护理诊断/问题】

1. 有感染的危险　与阴道反复流血、排液及手术等有关。

2. 疼痛　与癌灶浸润或治疗创伤有关。

3. 恐惧　与癌症会危及生命、需接受的诊治手段有关。

4. 知识缺乏：缺乏疾病治疗护理的相关知识。

【护理目标】

无感染发生；缓解疼痛，降低不适感；稳定情绪，缓解焦虑，减轻恐惧；患者及其家属了解疾病相关知识。

【护理措施】

1. 一般护理

（1）嘱患者卧床休息，避免过度劳累。加强营养，补充铁剂、维生素 C 和蛋白质，纠正贫血。

（2）预防感染：保持会阴清洁，做好会阴护理，出血期间禁止盆浴及性生活。

（3）协助患者取舒适体位，指导患者缓解疼痛的方法，如转移注意力、深呼吸或热敷，疼痛剧烈时，可遵医嘱应用镇静止痛剂。

2. 心理护理　与患者交谈，加强沟通，耐心向患者及家属讲解疾病的有关知识、病情、诊疗方案的选择，使其积极配合治疗。鼓励患者表达内心感受，引导其宣泄内心的痛苦，并向患者表达同情与理解；解除患者的恐惧心理，帮助患者树立战胜病症的信心。

3. 病情观察　密切观察患者生命体征，手术切口，阴道流血量、颜色、气味，腹痛及程度。

4. 治疗配合　放疗或化疗按相应护理措施处理；手术治疗按腹部手术常规进行护理；孕激素治疗者，指导患者正确用药，注意疗效及不良反应。

5. 健康指导

（1）普及防癌知识：注意高危人群定期防癌检查。对于围绝经期月经紊乱及绝经后不规则阴道出血者应及时就诊，必要时做分段诊刮。

（2）治疗后定期随访，一般为术后 2～3 年内每 3 个月一次，3 年后每 6 个月一次，5 年后每年一次。

（3）指导患者正确使用雌激素。

【护理评价】

感染是否发生；疼痛有无缓解，舒适度是否提高；情绪是否稳定；患者及其家属是否了解疾病情况并配合医护人员工作。

第4节 卵巢肿瘤

案例14-4

患者，女，18岁，未婚。今晨因转身突发右下腹剧烈疼痛伴恶心、呕吐。平素月经规律。妇科检查：子宫前位，正常大小，右侧触及7cm×6cm×5cm张力较大的囊实性包块，触痛明显。

问题： 1. 初步考虑患者的临床诊断是什么？
2. 应采取哪些护理措施？

卵巢肿瘤是女性生殖器常见肿瘤。各年龄均可发生，以育龄期妇女居多。卵巢恶性肿瘤是妇科三大恶性肿瘤之一，早期症状不明显，早期发现和诊断的方法不完善，往往癌症晚期才发现，治疗效果不佳，因此病死率居生殖系统恶性肿瘤首位。

常见组织学类型及病理特点：

1. **卵巢上皮性肿瘤** 最常见，占原发性肿瘤的50%～70%，有良性、交界性和恶性之分，其中恶性占卵巢恶性肿瘤的85%～90%，以中老年妇女多见。包括黏液性肿瘤、浆液性肿瘤等。

2. **卵巢生殖细胞肿瘤** 是一组来源于原始生殖细胞的肿瘤。占原发性肿瘤的20%～40%，好发人群以儿童及青少年多见，包括无性细胞瘤、卵黄囊瘤（内胚窦瘤）、畸胎瘤（内容物密度不均匀）。

3. **性索间质肿瘤** 约占卵巢肿瘤的5%。来源于间质组织或原始性腺的性索组织，常有内分泌功能，故又称功能性卵巢肿瘤，包括纤维瘤（合并胸腔积液、腹水时称Meigs综合征）、卵泡膜细胞瘤、颗粒细胞瘤等。

4. **转移性肿瘤** 占卵巢恶性肿瘤的5%～10%。原发性癌可来源于体内任何部位，如乳腺及生殖道、泌尿道、胃、肠等。常见的Krukenberg瘤（镜下可见印戒细胞）就是经由胃转移至卵巢。

考点：卵巢肿瘤组织学类型

转移途径：主要转移途径是直接蔓延和盆腹腔种植，晚期可行淋巴转移和血行转移。

【护理评估】

1. **健康史** 询问患者有无家族史、饮食习惯、居住条件、发病原因及患者的月经史、孕产史、肿瘤发现的时间。卵巢肿瘤的病因未明，可能与遗传、内分泌因素及高胆固醇饮食有关。

2. **身体状况**

（1）症状：早期无明显症状。肿瘤中等大小时，可出现腹胀或腹部触及肿块；肿瘤继续增长并充满盆腔、腹腔时可出现尿频、便秘，甚至引起呼吸困难等压迫症状。肿瘤向周围组织浸润或压迫及出现腹水时，可引起腹部、腰骶部或下肢疼痛；若压迫盆腔静脉可出现下肢水肿；功能性肿瘤可出现绝经后阴道流血或不规则阴道流血。晚期患者可出现消瘦、贫血、恶病质等表现。

（2）体征：良性肿瘤可在子宫旁触及包块，与子宫无粘连，多为一侧或双侧，囊性，活动，表面光滑，边界清楚。恶性者与子宫分界不清，多为双侧，实性或囊实性，活动差，表面凹凸不平，常伴有腹水。三合诊直肠子宫陷凹可扪及质硬结节（表14-3）。

表14-3 卵巢良性肿瘤与恶性肿瘤的鉴别

鉴别内容	良性肿瘤	恶性肿瘤
病史	病程长，生长缓慢	病程短，迅速长大
体征	多单侧，囊性，光滑，活动	多双侧，实性或囊实性，不规则，固定，表面不平结节状

续表

鉴别内容	良性肿瘤	恶性肿瘤
腹水征	多无	常有腹水，可查到癌细胞
一般情况	良好	可有消瘦、恶病质
B超	为液性暗区，边界清楚，可有间隔光带	液性暗区内有杂乱光点、光团，边界不清
CA125（>50岁）	<35U/ml	>35U/ml

考点：良、恶性卵巢肿瘤的鉴别要点

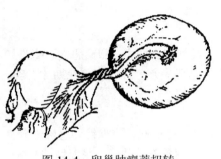

图 14-4　卵巢肿瘤蒂扭转

考点：卵巢肿瘤的常见并发症

3．并发症

（1）蒂扭转：是妇科常见的急腹症。多发生于瘤蒂较长、重心偏向一侧、活动度好的肿瘤（常见于畸胎瘤），典型症状是在活动或改变体位时，突然发生一侧下腹剧痛，常伴有恶心、呕吐，甚至出现休克（图14-4）。一经确诊，应尽快行剖腹手术。

（2）破裂：分为自发性和外伤性破裂两种。肿瘤破裂后囊液流入腹腔，刺激腹膜，可引起剧烈腹痛、恶心、呕吐，甚至休克。检查时有腹膜刺激征（腹肌紧张、压痛及反跳痛）及囊肿缩小或消失。一经确诊，应立即剖腹探查，切除囊肿并清洗腹腔。

（3）感染：常继发于肿瘤蒂扭转或破裂。

（4）恶变：若卵巢肿瘤生长迅速，出现腹水、恶病质等症状，特别是双侧性肿瘤，应考虑恶变。

✎ 护考链接

下列不属于卵巢肿瘤并发症的是（　　）

A．破裂　　　　　B．蒂扭转　　　　　C．感染

D．恶变　　　　　E．红色样变

答案：E

分析：卵巢肿瘤并发症有蒂扭转、感染、破裂、恶变。

4．心理-社会状况　在肿瘤性质确定之前，患者及其家属多焦虑不安，焦急等待检查结果。如确诊为恶性，患者及其家属会产生极大的压力，感觉恐惧和绝望。

5．辅助检查

（1）影像学检查：B型超声是最常用的诊断方法，除此还可选CT、MRI检查；X线摄片可发现畸胎瘤中的牙齿、骨质及钙化点等。

（2）腹腔镜检查：临床难以定性的盆腔肿块或腹水患者可用腹腔镜检取活检或取腹水进行病理学和细胞学检验定性及初步临床分期。

（3）肿瘤标志物：血清AFP、hCG、CA125、睾酮、雌激素升高对诊断及病情监测有价值。

✎ 护考链接

女性，25岁，体检时发现腹部包块1天。平素月经正常。妇科检查：子宫正常大小，左附件可触及囊性包块16cm×14cm×8cm，不活动，有压痛，X线片可见点状钙化阴影。可能的诊断为（　　）

A．纤维瘤　　B．子宫肌瘤　　C．卵巢巧克力囊肿

D．卵巢畸胎瘤　　E．炎性包块

答案：D

分析： 因卵巢畸胎瘤 X 线片可见牙齿、骨质及钙化点等。

【治疗要点】

良性肿瘤一经确诊，应尽早手术治疗；恶性肿瘤以化疗和手术为主，辅以放疗及其他综合治疗。

1. 手术治疗　良性肿瘤一般可行单侧附件切除，对年轻有生育要求患者行肿瘤剥除术。恶性肿瘤手术应根据肿瘤的临床分期、类型及患者的具体情况而定。术中应剖视肿瘤，明确肿瘤良、恶性，并行冷冻切片病理组织学检查。

2. 化疗　常用于术后辅助治疗、晚期患者和复发性卵巢癌。化疗对卵巢上皮性癌治疗效果较好。

3. 放疗　无性细胞瘤对放疗最敏感，其次是颗粒细胞瘤。

考点： 卵巢肿瘤治疗方案的选择

【常见护理诊断/问题】

1. 营养失调：低于机体需要量　与化疗及全身功能衰竭有关。

2. 有感染的危险　与蒂扭转或破裂，术后留置引流管、导尿管及伤口有关。

3. 舒适度的改变　与肿瘤并发症、肿瘤压迫、手术有关。

4. 知识缺乏：缺乏疾病治疗及护理的知识。

5. 恐惧、焦虑　与担心恶性肿瘤危及生命及手术后遗症有关。

6. 预感性悲哀　与担心子宫、卵巢切除导致的形象改变及生育影响有关。

【护理目标】

增加营养供给，患者维持最佳营养状态；减少感染的发生；患者舒适度增加；患者及其家属了解疾病相关知识；稳定情绪，缓解焦虑，减轻恐惧；能正常面对术后的生活方式。

【护理措施】

1. 一般护理　鼓励患者进食营养丰富易消化的食物，必要时遵医嘱静脉补充营养；提供舒适的病室环境，长期卧床者，做好生活护理；危重及手术患者记录 24 小时液体出入量；定期监测肝肾功能、血常规及疗效评价；若患者并发感染，遵医嘱应用抗生素。

2. 病情观察　出现压迫症状者，指导患者采取半卧位或侧卧位；呼吸困难者遵医嘱吸氧；注意观察腹胀、腹痛的程度和性质，帮助患者采用舒适体位，切忌不可盲目使用止痛剂，以免掩盖病情。严密监测患者生命体征变化，注意有无消瘦、恶病质等全身衰竭表现；发现并发症，应及时报告医师。

3. 治疗配合　向患者及其家属介绍相关检查、治疗方案及注意事项，协助医生完成各项检查。对手术治疗患者按腹部手术护理常规做好术前及术后护理；向化疗及放疗患者提供相应护理。

4. 心理护理　加强与患者交谈沟通，耐心向患者及家属讲解疾病的有关知识、病情、诊疗方案的选择，使其积极配合治疗。鼓励患者表达内心感受，引导其宣泄内心的痛苦，并向患者表达同情与理解；解除患者的恐惧心理，帮助树立战胜病症的信心。

5. 健康指导

（1）普及防癌知识：进行卫生宣教，讲解卵巢癌的高危因素，提倡多进食高蛋白、富含维生素、低胆固醇食物；高危女性可口服避孕药预防卵巢癌的发生。

（2）定期普查：育龄期妇女应每 1～2 年行妇科检查 1 次，高危女性每半年进行 1 次妇科检查，以排除和及时发现卵巢肿瘤。

（3）术后随访：卵巢癌复发率较高，应长期随访和监测。术后第 1 年内每月 1 次；第 2 年每3 个月 1 次；第 3～5 年根据病情每 4～6 个月 1 次；5 年以上每年 1 次。同时应详细询问病史，仔细做好妇科及全身检查，以排除复发；定期检查肿瘤标志物；必要时可进行盆腔 B 型超声、MRI、PET 或 CT 等检查。

【护理评价】

营养失调有无改善；感染是否发生；患者舒适度是否有所提高；情绪是否稳定；患者及其家属是否了解疾病情况并配合医护人员工作。

小　结

女性生殖器常见良性肿瘤以子宫肌瘤最常见，大部分患者早期无临床症状，部分患者则出现月经的改变、腹部包块、贫血、不孕等症状，可采用手术和非手术治疗。恶性肿瘤以宫颈癌、子宫内膜癌、卵巢癌为常见的三大恶性肿瘤，其中最常见的为宫颈癌，早期宫颈刮片细胞学检查，必要时可行子宫颈活检确诊；子宫内膜癌好发人群为绝经后的妇女，确诊主要方法为分段诊断性刮宫；卵巢肿瘤有良性、恶性和交界性之分，病理类型多，早期无明显症状，发现较晚，病死率高。三大恶性肿瘤的治疗应根据患者的年龄、全身情况和临床分期来决定，选择手术治疗、放疗、化疗或综合治疗。

自测题

A₁ 型题

1. 子宫颈防癌普查常用的方法是（　　）

A. 阴道镜检查

B. 子宫颈刮片细胞学检查

C. 子宫颈活体组织病检

D. 子宫颈锥形切除术

E. 阴道分泌物悬滴检查

2. 患者既往有胃癌病史，现卵巢有肿瘤，最可能的为（　　）

A. 卵巢纤维瘤　　B. 浆液性囊腺瘤

C. 转移性瘤　　D. 绒毛膜瘤

E. 黏液性囊腺瘤

3. 与子宫肌瘤的症状关系最密切的是（　　）

A. 发现肌瘤的时间长短

B. 肌瘤的大小

C. 肌瘤的数目

D. 肌瘤的生长部位

E. 患者的年龄

4. 较大的肌壁间肌瘤合并妊娠，出现发热伴腹痛。应想到肌瘤应发生（　　）

A. 囊性变　　B. 玻璃样变

C. 红色样变　　D. 钙化

E. 肉瘤样变

5. 子宫内膜癌最常见的症状是（　　）

A. 阴道排液增多

B. 绝经后不规则阴道流血

C. 下腹部疼痛

D. 白带增多伴外阴瘙痒

E. 继发性痛经

6. 癌灶超越子宫颈，但未达盆壁，侵犯阴道上 2/3，无宫旁浸润属于（　　）

A. ⅡA 期　　B. Ⅲ期

C. ⅡB 期　　D. ⅠA 期

E. ⅠB 期

7. 卵巢癌最主要的转移途径是（　　）

A. 血行转移

B. 淋巴转移和血行转移

C. 直接蔓延和盆、腹腔种植

D. 直接蔓延和淋巴转移

E. 淋巴、血行、直接浸润

A₂ 型题

8. 女性，35 岁，经量增多，经期延长近 1 年。妇科检查：子宫均匀增大如妊娠 50 天大小，质硬，本例最可能的诊断是（　　）

A. 子宫腺肌病

B. 功能失调性子宫失血

C. 子宫肌瘤

D. 子宫内膜癌

E. 宫颈癌

9. 患者，女，35 岁。妇科检查时，于左侧附件扪及 1 个 5cm×6cm×5cm 大小的囊性包块，活动，无压痛，盆腔 B 超见左侧附件有 1 个 5cm×6cm×5cm 成熟畸胎瘤。对该患者最佳的处理是（　　）

A. 定期随访观察　　B. 尽早手术切除

C. 化疗　　　　　　D. 化疗＋放疗

E. 以上均可

10. 王女士，55 岁，月经不规则 3 年就诊，地方医院诊断为"功能失调性子宫失血"，治疗效果欠佳。妇科检查：子宫颈光滑，子宫饱满，略软，双侧附件未见异常。首选哪种检查方法（　　）

A. 分段诊刮　　　　B. 阴道镜检查

C. 腹腔镜检查　　　D. B 型超声

E. 子宫颈活检

11. 李女士，60 岁，绝经后少量阴道流血 5 个月。妇科检查：子宫颈肥大伴有轻度糜烂，宫口处可见息肉样赘生物，病理检查为腺癌，首先应做以下哪项检查（　　）

A. 宫腔镜检　　　　B. 子宫颈活检

C. 分段诊刮　　　　D. 阴道镜检查

E. 子宫颈锥切

A₃ 型题

（12～15 题共用题干）

28 岁已婚女性，体检时发现盆腔包块。月经周期 30 日，经量中等，无血块。妇科检查：子宫颈光滑，子宫正常大小，左侧附件阴性，右侧附件区扪及 6cm×5cm×5cm 包块，边界清，活动度好，囊性，无压痛。

12. 确定诊断，首选的辅助检查是（　　）

A. 阴道镜　　　　　B. B 型超声

C. 宫腔镜　　　　　D. 激素测定

E. 腹部 X 线检查

13. 该病例最可能的诊断是（　　）

A. 子宫内膜异位症　B. 子宫肌瘤

C. 慢性盆腔炎　　　D. 右侧卵巢肿瘤

E. 阑尾炎

14. 患者在排便时突感右下腹剧烈疼痛，伴恶心、呕吐。妇检：右侧附件肿瘤压痛明显，可能的原因是（　　）

A. 卵巢肿瘤破裂　　B. 卵巢肿瘤蒂扭转

C. 卵巢肿瘤恶变　　D. 急性盆腔炎

E. 阑尾炎

15. 对该患者的正确处理是（　　）

A. 观察　　　　　　B. 静脉滴注抗生素

C. 积极术前准备，行剖腹探查术

D. 卵巢囊肿剥除术　E. 子宫全切术

（16～19 题共用题干）

女性，55 岁，约绝经 5 年，阴道不规则流血 2 个月入院。体型矮胖，尿糖（＋）。妇科检查：阴道、外阴不萎缩，子宫饱满，软，活动良好，附件（－）。

16. 可能的诊断为（　　）

A. 子宫肌瘤　　　　B. 子宫内膜增生

C. 宫颈癌　　　　　D. 子宫内膜癌

E. 卵巢肿瘤

17. 为进一步确诊，首先的辅助检查是（　　）

A. 分段诊刮　　　　B. 子宫颈黏液检查

C. 子宫颈刮片　　　D. 腹腔镜检查

E. 子宫颈活检

18. 最支持诊断的依据是（　　）

A. 55 岁　　　　　　B. 阴道不萎缩

C. 体型矮胖　　　　D. 尿糖（＋）

E. 绝经后不规则阴道流血

19. 本病最主要的治疗手段是（　　）

A. 化疗　　　　　　B. 放疗

C. 中药治疗　　　　D. 激素治疗

E. 手术治疗

（20～22 题共用题干）

张女士，50 岁，阴道不规则流血 1 年余，分泌物味臭，左侧子宫旁组织出现增厚，可达盆壁及阴道下 1/3 处，质硬，不平，子宫颈呈菜花样。

20. 为确诊应行（　　）

A. 子宫颈活体组织检查

B. 阴道脱落细胞检查

C. 子宫颈碘试验

D. 阴道镜检查

E. 子宫颈镜检查

21. 临床分期正确的是 （　　　）

A. 0 期　　　　　B. Ⅳ期

C. Ⅰ期　　　　　D. Ⅲ期

E. Ⅱ期

22. 应采取的治疗是（　　　）

A. 全子宫切除

B. 广泛性子宫切除＋盆腔淋巴清除术

C. 广泛性子宫切除术

D. 扩大全子宫切除

E. 放疗

（曹丽娜）

第15章 **滋养细胞疾病患者的护理**

　　妊娠滋养细胞疾病是一组来源于胎盘绒毛滋养细胞的疾病，分为葡萄胎、侵蚀性葡萄胎与绒毛膜癌（简称绒癌）。其中葡萄胎属于良性病变，侵蚀性葡萄胎和绒毛膜癌统称为妊娠滋养细胞肿瘤，具有恶性肿瘤的特点。本章具体介绍三种疾病的整体护理。

第1节　葡　萄　胎

　　葡萄胎是妊娠后胎盘绒毛滋养细胞增生，间质水肿，形成大小不等的水疱，水疱间借蒂相连成串，形似葡萄而得名，又称水疱状胎块。葡萄胎属于良性滋养细胞疾病，可发生恶变，恶变率为 10%～25%。

　　葡萄胎分为完全性和部分性葡萄胎两类，前者多见。完全性葡萄胎病理改变为病变局限于宫腔内，宫腔内充满水疱，无胎儿及其附属物痕迹；镜下为弥漫性滋养细胞增生，绒毛间质水肿，间质内血管消失。部分性葡萄胎少见，仅部分绒毛变为水疱，常合并胚胎或已死亡的胎儿组织。

【护理评估】

　　1. 健康史　了解患者的年龄、月经史和生育史，有无滋养细胞疾病史及家族史。询问本次停经后早孕反应发生的时间和程度，有无阴道流血及水疱状组织排出。

　　2. 身体状况

　　（1）停经后阴道流血：是最常见症状。一般于停经 8～12 周出现不规则阴道流血，量多少不定，有时可见水疱状物；反复出血可能继发贫血、休克和感染。

　　（2）腹痛：多为阵发性下腹隐痛，常发生于阴道流血之前。与子宫异常增大有关。

　　（3）妊娠呕吐：出现时间早，症状重且持续时间长，严重者可导致水电解质紊乱。

　　（4）妊娠期高血压疾病：出现时间较正常妊娠早且症状严重，可在妊娠 20 周前出现高血压、蛋白尿和水肿，易发展为子痫前期。

　　（5）甲状腺功能亢进征象：少数患者出现轻度甲状腺功能亢进征象，表现为心动过速、皮肤潮热和震颤，血清游离 T_3、T_4 水平升高。

　　（6）子宫异常增大：大部分患者子宫大于停经月份，质地软，因葡萄胎迅速增长及宫腔内积血所致；少数患者子宫大小与停经月份相符或略小，可能与水疱退行性变有关。扪不到胎体，听不到胎心音。

　　（7）卵巢黄素化囊肿：因滋养细胞异常增生产生大量人绒毛膜促性腺激素，刺激卵巢卵泡内膜细胞发生黄素化而形成囊肿。常为双侧，囊性，大小不等，表面光滑，活动度好（图 15-1）。葡萄胎清除后 2～4 个月可自行消退。

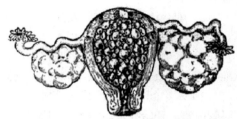

图 15-1　葡萄胎及双侧卵巢黄素化囊肿

考点：葡萄胎患者最常见的症状

　　3. 心理-社会状况　确诊后，患者及其家属产生焦虑不安情绪。担心患者的安危及今后能否正常生育，同时患者会因为害怕恶变及清宫术而产生无助和恐惧心理。

　　4. 辅助检查

　　（1）人绒毛膜促性腺激素（hCG）测定：患者血、尿 hCG 明显高于正常妊娠且持续不降。

考点：诊断葡萄胎最有价值的检查

（2）B型超声检查：是诊断葡萄胎的重要方法，可见子宫明显大于相应孕周，宫腔内充满弥漫分布的光点，呈"落雪状"，水疱较大者为小囊样无回声区，呈"蜂窝状"，一侧或双侧卵巢黄素化囊肿。完全性葡萄胎无妊娠囊或胎心搏动。

（3）其他检查：胸部X线摄片、血常规等。

【治疗要点】

1. 清除宫腔内容物　是主要治疗方法，确诊后及时行吸宫术。

2. 子宫切除术　年龄＞40岁、无生育要求、子宫迅速增大者，可行全子宫切除术，保留双侧附件。

3. 预防性化疗　化疗时机尽可能选择在清宫前或清宫时。

知识链接　葡萄胎的预防性化疗

葡萄胎是否需要做预防性化疗尚有争议，一般不主张常规应用。因为葡萄胎可能恶变，应对以下高危患者进行：①年龄＞40岁；②葡萄胎排出前hCG值异常升高，葡萄胎清除后hCG值下降缓慢；③子宫体明显大于相应孕周；④卵巢黄素化囊肿直径＞6cm；⑤病理报告提示滋养细胞高度增生或伴有不典型增生；⑥重复葡萄胎；⑦无条件随访者。

【常见护理诊断/问题】

1. 焦虑　与担心清宫手术及预后有关。

2. 功能障碍性悲伤　与妊娠的愿望得不到满足有关。

3. 潜在的并发症：失血性休克、子宫穿孔、感染。

4. 知识缺乏：缺乏病情及术后随访的相关知识。

【护理目标】

患者情绪稳定，能正视葡萄胎的结局，焦虑和悲伤缓解；经积极治疗和护理，未发生并发症；能说出随访的重要性和具体方法。

【护理措施】

1. 心理护理　加强沟通和交流，鼓励患者表达对疾病和妊娠结局的感受及对治疗措施的认识，增强战胜疾病的信心，缓解其焦虑和悲伤心理。向患者及其家属讲解葡萄胎的基本知识和清宫手术的全过程，鼓励其接受现实，使其能正确认识疾病，确信葡萄胎属于良性病变，增强战胜疾病的信心。

2. 配合治疗，预防并发症

（1）吸宫术的护理

1）术前准备：告知患者吸宫术的必要性、手术方法和注意事项，取得理解和配合。备血，准备缩宫素及其他抢救药品和物品，遵医嘱建立静脉通道。

2）术中配合：①严格无菌操作，指导患者配合手术。②术中充分扩张子宫颈管，选用大号吸管吸宫，开始吸宫后方可使用缩宫素，避免滋养细胞挤入子宫壁血窦，诱发肺栓塞和转移。③严密观察病情，监测生命体征，注意腹痛和出血情况，防止子宫穿孔和失血性休克。

3）术后护理：①每次刮出物均应及时送病理检查，注意挑选靠近宫壁较小的水疱组织送检。②子宫大于妊娠12周者，1周后可行第2次刮宫。③术后保持外阴清洁，注意患者体温变化、腹痛及阴道出血情况，遵医嘱用抗生素，预防感染。

（2）子宫切除术的护理，按妇科腹部手术常规护理。

（3）对具有葡萄胎恶变因素或无条件随访者需采用预防性化疗，按化疗常规护理。

3．健康指导

（1）指导患者进食高蛋白、高维生素、易消化饮食，注意休息，以增强机体抵抗力。

（2）保持会阴部清洁卫生，用温开水擦洗外阴 2 次/天，勤换消毒会阴垫；清宫术后禁止性生活及盆浴 1 个月，以防止感染发生。

（3）随访：通过定期随访可及早发现恶变并及时治疗，因此应告知患者随访的重要意义和时间，让患者坚持定期随访。

1）随访内容：①定期 hCG 测定，为随访最重要项目，每次随访均需监测。②病史，询问月经是否规则，有无阴道流血、咳嗽、咯血及其他转移灶症状。③妇科检查，了解子宫复旧、黄素囊肿消退情况。④必要时选择 B 型超声、X 线或 CT 检查。

2）随访时间：葡萄胎清宫术后每周 1 次，直至 hCG 连续 3 次阴性；以后每个月 1 次，共 6 个月；然后再 2 个月 1 次，共 6 个月，自第 1 次阴性后共计 1 年。

3）避孕指导：葡萄胎术后必须严格避孕 1 年，首选避孕套避孕。因宫内节育器常可引起异常子宫出血，避孕药有促进滋养细胞生长作用，故不宜使用。

考点：葡萄胎患者的随访

【护理评价】

患者情绪是否稳定，是否能正视葡萄胎的结局；是否发生并发症；是否能说出随访的重要性和具体方法。

第 2 节　妊娠滋养细胞肿瘤

妊娠滋养细胞肿瘤是滋养细胞的恶性病变，包括侵蚀性葡萄胎和绒毛膜癌。两者在临床表现、诊断和处理原则上基本相同，多经化疗可以治愈。

侵蚀性葡萄胎指绒毛组织侵入子宫肌层或转移至子宫以外。仅继发于葡萄胎之后，具有恶性肿瘤行为，但恶性程度较低，多数仅造成局部侵犯，仅 4% 患者并发远处转移，预后较好。镜下检查可见绒毛结构及滋养细胞增生和分化不良。

绒毛膜癌是一种高度恶性的滋养细胞肿瘤，早期即可发生血行转移。常继发于葡萄胎、流产、足月妊娠和异位妊娠之后。镜下检查：绒毛结构消失、滋养细胞极度不规则增生。

【护理评估】

1．健康史　了解患者月经史、生育史和既往史。有葡萄胎病史者，了解清宫术的时间、吸出组织的量和水疱大小，术后阴道流血和子宫复旧情况，是否做过预防性化疗，有无肺、脑及生殖道等转移的症状。评估随访资料如 hCG 变化及肺部 X 线检查结果。

2．身体状况

（1）原发灶表现

1）阴道流血：是最常见症状，表现为葡萄胎排空后或流产、足月产及异位妊娠后出现不规则阴道流血，或月经恢复数月后又出现阴道不规则流血，量多少不定。重者可继发贫血。

2）妇科检查：子宫复旧不良或子宫不规则增大，质软；卵巢黄素化囊肿持续存在。

3）腹痛：一般无腹痛。肿瘤组织侵蚀穿破子宫或卵巢黄素化囊肿扭转时可引起急性腹痛。

4）假孕症状：与 hCG 及雌、孕激素有关，表现为乳房增大，乳头、乳晕着色，阴道、子宫颈着色，生殖道变软等。

（2）转移灶表现：早期血行转移，以肺转移最常见。

1）肺转移：常见症状为咳嗽、咯血、胸痛及呼吸困难，常急性发作。

2）阴道、子宫颈转移：局部表现为紫蓝色结节，破溃后可发生大出血。

3）脑转移：预后凶险，为主要死亡原因。按病情进展分 3 期：瘤栓期表现为一过性脑缺血症状，如短暂失语、失明、突然跌倒等；脑瘤期出现头痛、喷射性呕吐、偏瘫、抽搐和昏迷；脑疝期表现为颅内压明显升高，脑疝形成，压迫呼吸中枢而死亡。

4）其他转移：肝、肾、消化道、骨转移，其症状视转移部位而异。

葡萄胎、侵蚀性葡萄胎、绒毛膜癌的鉴别见表 15-1。

表 15-1 葡萄胎、侵蚀性葡萄胎、绒毛膜癌鉴别

	葡萄胎	侵蚀性葡萄胎	绒毛膜癌
先行妊娠	无	葡萄胎	各种妊娠
潜伏期	无	多在 6 个月以内	常超过 12 个月
绒毛	有	有	无
滋养细胞增生	轻→重	轻→重，成团	重，成团
浸润深度	蜕膜层	肌层	肌层
组织坏死	无	有	有
转移	无	有	有
肝、脑转移	无	少	较易
hCG	+	+	+

考点：葡萄胎、侵蚀性葡萄胎、绒毛膜癌鉴别

3. 心理-社会状况　患者及其家属可能因担心疾病的预后、化疗的不良反应及多次化疗的经济负担，而表现为焦虑和抑郁。需手术治疗者，担心手术影响生活质量或因不能生育而无助和悲哀，迫切希望得到家人的关心和理解。

4. 辅助检查

（1）血 hCG：是妊娠滋养细胞肿瘤的主要诊断依据。葡萄胎排空后 9 周以上，或流产、足月产、异位妊娠后 4 周以上，血 β-hCG 持续高水平，或一度下降后又上升，排除妊娠物残留或再次妊娠，结合临床表现，可诊断妊娠滋养细胞肿瘤。

（2）B 型超声检查：是诊断子宫原发病灶最常用的方法，有助于判断子宫大小、肌层有无浸润和卵巢黄素化囊肿。

（3）影像学检查：X 线摄片可发现肺转移灶，表现为棉球状或团块状阴影，以右侧肺及中下部较多见。CT 检查可用于肺、脑、肝转移和盆腔病灶的诊断。

（4）病理学检查：子宫肌层或转移灶中见到绒毛结构为侵蚀性葡萄胎，无绒毛结构者为绒毛膜癌。组织学检查是鉴别侵蚀性葡萄胎和绒毛膜癌的主要依据。

【治疗要点】

以化疗为主、手术和放疗为辅的综合治疗。

考点：滋养细胞肿瘤的主要治疗方式

滋养细胞肿瘤对化疗敏感，常用一线化疗药物有氨甲蝶呤、放线菌素 D、氟尿嘧啶、环磷酰胺等。需手术者一般先主张化疗。手术方法有子宫切除术、肺叶切除术等。放射治疗主要用于肝、脑转移和肺部耐药病灶的治疗。

【常见护理诊断/问题】

1. 恐惧　与担心疾病预后不良及化疗不良反应有关。

2. 潜在的并发症：肺转移、阴道转移、脑转移。

3. 有感染的危险　与反复阴道流血、化疗导致机体抵抗力下降有关。

【护理目标】

患者焦虑缓解或消失；未发生并发症或并发症得到及时发现和处理；能说出引起感染的危险因素及预防措施，感染未发生。

【护理措施】

1. 心理护理　鼓励患者诉说痛苦及失落感，介绍疾病相关知识，告知患者滋养细胞肿瘤对化疗敏感，通过化疗可能完全治愈，减轻其心理压力。介绍患者与同种疾病化疗效果满意的患者交流，消除患者的疑虑和恐惧感，树立战胜疾病的信心，配合治疗。

2. 配合治疗，防止并发症

（1）严密观察病情：观察腹痛、阴道流血情况，记录出血量、阴道排出物的性质等。大量出血时，注意观察血压、脉搏、呼吸等生命体征，立即报告医生并配合抢救。注意患者有无阴道流血、咳嗽、咯血、腹痛（可能为癌肿穿破子宫致腹腔内出血）及头痛、呕吐、偏瘫、抽搐和昏迷等表现。

（2）化疗的护理

1）完善各项化疗前检查：如血常规、肝肾功能、心电图、B 型超声检查等。

2）准确测体重：每个疗程用药前及用药中各测 1 次体重，通常在早上空腹、排空大小便后进行，酌情减去衣服重量。化疗药物的剂量根据体重计算和调整。用药剂量过大可发生中毒反应，过小则影响疗效。

3）正确配制和使用药物：严格执行查对制度，正确溶解和稀释药物，现配现用，常温下一般不超过 1 小时，放线菌素 D、顺铂等应避免日光照射。按医嘱保证药物剂量全部输入，正确调节给药速度。

4）合理使用并保护静脉血管：①从远端开始有计划地穿刺，用药前先注入少量生理盐水，确认针头在静脉中再注入化疗药物。②药物外渗时，立即停止输注，局部用生理盐水或普鲁卡因封闭，并用冰袋冷敷。金黄散外敷，可防止局部组织坏死、减轻疼痛和肿胀。③化疗结束前用生理盐水冲管，降低穿刺部位拔针后的残留药物浓度，减少对血管的刺激。

5）化疗药物不良反应及护理

① 消化道症状：最常见的症状为食欲不振、恶心、呕吐。合理安排用药时间，少食多餐，化疗前后给予镇静、止吐药物，严重者静脉补液。口腔炎患者应进温凉流食或软食，避免进刺激性食物，饭后、睡前用软毛刷刷牙或用温盐水漱口。口腔溃疡可局部涂甲紫或冰硼散，疼痛难以进食者，进食前 15 分钟给予丁卡因（地卡因）涂溃疡面。

② 造血功能障碍（骨髓抑制）：是化疗最常见的不良反应。化疗首先出现的反应是白细胞减少，因此要定期测白细胞和血小板，严格无菌操作，预防感染和出血。如白细胞低于 3.0×10^9/L，报告医生并遵医嘱停药；白细胞低于 1.0×10^9/L 时，禁止带菌者入室并净化空气，进行保护性隔离。观察体温变化及出血倾向，必要时遵医嘱应用抗生素、输新鲜血等。

③ 其他：A. 肝脏损害，上腹痛、恶心、腹泻等；B. 膀胱炎，尿频、尿急、血尿；C. 神经系统损害，肢体麻木、肌肉软弱、偏瘫等。一旦出现上述表现，应报告医生并加强护理。

考点：化疗最常见的不良反应

（3）转移灶的护理

1）肺转移：①卧床休息，呼吸困难者取半卧位并吸氧。②遵医嘱应用化疗药物。③大咯血患者，取头低患侧卧位，轻击背部，及时清除积血，保持呼吸道通畅，协助医生抢救。

2）阴道转移：①卧床休息，保持外阴清洁。禁止性生活，禁止不必要的阴道冲洗和检查，以免引起结节溃破大出血。②转移灶破溃出血时，遵医嘱输液、输血，配合医生用消毒纱布条填塞压迫止血，严密监测生命体征变化。填塞纱布条于 24～48 小时取出。

3）脑转移：①卧床休息，专人护理，防止瘤栓期一过性脑缺血造成意外损伤，注意观察颅内压增高的症状。②吸氧，遵医嘱用药，给予化疗、止血剂及降低颅内压的药物。③抽搐及昏迷患者，应专人护理，预防发生坠地摔伤、口舌咬伤及吸入性肺炎等。

3. 预防感染

（1）鼓励进食高营养、高蛋白和高维生素饮食，纠正贫血，增强机体抵抗力。

（2）注意观察阴道流血和体温变化，遵医嘱使用抗生素。

（3）对化疗导致白细胞减少的患者，遵医嘱少量多次输注新鲜血并进行保护性隔离，限制探视和陪护人员，避免去公共场所。

4. 健康指导

（1）指导患者少食多餐，根据患者口味提供高蛋白、高维生素、易消化的食物，告诉患者化疗出现消化道反应仍需坚持进食的重要性。患者尽量避免去公共场所，必要时戴口罩并加强保暖，预防呼吸道感染。

（2）治疗结束后严密随访。第一次在出院后第 1 年每月随访 1 次，1 年后每 3 个月一次，持续至 3 年，之后每年 1 次直至 5 年，以后可每 2 年 1 次。随访内容同葡萄胎。

【护理评价】

患者焦虑是否缓解；转移灶是否发生或得到及时发现和处理；是否了解感染的危险因素，感染是否发生。

小　　结

妊娠滋养细胞疾病是由胚胎绒毛滋养细胞过度增生引起的疾病，主要包括葡萄胎、侵蚀性葡萄胎和绒毛膜癌。葡萄胎属于良性病变，侵蚀性葡萄胎和绒毛膜癌属于恶性病变，可发生远处转移，最常见的转移部位是肺。绒毛膜癌与侵蚀性葡萄胎的主要区别：病理检查见侵蚀性葡萄胎有绒毛结构，绒毛膜癌无绒毛结构。葡萄胎的主要治疗措施是清除宫腔内容物，对高危患者应进行预防性化疗，侵蚀性葡萄胎和绒毛膜癌应以化疗为主、手术治疗和放疗为辅。

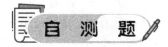

自 测 题

A₁型题

1. 葡萄胎患者最常见的症状是（　　　）

A. 子宫异常增大　　B. 卵巢黄素化囊肿

C. 阴道流血　　D. 腹痛

E. 咯血

2. 葡萄胎的临床表现不包括（　　　）

A. 妊娠呕吐　　B. 子宫异常增大

C. 停经后阴道流血　D. 白带增多

E. 卵巢黄素化囊肿

3. 确诊葡萄胎最重要的辅助检查是（　　　）

A. B 超　　B. hCG 测定

C. X 线　　D. CT

E. MRI

4. 葡萄胎患者随访时必须进行的常规检查是（　　　）

A. 阴道脱落细胞涂片检查

B. 测尿中的 hCG 值

C. B 型超声检查有无胎囊

D. 多普勒超声检查听取胎心

E. CT 检查脑转移情况

5. 葡萄胎患者最佳的避孕方法是（　　　）

A. 口服避孕药　　B. 宫内节育器

C. 针剂避孕药　　D. 避孕套

E. 安全期避孕

6. 葡萄胎患者清宫术后，护士对其健康教育，错误的是（　　　）

A. 定期复查 hCG

B. 注意月经是否规则

C. 观察有无阴道流血

D. 注意有无咳嗽、咯血等转移症状

E. 行安全期避孕

A₂ 型题

7. 患者，女，28 岁。葡萄胎刮宫术后 5 个月，查血 hCG 明显升高，X 线显示双肺片状阴影，最可能的诊断是（ ）

A. 葡萄胎   B. 侵蚀性葡萄胎

C. 绒毛膜癌   D. 宫颈癌

E. 卵巢癌

8. 患者，女，32 岁。1 年前诊断为侵蚀性葡萄胎。近来出现咳嗽，痰中带血，伴胸痛，该患者可能出现了哪个部位的转移（ ）

A. 脑   B. 肺   C. 阴道

D. 肝   E. 腹膜

9. 患者，女，40 岁。诊断为侵蚀性葡萄胎。给予 5-氟尿嘧啶和放线菌素 D 联合化疗 8 天。可能出现的最严重不良反应是（ ）

A. 恶心、呕吐   B. 脱发

C. 骨髓抑制   D. 出血性膀胱炎

E. 口腔溃疡

10. 患者，女，42 岁。人工流产后 4 个月，阴道流血 2 周，尿妊娠试验阳性，胸部平片显示双肺有散在棉球状阴影，子宫刮出物镜检未见绒毛结构。首先考虑的诊断是（ ）

A. 葡萄胎   B. 恶性葡萄胎

C. 绒毛膜癌   D. 侵蚀性葡萄胎

E. 吸宫不全合并肺结核

11. 患者，女，30 岁。因"绒毛膜癌"入院治疗。为确保化疗药物剂量准确，护士应在什么时候为其测量体重（ ）

A. 每疗程用药前

B. 每疗程用药中

C. 每疗程用药后

D. 每疗程用药前和用药中

E. 每疗程用药前、用药中和用药后

A₃ 型题

（12～14 题共用题干）

王女士，29 岁，G₂P₁，因"停经 2 个月，阴道不规则流血半个月"入院。妇科检查：子宫约 3 个月妊娠大、质软，双侧附件扪及约 50 天妊娠大的囊性包块。尿妊娠试验阳性。B 型超声检查宫腔内呈现"落雪状"图像，未见妊娠囊和胎儿。

12. 该患者最可能的疾病是（ ）

A. 早孕   B. 葡萄胎

C. 侵蚀性葡萄胎   D. 绒毛膜癌

E. 异位妊娠

13. 首选的治疗方法是（ ）

A. 清宫术   B. 化疗

C. 子宫切除术   D. 止血

E. 预防感染

14. 该患者术后随访期间，首选的避孕措施是（ ）

A. 阴茎套   B. 宫内节育器

C. 口服短效避孕药   D. 安全期避孕

E. 速效避孕药

（15、16 题共用题干）

张女士，26 岁，G₁P₁。因"产后 50 天，咳嗽、咯血 10 天"入院，伴阴道不规则流血，无发热。曾按"感冒"治疗无效。妇科检查：阴道内少量血液，子宫颈光滑，子宫约 2 个月妊娠大、质软，双侧卵巢约 50 天妊娠大，囊性，活动好。尿妊娠实验阳性。胸部 X 线摄片显示右肺棉球状阴影。

15. 该患者最可能的疾病是（ ）

A. 葡萄胎残留   B. 黄体囊肿

C. 侵蚀性葡萄胎   D. 绒毛膜癌

E. 早孕

16. 对于该病，下述描述错误的是（ ）

A. 对化疗极敏感

B. 血 hCG 异常升高有助于诊断

C. 病理学检查可见绒毛结构

D. 治疗以化疗为主、手术为辅

E. 该病亦可继发于葡萄胎之后

（姜丽英）

第16章　女性生殖内分泌疾病患者的护理

无论是青春期、更年期或是生育期，女性总有月经不调的情况发生，究竟是什么原因引起，又应该怎样预防和治疗，将是本章的重要内容。通过本章的学习，会对功血、闭经、痛经、围绝经期综合征等女性进行整体护理。

第1节　功能失调性子宫出血

> **案例16-1**
>
> 　　20岁女学生，停经2个多月后出现不规则阴道出血15天，自述出血量为正常经量的3倍多，无腹痛，伴头晕、心慌、乏力。体检：T 36℃，P 90次/分，R 19次/分，BP 90/60mmHg，贫血貌，腹平软，无压痛。外阴未婚未产型；肛腹诊子宫正常大小，无压痛；双侧附件无异常。
>
> **问题：** 可能的护理问题有哪些？应采取哪些护理措施？

考点：功血的概念、种类

　　功能失调性子宫出血简称功血，是指由于生殖内分泌轴功能紊乱引起的异常子宫出血，全身及内外生殖器官无器质性病变存在。功血为妇科常见疾病，可分为无排卵性和排卵性两类，其中无排卵性功血约占85%。

　　1. 无排卵性功血　好发于青春期和围绝经期妇女。青春期由于下丘脑-垂体-卵巢轴功能尚未成熟，未能建立稳定的周期性调节和正负反馈作用。此时期垂体分泌的卵泡刺激素（FSH）呈持续低水平，无黄体生成素（LH）陡直高峰形成，导致卵巢无法排卵；围绝经期妇女则由于卵巢功能不断衰退，卵泡几近耗竭，剩余卵泡对垂体促性腺激素的反应性低下，卵泡发育受阻而不能排卵。无排卵则患者体内只有雌激素，子宫内膜仅有增生期变化，最终发生雌激素突破性出血或撤退性出血（见图2-11）。

考点：无排卵型功血和排卵型功血的病理变化

　　2. 排卵性功血　相对无排卵性功血较为少见，常见于育龄期妇女。此期功血与精神压力、环境因素等有关，也可能与子宫内膜纤溶酶活性过高或前列腺素等血管舒缩因子分泌失调导致月经过多有关。常见原因为黄体功能异常，可表现为：①黄体功能不足，由于神经内分泌调节功能紊乱，导致卵泡期FSH缺乏，使卵泡发育缓慢，雌激素分泌减少，从而对垂体及下丘脑正反馈不足，LH脉冲峰值不高，使排卵后黄体发育不全，孕激素分泌减少，子宫内膜分泌反应不良，月经提前来潮。②黄体萎缩不全，由于下丘脑-垂体-卵巢轴调节功能紊乱，引起黄体萎缩不全，内膜持续受孕激素影响，以致脱落时间延长。因黄体分泌的孕激素不足，出现子宫内膜分泌不足或增生期与分泌期并存。

【护理评估】

　　1. 健康史　询问患者年龄，月经史、婚育史、避孕措施，有无精神过度紧张、恐惧、忧伤、压力过大、环境和气候骤变；了解患者是否营养不良、肥胖或伴有其他全身性疾病。

　　2. 身体状况

　　（1）无排卵性功血：常见的症状是子宫不规则出血，表现为月经周期紊乱、经期长短不一、经量不定或增多，甚至大量出血。出血期间一般无腹痛或其他不适，出血量多或时间长时可伴有贫血休克。妇科检查无器质性病变。

（2）排卵性功血

1）黄体功能不足：表现为月经频发，周期缩短。有时月经周期虽在正常范围内，但卵泡期延长、黄体期缩短，孕激素水平较低，以致患者不易受孕或妊娠早期流产。

2）子宫内膜不规则脱落：表现为月经周期正常，但经期延长，长达9～10日，且出血量多。

3）月经过多：月经周期规则，经期正常，但经量增多，经量大于80ml（表16-1）。

表 16-1　两种类型功血的身体状况

类型	病因	月经周期	经期	经量
无排卵性功血	青春期、围绝经期的生殖内分泌轴功能紊乱	紊乱	不定	不定
排卵性功血	黄体功能不足	短（频发）		
	黄体萎缩不全	正常	长	多
	血管舒缩因子分泌失调	正常	正常	多（>80ml）

考点：功血的身体状况

3. 心理-社会评估　患者因出血过多或时间过长可引起不同程度的贫血，影响工作、生活、学习，导致焦虑，围绝经妇女常因担心疾病严重或疑有肿瘤而焦虑不安、恐惧。

4. 辅助检查

（1）诊断性刮宫（简称诊刮）：其目的是止血，同时明确子宫内膜病理诊断。诊刮时间应在月经前3～7天或月经来潮6～12小时内进行，不规则阴道流血或大量出血时可随时刮宫，无排卵性功血子宫内膜呈增生性改变，黄体功能不足则出现子宫内膜分泌不良。黄体萎缩不全，于月经第5～6日刮宫，可见增生期和分泌期内膜共存。

考点：各种功血诊刮的时间

（2）宫腔镜检查：直接观察子宫内膜情况，选择病变区进行活检。

（3）基础体温测定：无排卵性功血基础体温呈单相型（图16-1）；排卵性功血则呈双相型，高温相维持9～10日，体温上升缓慢，上升幅度偏低（图16-2），提示黄体功能不足；而基础体温排卵后体温下降缓慢（图16-3），提示黄体萎缩不全。

考点：各种功血的基础体温曲线

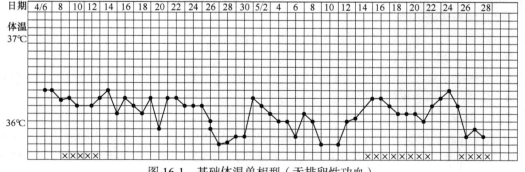

图 16-1　基础体温单相型（无排卵性功血）

（4）子宫颈黏液晶体检查：经前见羊齿植物叶状结晶为无排卵性功血；见椭圆体结晶提示为排卵性功血。

（5）激素测定：测定血雌激素和孕激素的含量。

（6）血红细胞计数及血细胞比容：了解贫血情况。

考点：各种功血的治疗原则

【治疗要点】

青春期功血的处理要点是止血、纠正贫血、调整月经周期、促进排卵；围绝经功血为止血、

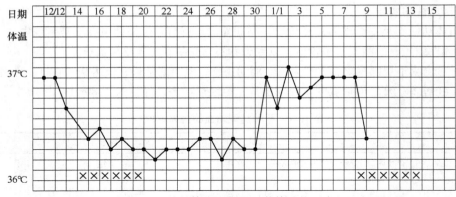

图 16-2　基础体温双相型（黄体功能不全）

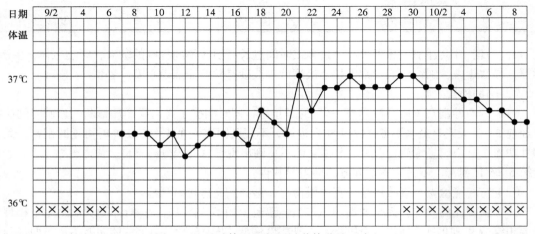

图 16-3　基础体温双相型（黄体萎缩不全）

调整周期和减少经量，防止子宫内膜癌变。排卵性功血则是调整黄体功能。

【常见护理诊断/问题】

1．疲乏　与子宫异常出血导致的继发性贫血有关。

2．知识缺乏：缺乏正确使用性激素的知识。

3．有感染的危险　与子宫不规则出血、出血量多，导致严重贫血、机体抵抗力下降有关。

4．焦虑　与担心疾病性质及治疗效果有关。

【护理目标】

患者无贫血状况发生或贫血状况得到及时纠正；患者可以说出性激素药物的使用方法和注意事项；患者无体温升高等感染情况发生或感染得到及时发现并纠正；患者焦虑情绪得到缓解或解除。

【护理措施】

1．一般护理

（1）加强营养，保证休息，避免过度劳累，纠正贫血，多吃红枣、蛋黄、葡萄干等食物，必要时补充铁剂、维生素 C 和蛋白质。如贫血严重，遵医嘱做好配血、输血、止血措施。

（2）病情观察：观察生命体征，阴道流血量、颜色、气味，有无腹痛及程度。

（3）预防感染：做好会阴护理，保持局部清洁，出血期间禁止盆浴及性生活。监测体温，注意有无腹痛等生殖器官感染征象，必要时遵医嘱给予抗生素。

2. 治疗配合

（1）止血：分为药物治疗和手术治疗两种。

1）药物治疗：是目前常用方法，尤其对于青春期功血，药物治疗可以说是唯一治疗手段。

① 雌激素：促使子宫内膜增生修复创面，达到止血目的。主要适用于青春期功血的患者。口服妊马雌酮 2.5mg，每 6～8 小时一次，直到血止。使用性激素止血，要求在 8 小时内使出血明显减少，24～48 小时内出血停止。若 96 小时以上仍不止血，应考虑更改功血诊断。

② 孕激素：补充孕激素使增生的子宫内膜转化为分泌期，停药后出现撤药性出血，内膜脱落较完全，随后新生内膜增生、修复创面止血，故又称"药物刮宫"。可用炔诺酮，首剂量 5mg，连用 7～10 天，停药后 2～3 日发生撤药性出血，因撤药性出血的出血量往往较大，所以适用于贫血程度较轻的患者。

③ 雄激素：有拮抗雌激素、增强子宫血管张力的作用，减轻盆腔充血而减少出血量，但无止血作用。适用于围绝经期功血。单独使用效果不佳。注意雄激素用量不宜过大，每月总量不能超过 300mg，以免出现男性化。因其抑制下丘脑-垂体-性腺轴，所以青春期功血患者慎用。

④ 其他：可选用性激素联合用药，非甾体抗炎药和其他止血药有减少出血量的辅助作用。对于子宫内膜纤溶酶活性过高或前列腺素等分泌失调引起的月经过多可用氨甲环酸、酚磺乙胺、维生素 K 等止血药。

2）手术治疗：刮宫术常用，既可止血，又可确诊。适用于围绝经期和已婚患者，在激素治疗前可作为常规刮宫。

（2）调整月经周期：应用性激素止血后必须调整月经周期。适用于青春期及生育期无排卵性功血患者，可恢复正常的内分泌功能，以建立正常月经周期，常用方法有：

1）雌、孕激素序贯疗法（即人工周期）：是模拟正常月经周期中卵巢的内分泌变化，将雌、孕激素序贯应用，使子宫内膜发生相应周期性变化，出现规律的月经。适用于青春期功血或生育年龄功血内源性雌激素水平较低者。用法：月经来潮第 5 日起用妊马雌酮 1.25mg，每晚 1 次，连服 21 天，服至第 11 日加服甲羟孕酮 10mg，每日 1 次，连用 10 日，两者同时停药。连续 3 个周期为 1 个疗程。1 个疗程后，患者常能自发排卵。

2）雌、孕激素联合法：开始即用孕激素限制雌激素的促内膜生长作用，使撤药性出血逐步减少，用雌激素来预防治疗过程中孕激素的突破性出血。适用于内源性雌激素水平较高的育龄期功血或围绝经期功血的患者。常用低剂量给药，如避孕 1 号片，每晚 1 片，连服 21 日。连用 3 个周期。

（3）促进排卵：常用于上述治疗后仍无排卵的有生育要求的患者，一般不提倡青春期患者使用。常用药物有氯米芬、人绒毛膜促性腺激素等。

（4）性激素治疗的注意事项：①严格遵医嘱正确用药，不得随意停服和漏服，以免引起子宫出血，如有不规则阴道流血，及时就诊；②药物减量必须按规定在血止后开始，每 3 日减量 1 次，每次减量不超过原剂量的 1/3，直至维持量，以免引起突破性出血，持续用至血止后 20 日停药；③雌激素口服可能会引起恶心、呕吐等胃肠道反应，可饭后或睡前服用，对存在血液高凝倾向或有血栓性疾病史者禁忌使用；④雄激素用量不可超过 300mg，以免出现男性化不良反应；⑤指导患者如出现不规则阴道流血，应及时就医。

考点：性激素治疗的注意事项

（5）手术治疗：适用于上述方法治疗无效且无生育要求者，可以做子宫内膜去除术或子宫全切术。给患者做好术前准备、术后护理。

3. 心理护理　主动与患者交谈，注意倾听，鼓励患者表达其内心感受，向患者解释病情及提供相关信息，帮助患者澄清问题，解除思想顾虑，摆脱焦虑。也可交替使用放松技术，如引导患者看电视、听广播、看书等，分散患者的注意力。

4. 健康指导

（1）青春期、绝经过渡期女性出现不规则阴道流血且流血量较多时应及时就诊，以免失血过多导致贫血。特别强调围绝经期不规则流血要警惕子宫内膜癌，需常规做诊刮以帮助明确诊断。

（2）对服用激素的患者，告知服药期间不良反应及应对措施，不得随意停药，否则会导致不规则出血。如服药期间出现不规则阴道出血应及时就诊。

（3）对于测基础体温的患者，要详细讲解测量和记录的方法。

【护理评价】

患者血红蛋白计数是否正常，有无贫血征象；患者是否按规定正确服用性激素；患者有无体温升高等感染情况发生，或是否及时发现感染并纠正；患者的焦虑情绪是否得到缓解或解除；患者是否积极配合治疗与护理。

第 2 节　闭　　经

闭经是常见的妇科症状，分为原发性闭经和继发性闭经。原发性闭经指年龄超过 16 岁、第二性征已发育但还未月经来潮或年龄超过 14 岁、第二性征尚未发育。继发性闭经指已建立正常月经后出现月经停止 6 个月以上，或按自身原有月经周期计算停止 3 个周期以上者。青春期前、妊娠期、哺乳期及绝经后月经未来潮属生理现象，不属本节讨论范畴。

考点：闭经的概念

【护理评估】

1. 健康史　详细询问月经史，包括初潮年龄、月经周期、经期、经量、闭经期限及伴随症状等。原发性闭经应询问第二性征发育情况，了解生长发育史，有无先天性缺陷或其他疾病及家族中有无相同疾病者。已婚妇女应询问其生育史及产后并发症。还应询问发病前有无诱因如精神因素、环境改变、体重增减、饮食习惯、剧烈运动、用药影响、避孕药服用情况等。

闭经是由下丘脑-垂体-卵巢轴的神经内分泌调节或靶器官子宫内膜对性激素的周期性反应发生障碍所致。原发性闭经较少见，多为遗传原因或先天发育缺陷引起，约30%伴有生殖道发育异常。继发性闭经发生率明显高于原发性闭经，包括下丘脑性、垂体、卵巢及子宫性闭经。以下丘脑性常见，其出现的原因有：精神刺激、环境改变等应激因素；长期剧烈运动性因素；过度节食、体重急剧减少的神经性厌食；肠道疾病、营养不良等营养相关性因素等。垂体性闭经的原因：垂体梗死（常见的为 Sheehan 综合征，由于产后大出血休克，导致垂体尤其是腺垂体促性腺激素分泌细胞缺血坏死，引起腺垂体功能低下，影响促性腺激素分泌，继而影响卵巢功能引起闭经）、垂体泌乳素瘤、空蝶鞍综合征。卵巢性闭经的原因：先天性卵巢发育不全、卵巢早衰、卵巢功能性肿瘤等。子宫性闭经的原因：人工流产刮宫过度导致宫腔粘连而闭经，子宫颈管粘连狭窄或宫腔放射治疗后也可造成闭经。

考点：闭经常见的类型

2. 身体状况　观察精神状态、智力发育；检查全身发育状况、有无畸形；测量体重、身高、四肢与躯干比例，观察五官特征。妇科检查应注意内外生殖器发育，有无先天缺陷、畸形，第二性征发育是否正常，乳房有无乳汁分泌等。

3. 心理-社会状况　由于闭经，患者及其家属担心性生活及生育能力会受到影响，出现焦虑等不良情绪。由于治疗过程长，效果不明显，会加重患者和家属的心理压力。

4．辅助检查

（1）子宫功能检查：主要了解子宫、子宫内膜状态及功能。

1）诊刮：适用于已婚妇女。刮取子宫内膜做病理学检查，以了解子宫内膜对卵巢激素的反应，以及协助诊断子宫内膜结核。

2）子宫输卵管碘油造影：了解生殖系统发育不良、畸形、结核及宫腔粘连等病变。

3）宫腔镜检查：在直视下了解子宫腔有无粘连、内膜有无可疑结核病变。常规取材送病理检查。

4）药物撤退试验：①孕激素试验，用以评估体内雌激素水平。黄体酮每日肌内注射 20mg 或口服甲羟孕酮每日 10mg，连用 5 日。停药后 3～7 天出现撤药性出血（阳性反应），提示子宫内膜已受一定水平的雌激素影响，为Ⅰ度闭经。停药后无撤药性出血 （阴性反应），说明患者体内雌激素水平低下，应进一步做雌、孕激素序贯试验。②雌、孕激素序贯试验：适用于孕激素试验阴性的患者。每晚睡前服用己烯雌酚 1mg 或妊马雌酮 1.25mg，连用 21 日，服至第 11 日加用甲羟孕酮 10mg，每日 1 次，停药后 3～7 日发生撤药性出血者为阳性，提示子宫内膜功能正常，可排除子宫性闭经，引起闭经的原因是体内雌激素水平低落，为Ⅱ度闭经，应进一步寻找原因。若无撤药性出血为阴性，应重复一次试验，若仍为阴性提示子宫内膜有缺陷或被破坏，可诊断为子宫性闭经。

（2）卵巢功能检查

考点：基础体温的作用

1）基础体温测定：双相型曲线提示卵巢有排卵；单相型曲线提示卵巢无排卵。

2）阴道脱落细胞检查：观察表层、中层、底层细胞的百分比，表层细胞的百分比越高，雌激素水平就越高。

3）子宫颈黏液结晶检查：羊齿植物叶状晶体越明显、越粗，提示雌激素作用越明显。若见成排的椭圆体，提示在雌激素作用的基础上已受孕激素影响。

4）血甾体激素测定：雌二醇、黄体酮及睾酮测定。

（3）垂体功能检查：血卵泡刺激素、黄体生成素、催乳素放射免疫测定，垂体兴奋试验，蝶鞍 X 线检查等。

【治疗要点】

重视心理精神调适，纠正全身健康状况，针对原因进行处理和激素替代疗法。

【常见护理诊断/问题】

1．自我形象紊乱　与闭经及治疗效果不佳有关。

2．焦虑　与担心疾病对健康、性生活、生育的影响有关。

3．功能障碍性悲哀　与担心丧失女性形象有关。

【护理目标】

患者能够接受闭经的事实，正确地评价自己，积极主动地配合治疗。

【护理措施】

1．心理护理　对于闭经的患者应特别重视心理护理，建立良好的医患关系，了解患者及家属压力的原因，评估焦虑程度，向患者提供疾病的相关信息，说明闭经的发生与精神因素密切相关，耐心解答患者及其家属提出的疑问，减轻精神压力。促进患者与社会的交往，保持心情舒畅，增强患者治疗的信心。

2．一般护理　加强营养，保证充足的睡眠，注意锻炼，增强体质。如果是肥胖导致的闭经，指导患者低热量饮食。

3．治疗配合

（1）性激素替代疗法：常用雌激素替代、雌孕激素人工周期疗法和孕激素疗法。

（2）诱发排卵：氯米芬是常用的促排卵药物。

（3）用药指导：指导患者遵医嘱用药，详细说明性激素的作用、不良反应、剂量、具体用药方法等情况。告知患者应用性激素后会出现撤药性出血。

4．健康指导　让患者知道明确诊断才能取得较好的治疗效果，鼓励患者耐心接受有关检查，针对病因治疗。

【护理评价】

患者是否能够接受闭经的事实、正确地评价自己、积极与病友交流、是否能够主动地配合治疗。

第3节　痛　　经

【护理评估】

1．健康史　评估时应询问患者的年龄、月经史与婚育史，了解有无诱发痛经的相关因素。

原发性痛经与子宫内膜合成和释放前列腺素（PG）增加有关。研究表明痛经的主要因素是 $PGF_{2\alpha}$ 含量增高，PG诱发子宫平滑肌强直收缩，出现分娩样下腹疼挛性绞痛，也与精神过度紧张、焦虑、恐惧、寒冷、过度劳累、遗传等因素有关。无排卵的子宫内膜无黄体酮刺激，所含PG浓度很低，一般不发生痛经，所以痛经常发生在有排卵的月经周期。

2．身体状况

（1）常见于青少年期，多在初潮后1～2年发病，疼痛多来自月经来潮前或少量经血时，一般行经第1天疼痛重，持续2～3天后缓解。疼痛多为坠痛，严重时呈痉挛性，通常位于下腹部耻骨上，可放射至腰骶部甚至放射至大腿内侧，有时伴恶心、呕吐、腹泻、头晕、乏力等症状，严重时面色苍白、出冷汗，随着血液外流通畅，症状逐渐消失。原发性痛经常常在分娩后自行消失，或在婚后随年龄增长逐渐消失。

（2）妇科检查：无异常发现，偶有触及子宫过度前倾或过度后倾后屈位。

3．心理-社会状况　痛经可能影响患者工作、学习和生活，使患者出现情绪低落、担心、焦虑甚至恐惧等心理反应，尤其是学习和工作紧张时，更易出现恐惧心理。

4．辅助检查　常采用B型超声检查，必要时可通过腹腔镜、宫腔镜检查有无子宫器质性病变。

【治疗要点】

对症治疗为主，必要时可用止痛药。

【常见护理诊断/问题】

1．疼痛　与月经期子宫痉挛性收缩有关。

2．恐惧　与长期痛经造成的精神紧张有关。

3．睡眠型态紊乱　与疼痛有关。

【护理目标】

患者疼痛得到缓解；患者经前及经期无恐惧等精神紧张心理出现；患者经期睡眠良好。

【护理措施】

1．心理护理　应重视心理护理，关心、理解患者的不适和恐惧，多倾听患者，并讲解相关知识，消除患者恐惧、焦虑的情绪，并鼓励患者积极参与社会活动，保持乐观情绪，减轻心理压力。

2．一般护理　嘱咐患者注意生活规律，劳逸结合，适当补充营养，避免生冷饮食，保证充足的睡眠，加强经期卫生，避免剧烈运动，防止受凉，可腹部热敷来缓解疼痛。

3．治疗配合　对于痛经不能忍受者，遵医嘱用镇痛、解痉药。常用前列腺素合成酶抑制剂减少 PG 产生，如布洛芬 200～400mg，每日 3～4 次，或酮洛芬 50mg，每日 3 次。月经来潮即开始服药，连续 2～3 日。必要时用止痛药对症处理。顽固性病例且要求避孕的痛经妇女可口服避孕药抑制排卵，疗效达 90%以上。

4．健康指导　进行月经期保健及卫生指导，注意保持外阴清洁，经期禁止性生活。积极锻炼身体，加强营养，调整情绪，避免进食生、冷、辛辣刺激等食物。

【护理评价】

患者主诉疼痛是否减轻；患者是否已理解痛经相关知识，恐惧心理是否得到解除；患者经期是否睡眠良好。

第 4 节　围绝经期综合征

围绝经期是指妇女绝经前后的一段时期，从出现与绝经有关的内分泌学、生物学及临床特征起至绝经 1 年内的时期。围绝经期综合征是指妇女绝经前后出现性激素波动或减少所致的以自主神经功能紊乱为主，伴有神经心理症状的一组症候群。多发生在 45～55 岁。

考点：围绝经期综合征的概念和发生年龄

【护理评估】

1．健康史　详细询问患者的年龄、职业、文化水平及性格特征，询问月经史及生育史，有无卵巢切除或盆腔肿瘤放疗史，有无心血管疾病及其他内分泌疾病病史等。

知识链接　　　　　　　　　　　围绝经期病理机制

由于卵巢功能减退，雌、孕激素分泌量减少，反馈性引起促卵泡素和黄体生成素升高，使下丘脑-垂体-卵巢之间的有效平衡失调，影响了自主神经中枢和其下支配的各脏器功能，从而出现一系列自主神经功能紊乱的症状。

2．身体状况

（1）症状

1）月经紊乱：是绝经过渡期的常见症状，表现为月经周期不规则、经期持续时间长及经量增多或减少。

2）血管舒缩症状：常见的典型症状是潮红、潮热。其表现为阵发性发热和反复出现短暂的面部和颈部皮肤阵阵发红，继而出汗。一般持续 1～3 分钟。

3）自主神经失调症状：常出现心悸、眩晕、头痛、失眠、耳鸣等症状。

4）精神、神经症状：主要表现为兴奋症状（如注意力不易集中、情绪波动大、激动易怒等）和抑制症状（如抑郁、健忘等）。

5）其他：泌尿生殖道萎缩易并发感染；绝经后妇女心血管疾病发生率增高；由于雌激素水平降低，促使骨质疏松，此期也易发生骨折。

（2）体征：妇科检查可见外阴萎缩、皮肤松弛、阴道干燥、弹性减退，子宫缩小，盆底松弛等。

考点：围绝经期的主要表现

3．心理-社会状况　由于身体的变化，患者出现焦虑、恐惧、抑郁等心理改变。

4．辅助检查　做血雌二醇、卵泡刺激素、黄体生成素水平测定可帮助诊断。必要时应做 B 型超声、子宫颈刮片、分段诊刮、X 线等检查，以排除器质性病变。

5．处理要点　综合采用精神调适、一般对症治疗及激素替代治疗。

【常见护理诊断/问题】

1．焦虑　与病程较长、内分泌改变、机体老化及担心衰老等因素有关。

2．自我形象紊乱　与月经紊乱、出现精神神经症状等有关。

3．有感染的危险　与机体抵抗力降低有关。

【护理目标】

患者能够积极参加社会活动并能积极地评价自己，且无并发症发生。

【护理措施】

1．心理护理　了解妇女在绝经期前后家庭和社会环境变化、精神状态及个性特征等，重视做好心理疏导，告知患者绝经过渡期是一个正常的生理过程，可因精神、神经不稳定而加剧症状，注意倾听患者，并帮助患者以乐观积极的态度对待机体生理的变化，消除无谓的恐惧和焦虑。

2．治疗配合　讲解激素替代治疗的特点，帮助患者了解药物治疗目的、药物剂量、适应证、禁忌证等，并使其接受性激素替代治疗。性激素替代疗法适用于有绝经症状者，且可以预防骨质疏松。主要药物为雌激素，可辅以孕激素。单用雌激素治疗仅适用于子宫已切除者，单用孕激素治疗适用于绝经过渡期功血。剂量和用药方案应个体化，以最小剂量且有效为佳。常用以下性激素替代治疗。

（1）长效雌激素：尼尔雌醇 1～2mg，每 2 周服 1 次。

（2）替勃龙：在体内的 3 种代谢物分别表现出雌激素、孕激素及弱雄激素活性。用法：每日口服 1.25～2.50mg。还可用于预防和治疗骨质疏松。

（3）结合雌激素：以雌酮成分为主，服用 3 个月后，能迅速减少症状、保护心脏，预防骨质丢失。

（4）单纯孕激素：有雌激素禁忌证的患者，可单独用孕激素，如醋酸甲羟孕酮等。

3．健康指导　对围绝经期妇女进行饮食和运动的指导。适当地增加钙质和维生素 D 摄入，减少因雌激素降低而致的骨质疏松，鼓励妇女进行定期体检，积极防治绝经过渡期易患的心身疾病，以降低围绝经期综合征的发生率。若使用激素后出现阴道出血、头痛、乳房胀痛或水肿、多毛、痤疮等，应及时到医院就诊。

【护理评价】

患者是否能以积极乐观的态度评价自己，各种症状是否得以减轻且无阴道炎等并发症发生。

小　结

功血分为无排卵性功血和有排卵性功血两类。学会对功血患者进行护理评估，做好心理护理，指导患者正确服用性激素类药物；闭经的原因以下丘脑性闭经常见；痛经是妇科常见症状之一，原发性痛经以青少年多见；围绝经期综合征是因卵巢功能减退所引起。闭经、痛经及围绝经期综合征的护理都以心理护理为重点，再对症治疗。

自 测 题

A₁ 型题

1. 无排卵性功血常见于（　　）

A. 妊娠早期流产妇女　B. 生育期

C. 青春期和围绝经期　D. 流产后

E. 哺乳期

2. 确诊子宫内膜不规则脱落，合适的诊刮时间是（　　）

A. 月经来潮前 2 天

B. 月经来潮前 5 天

C. 月经第 2 天

D. 月经第 5 天

E. 月经净后 5 天

3. 继发性闭经最常见的类型是（　　）

A. 下丘脑性闭经　B. 垂体性闭经

C. 卵巢性闭经　　D. 子宫性闭经

E. 甲状腺功能亢进

4. 原发性痛经的主要原因是（　　）

A. 身体虚弱　　B. 精神紧张

C. 内在或外在应激　D. 不良刺激

E. 经期宫内膜释放前列腺素过多

5. 围绝经期综合征患者最常见的症状是（　　）

A. 骨质疏松　　B. 潮热、出汗

C. 情绪不稳定　D. 盆底松弛

E. 尿频、尿急

6. 围绝经期患者进行性激素替代治疗，关键是补充（　　）

A. 雄激素　　B. 孕激素

C. 雌激素　　D. 氯米芬

E. hCG

A₂ 型题

7. 某女士，19 岁，连续 3 个月每天清晨测基础体温，连线呈一规则水平线，无高温相。说明卵巢（　　）

A. 有排卵　　B. 无排卵

C. 黄体功能不全　D. 黄体萎缩不全

E. 以上都不是

A₃ 型题

（8～10 题共用题干）

某女士，48 岁，月经周期 2～4 个月，经期延长，经量多，末次月经持续 15 天，现已停经 2 个月余，盆腔检查无异常发现。

8. 此时刮宫取宫内膜行病理检查，其结果是（　　）

A. 内膜增生过长

B. 内膜不典型增生

C. 内膜分泌反应不良

D. 内膜分泌期与增生期共存

E. 内膜分泌期改变

9. 可能的疾病是（　　）

A. 无排卵性功血　B. 排卵性功血

C. 围绝经期综合征　D. 子宫内膜癌

E. 滋养细胞疾病

10. 健康教育的重点是（　　）

A. 养成良好的卫生习惯

B. 定期诊刮

C. 增加营养、加强锻炼

D. 宣讲围绝经期生理特点

E. 告之宫内膜癌的基本知识

（陈梦茹）

第17章　妇科其他疾病患者的护理

子宫内膜异位症及子宫脱垂是妇科常见疾病，对女性身心造成严重的影响。这些疾病到底是怎样发生的？护士应如何护理？这些是我们本章要学习的内容。

第1节　子宫内膜异位症

> **案例 17-1**
>
> 　　张女士，39岁，结婚3年未孕。16岁月经初潮，近3年来出现痛经，并逐年加重。妇科检查：子宫呈后倾，活动受限。可在盆腔后部触及触痛性结节，双侧附件增厚有压痛。
> **问题**：评估张女士的身心状况，如何进行卫生宣教？

考点：子宫内膜异位症最常异位的部位

　　子宫内膜异位症是指具有生长功能的子宫内膜组织出现在子宫腔被覆黏膜以外的其他部位。子宫内膜异位症是良性病变，一般见于生育年龄妇女，多发生于25～45岁，发病率近年有明显增高趋势。异位子宫内膜可以侵犯全身任何部位，但多数位于盆腔，最多见于卵巢，其次是子宫骶骨韧带、直肠子宫陷凹、直肠阴道隔等。

　　子宫内膜异位症的基本病理变化是异位子宫内膜随卵巢激素变化而发生周期性出血，从而导致周围纤维组织增生和粘连形成。卵巢内的异位内膜可因反复出血而形成单个或多个囊肿，内含暗褐色陈旧血，称卵巢子宫内膜异位囊肿，即卵巢巧克力囊肿。

【护理评估】

　　1. 健康史

　　（1）病史评估：多数患者有进行性加重的痛经及不孕病史。常见于剖宫产、流产、多次妊娠分娩或过度刮宫、严重子宫后倾、子宫颈狭窄、阴道闭锁引起的经血潴留或逆流。

　　（2）病因评估：其病因尚未完全阐明，目前有子宫内膜种植学说、淋巴及静脉播散学说、体腔上皮化生学说等。

考点：子宫内膜异位症的痛经特点

　　2. 身体状况

　　（1）痛经：继发性、进行性加重的痛经是典型的临床症状。疼痛部位多在下腹、腰骶及盆腔中部，可放射至会阴、肛门及大腿，常于月经来潮时出现，并持续至整个经期。

　　（2）不孕：子宫内膜异位症患者不孕率高达40%，与卵巢、输卵管周围粘连影响排卵及受精卵运输等有关。

　　（3）月经失调：15%～30%患者有经量增多、经期延长或月经淋漓不尽或经前期点滴出血，可能与卵巢病变、无排卵、黄体功能不足有关。

　　（4）其他：腹痛、切口瘢痕月经期明显增大疼痛等。

　　（5）妇科检查：子宫后倾固定，直肠子宫陷凹或子宫骶骨韧带等部位扪及不规则的触痛性硬结节，子宫一侧或双侧附件处扪及与子宫相连的不活动囊性包块，有轻压痛。

　　3. 心理-社会状况　　痛经不仅影响患者的日常生活、工作，而且疗程长、疗效不佳的特点又使患者产生恐惧、无助感。如果出现不孕，更使患者情绪低落、焦虑。

　　4. 辅助检查

　　（1）B型超声检查：有助于明确病变部位。

（2）腹腔镜检查：是目前诊断子宫内膜异位症的最佳方法。盆腔检查和 B 型超声检查均无阳性发现的不孕或腹痛患者，在腹腔镜下对可疑病变进行活检，可确诊子宫内膜异位症。

（3）CA125 值测定：可以用于对中、重度子宫内膜异位症患者的疗效、复发进行监测。

【治疗要点】

1．期待治疗　患者每 3～6 个月随访一次。适用于症状较轻、有生育要求的患者。对尚未生育者，劝其尽早妊娠，以使病变组织坏死、萎缩。

2．药物治疗　采用口服避孕药、达那唑等性激素治疗，目的是抑制雌激素合成，使异位种植的子宫内膜萎缩或阻断下丘脑-垂体-卵巢轴的刺激和出血周期。

3．手术治疗　适用于药物治疗不佳、病变加重、希望生育者。可采用腹腔镜或剖宫手术，腹腔镜是目前手术治疗本病的主要手段。

4．手术和药物联合治疗　术前 3～6 个月给予药物治疗，使病灶缩小、软化，有利于手术；手术后加用药物治疗，有利于巩固手术的疗效。

【常见护理诊断/问题】

1．焦虑　与痛经、不孕、病程长及药物不良反应有关。

2．疼痛　与异位内膜出血刺激有关。

3．知识缺乏：缺乏子宫内膜异位症知识和性激素治疗的相关知识。

【护理目标】

患者焦虑解除，疼痛缓解；患者懂得子宫异位症知识和性激素治疗的相关知识。

【护理措施】

1．心理护理　多与患者交谈，耐心倾听，鼓励患者说出内心感受，理解患者。向患者介绍疾病的发展情况、治疗情况，取得患者的理解和配合，增强患者及其家属战胜疾病的信心。告诉患者用药过程中可能会出现低热、恶心、食欲不振、乏力、闭经或男性化等不良反应，停药后可以逐渐恢复，不必担心。

2．疼痛护理　子宫后位者指导患者取俯卧位以减轻疼痛。痛经剧烈者经期卧床休息，注意保暖，可采用热敷下腹部、按摩和穴位疗法等缓解疼痛，必要时遵医嘱使用药物。

3．配合治疗护理　指导患者按照医嘱正确用药，不能随便减量或停药。观察药物的不良反应，定时复查肝功能。腹腔镜手术治疗者，护士按腹腔镜操作常规做好术前准备和术后护理。

护考链接

有关子宫内膜异位症，错误的是（　　　）

A. 子宫内膜组织生长在子宫以外，称内膜异位症

B. 最易发生在卵巢

C. 多发生在生育年龄的妇女

D. 原发性、进行性痛经是主要症状

E. 绝经后异位的内膜可以萎缩

答案：D

分析：具有生长功能的子宫内膜组织异位于子宫以外的其他部位，出现继发性、渐进性痛经。

4．健康指导

（1）加强疾病知识的教育，防止经血逆流：月经期禁止性生活、妇科检查，尽早治疗后倾子宫、阴道闭锁、子宫颈狭窄，防止经血逆流入腹腔。

（2）适龄婚育和药物避孕：鼓励有痛经症状的患者适龄婚育，已生育者可口服避孕药物抑制排卵，促进子宫内膜萎缩，减少子宫内膜异位症的发生。

（3）积极开展妇女病普查普治：定期进行妇科检查，尽早发现子宫内膜异位症，以免丧失治疗该病的最佳时机。

【护理评价】

患者焦虑情绪、疼痛是否减轻或消失，是否了解子宫异位症知识和性激素治疗的相关知识。

第2节 子宫脱垂

案例 17-2

汪女士，66岁，G_4P_4。近日于咳嗽、下蹲时自觉腰背酸痛，并有下坠感，有时偶可在外阴部触及一肿物。妇科检查：可见子宫颈已脱出阴道口，宫体仍在阴道内。

问题： 请对该患者进行护理评估。

子宫脱垂是指子宫从正常位置沿阴道下降，使子宫颈外口达坐骨棘水平以下，甚至子宫全部脱出于阴道口外。子宫脱垂常伴有阴道前、后壁膨出。

【护理评估】

1. 健康史　子宫脱垂可由以下因素引起。

（1）分娩损伤：是最主要的原因。多见于产程延长、阴道助产、多次分娩者。

（2）产褥期过早从事重体力劳动。

考点：子宫脱垂的主要病因

（3）腹压增加：慢性咳嗽、便秘或长久蹲位、长期重体力劳动可使腹压增加。

（4）盆底组织退行性变或发育不良。

2. 身体状况

（1）子宫脱垂的分度：以患者平卧，用力向下屏气时子宫下降的最低点为标准，分为三度（图17-1）。

Ⅰ度：①轻型，子宫颈外口距离处女膜缘小于4cm，未达处女膜缘。②重型，子宫颈外口已达处女膜缘，但未超出该缘，检查时在阴道口可以见到子宫颈。

Ⅱ度：①轻型，子宫颈已脱出于阴道口外，但子宫体尚在阴道内。②重型，子宫颈及部分子宫体已脱出阴道口。

Ⅲ度：子宫颈及子宫体全部脱出于阴道口外。

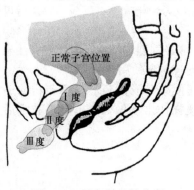

考点：子宫脱垂的分度

图 17-1　子宫脱垂的分度

护考链接

有关子宫脱垂的描述不正确的是（　　）

A. 子宫颈外口达坐骨棘水平以下　　B. Ⅰ度轻型是指子宫颈外口距离处女膜缘小于4cm

C. Ⅱ度轻型指子宫颈及部分子宫体已脱出阴道口外　D. 患者常常自觉有肿物脱出阴道

E. 子宫脱垂很少影响月经

答案：C

分析： 正常子宫位于盆腔中央、坐骨棘之上。由于分娩损伤等致使其位置下降，如果子宫颈及部分子宫体已脱出阴道口，临床分度为Ⅱ度重型。

（2）躯体表现：Ⅰ度患者多无自觉症状，Ⅱ、Ⅲ度患者可出现不同程度的表现。

1）下坠感及腰背酸痛：于蹲位、活动及重体力劳动后加重。

2）阴道脱出肿物：患者自觉在腹压增加时外阴部有块状物脱出，卧床休息后可缓解。严重脱垂者休息后块状物不能自行回缩。暴露在外的子宫颈和阴道黏膜长期与内裤摩擦，可出现溃疡甚至出血，若继发感染则有脓血分泌物。

3）排便异常：伴有膀胱、尿道膨出者易发生排尿困难、尿潴留或张力性尿失禁；直肠膨出者也可有便秘及排便困难。

3．心理-社会状况　因行动不便、排便异常及性生活受到影响，患者出现焦虑、情绪低落、自卑心理。

4．辅助检查　张力性尿失禁检查：患者憋尿，取膀胱截石位，用力咳嗽，观察有无尿液溢出，如有尿液溢出，检查者将示、中指置于尿道口两侧，稍加压嘱患者再咳嗽，如无尿液溢出证明有张力性尿失禁（图 17-2）。

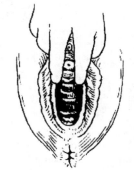

图 17-2　张力性尿失禁检查法

【治疗要点】

无症状者不需治疗，有症状者可采用保守或手术治疗。

【常见护理诊断/问题】

1．焦虑　与子宫脱出影响正常生活有关。

2．慢性疼痛　与子宫位置改变牵拉韧带或盆腔充血有关。

3．有感染的危险　与脱出的组织表面溃疡、出血有关。

【护理目标】

焦虑解除，慢性疼痛缓解，无感染发生。

【护理措施】

1．心理护理　了解患者的心理变化，鼓励其表达自身感受。向患者及其家属讲解子宫脱垂治疗、康复及预后的知识，减轻患者思想负担，取得支持。

2．一般护理

（1）注意休息，避免长时间站立、行走、下蹲、重体力劳动。加强营养，改善患者全身状况。教会患者做缩肛动作，每日 3 次，每次 5～10 分钟。

（2）保持外阴部清洁、干燥。每日外阴冲洗，冲洗后嘱患者更换干净的棉质内裤，或使用清洁丁字带，避免或减少摩擦。如脱出组织已糜烂或溃疡，遵医嘱于冲洗后涂抹溃疡油；有感染时，需遵医嘱使用抗生素。

3．配合治疗护理

（1）子宫托治疗护理

1）教会患者正确使用子宫托：嘱患者排空大小便，洗净双手，下蹲、两腿分开。一手持托柄，使托盘呈倾斜位进入阴道内，将托柄边向内推边向阴道顶端旋转，直至托盘到达子宫颈。然后嘱患者屏气，使子宫下降，同时用手指将托柄向上推，使托盘牢牢地吸附在子宫颈上。放妥后将托柄的弯度朝前，对准耻骨弓的后面即可。取托时手指应捏住托柄，上、下、左、右轻轻摇晃，等负压消失后再向后牵拉，使托从阴道滑出（图 17-3）。

2）注意事项：子宫托以大小适宜、放置后不脱出又无不适感为宜。子宫托应每天晨起放入阴道，睡前取出，消毒备用。保持阴道清洁。月经期、妊娠期停止使用。上托后，分别于第 1、3、6 个月时到医院检查 1 次，之后每 3～6 个月到医院检查 1 次。

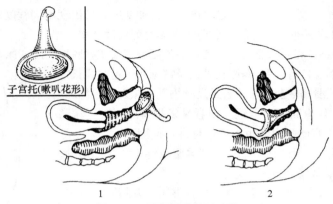

图 17-3　子宫托及放置步骤

（2）手术疗法

1）手术前护理：术前 5 日开始进行阴道准备。Ⅰ度脱垂患者应用 1∶5000 的高锰酸钾或 0.2‰碘伏液坐浴，每日 2 次；Ⅱ、Ⅲ度脱垂者特别是有溃疡者先行阴道冲洗，再局部涂抹 40% 紫草油或含抗生素的软膏，并勤换内裤。注意事项：冲洗液的温度以 41～43℃为宜；冲洗后应戴上无菌手套将脱垂的子宫还纳于阴道内，并嘱患者平卧于床上 30 分钟；用卫生带或丁字带支托下移的子宫，避免子宫与内裤摩擦。

考点：子宫脱垂手术后的体位

2）手术后护理：术后患者需卧床 7～10 天，保留尿管 10～14 天；避免增加腹压的动作；术后取平卧位；用缓泻剂防便秘；每日行外阴擦洗，保持外阴清洁，预防感染。

4. 健康指导

（1）做好出院指导：术后休息 3 个月，半年内避免重体力劳动、禁止性生活及盆浴。使用子宫托者每 3～4 个月随访 1 次。

（2）预防指导：避免产后过早从事重体力劳动、长期下蹲。积极治疗原发疾病如慢性咳嗽、便秘等。注意加强营养，进行盆底肌肉组织的锻炼，每日做收缩肛门运动 2～3 次，每次 10～15 分钟。

【护理评价】

焦虑是否解除，慢性疼痛是否缓解，有无感染发生。

✎ 护考链接

为预防子宫脱垂的发生，下列健康知识不正确的是（　　　）

A. 积极开展计划生育　　　B. 坚持营养，增强体质　　　C. 积极治疗慢性咳嗽等疾病，减轻腹压

D. 产后尽早参加体力活动，以增加盆底组织的功能　　　E. 坚持缩肛运动，增强盆底组织弹性

答案：D

分析：如果产后过早从事重体力活动，则腹压增加，盆腔器官向下移位，而盆底肌肉的承托作用未恢复，导致子宫脱垂。

△ 小　　结

子宫内膜异位症是指具有生长功能的子宫内膜组织出现在子宫腔被覆黏膜以外的其他部位，最多见于卵巢，继发性、进行性痛经是典型的临床症状，应适龄婚育和药物避孕，防止经血逆流。子宫脱垂是指子宫从正常位置沿阴道下降，使子宫颈外口达坐骨棘水平以下，甚至子宫全部脱出

于阴道口外。分娩损伤是最主要的原因。以患者平卧,用力向下屏气时子宫下降的最低点为标准,将子宫脱垂分为三度,可有腰骶部疼痛、阴道肿物等表现。

自测题

A₁型题

1. 异位子宫内膜最常侵犯的部位是( )

A. 宫骶韧带

B. 卵巢

C. 子宫下部后壁浆膜面

D. 直肠子宫陷凹

E. 直肠阴道隔

2. 子宫内膜异位症患者,为了减轻术后伤口疼痛,适宜的卧位是( )

A. 半卧位　　　　B. 去枕平卧位

C. 侧卧位　　　　D. 头低足高位

E. 头高足低位

3. 使用子宫托的方法,不正确的是( )

A. 放置之前先排尽大小便

B. 选择大小适宜的子宫托

C. 每天早上放入,睡前取出消毒

D. 取出时直接捏住柄部向外牵拉

E. 保持阴道清洁

A₂型题

4. 张女士,32岁。自诉有肿物脱出阴道口2年,伴下腹坠胀和腰背酸痛。2年前有难产史,最近常便秘。诊断为子宫脱垂。该患者子宫脱垂的主要原因是( )

A. 便秘　　　　B. 营养不良

C. 分娩损伤　　D. 长期站立

E. 产后过早锻炼

5. 李女士,38岁,孕2产1,子宫内膜异位症病史3年。患者咨询时,下列解释不正确的是( )

A. 异位内膜具有远处转移和种植能力,属恶性病变

B. 输卵管通液或经血潴留的子宫内膜碎片逆流是可能的诱因

C. 症状轻,随访观察

D. 药物治疗无效者,可考虑手术治疗

E. 进行性加重的痛经为主要症状

A₃型题

(6、7题共用题干)

王女士,33岁,孕2产1,13岁初潮,月经周期28~30天,月经期5~6天,量中等,无痛经。自人工流产后出现痛经,且逐渐加重。妇科检查:子宫后倾固定,阴道穹后部处可见紫褐色结节,触痛明显。

6. 该患者最好做以下哪种检查来确诊( )

A. B型超声检查　　B. CA125检查

C. 腹腔镜　　　　D. 宫腔镜

E. CT检查

7. 最可能的诊断为( )

A. 阴道炎

B. 盆腔炎

C. 原发性痛经

D. 功能失调性子宫出血

E. 子宫内膜异位症

(张颖子)

第18章 计划生育妇女的护理

计划生育是通过采用科学的方法进行生育调节，控制人口数量，提高人口素质。实行计划生育是我国的一项基本国策。

第1节 计划生育妇女的一般护理

计划生育措施包括避孕、绝育及其避孕失败后的补救措施（人工终止妊娠）。护理人员对于计划生育妇女的护理应该有高度的责任心和严谨的态度。

【护理评估】

1. 健康史　全面收集病史，重点了解欲采取计划生育措施妇女的疾病史、月经史、婚育史等及既往采取计划生育措施的方法及反应。了解护理对象的需求及生育计划。

2. 身体状况　全面评估欲采取计划生育措施妇女的身体状况，如有无感染发热及急、慢性疾病，外阴、阴道有无赘生物，有无白带异常，子宫颈有无炎症及裂伤，子宫有无压痛及脱垂，子宫附件（输卵管和卵巢）有无压痛、肿块等妇科疾病。

3. 心理-社会状况　充分评估其对所选择计划生育措施的认识、心理承受程度及其家属配合情况。由于缺乏计划生育相关知识，妇女对采取计划生育措施会存在一定思想顾虑和担忧。如一些妇女对于各种常用避孕措施的适应证、禁忌证、不良反应及并发症认识不清，使她们在寻求有效避孕方法时显得无助，在出现不良反应及并发症时束手无策或焦虑不安；用药物避孕的妇女可能担心月经异常、体重增加或肿瘤发生率增高等；采用宫内节育器避孕的妇女害怕节育器脱落、移位及带器妊娠等；采用避孕套避孕的夫妇，担心影响性生活质量；接受输卵管结扎术的妇女常担心术中疼痛、术后出现并发症及影响性生活等。因此，护士必须全面评估欲实施计划生育妇女的生理、心理及社会状况等情况，及时为她们提供正确、个性化的健康指导，协助其自愿采取适宜、安全、有效的计划生育措施。

4. 辅助检查

（1）血常规、尿常规和出凝血时间的检查。

（2）阴道分泌物常规检查。

（3）心电图、肝肾功能及腹部、盆腔B型超声检查等。原则上应根据每位欲采取计划生育措施妇女的实际情况，选择相应的辅助检查。

【常见护理诊断/问题】

1. 知识缺乏：缺乏选择有效计划生育措施的知识。

2. 焦虑　与接受绝育术、避孕措施的不良反应等有关。

3. 潜在并发症：口服避孕药后阴道出血。

4. 有感染的危险　与腹部皮肤切口、上行性宫腔内感染等有关。

【护理目标】

采取计划生育措施的妇女获得相关知识；焦虑减轻，能够以正常的心态积极配合；无潜在并发症发生；采取计划生育措施的妇女无感染发生。

【护理措施】

1. 做好宣传、指导工作，根据每对育龄夫妇的具体情况和实际需求，协助其选择最适宜、安全及有效的避孕措施。

（1）新婚期：应选择使用方便、不影响生育的方法，也可采用短效口服避孕药或外用避孕栓、薄膜等，一般暂不选用宫内节育器。

（2）哺乳期：选择应以不影响乳汁质量及婴儿健康为前提，可选用男用避孕套、宫内节育器（操作一定要轻柔，防止子宫损伤），不宜选用甾体激素避孕药。

（3）生育后期：以选择长效、安全、可靠的避孕方法为宜，可采用男用避孕套、口服避孕药物、宫内节育器、长期避孕针等。

（4）绝经过渡期：仍有排卵可能，应坚持避孕。避孕方法根据个人身体状况进行选择，年龄超过 45 岁的妇女一般不选用雌激素类避孕药或注射避孕针避孕。

2. 完成术前准备、术中配合及术后护理，促进舒适。

3. 健康指导

（1）要教会妇女各种避孕措施的正确使用方法，告知其如何观察不良反应、并发症及一般的应对措施。

（2）门诊可以进行宫内节育器的放置与取出术、人工流产术等，护士要注意减轻受术者的疼痛，对于疼痛原因要双方共同进行讨论分析，积极寻找缓解疼痛的方法。术后尽量为受术者提供舒适安静的休息环境。护士有责任告知受术者，若出现阴道流血量多、持续时间长、腹部疼痛加重等情况需及时就诊。放置或取出宫内节育器者，术后应禁止性生活 2 周，人工流产术后应禁止性生活及沐浴 1 个月。

（3）告知拟行输卵管结扎术的受术者需住院，输卵管结扎术后受术者应休息 3～4 周，禁止性生活 1 个月。经腹腔镜手术者，术后静卧数小时后即可下床活动，密切观察有无腹痛、腹腔内出血或脏器损伤等征象。

【护理评价】

夫妇双方是否获得计划生育知识；焦虑是否减轻，夫妇能否积极配合医护人员采取适宜有效的计划生育措施；有无潜在并发症发生；采取计划生育措施的妇女有无发生感染。

第2节　避孕方法及护理

案例 18-1

张女士，26 岁，于 4 个月前足月顺产一男婴，重 4kg，产后恢复好，至今纯母乳喂养，现月经已复潮，要求指导避孕方法。

问题： 选择何种避孕方法为佳？如放置宫内节育器，应完善哪些检查及主要护理措施？

避孕是计划生育的重要组成部分，是指用科学的手段在不影响正常性生活和身心健康的前提下使妇女暂时不受孕。避孕方法有工具避孕、药物避孕及其他避孕方法。

一、工 具 避 孕

工具避孕是利用工具防止精子进入阴道或阻止进入阴道内的精子进入宫腔或改变宫腔内环境，而达到避孕的目的。目前常用的避孕工具有宫内节育器、避孕套及阴道隔膜等。

（一）宫内节育器

宫内节育器（IUD）是一种安全有效、简便可逆的避孕工具，是我国育龄妇女的主要避孕措

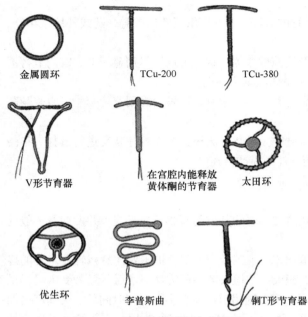

金属圆环　　　　　TCu-200　　　　TCu-380

V形节育器　　　在宫腔内能释放　　　太田环
　　　　　　　黄体酮的节育器

优生环　　　　李普斯曲　　　铜T形节育器

图 18-1　国内外常用宫内节育器

施。IUD 分为惰性 IUD 和活性 IUD 两大类，惰性 IUD（第一代 IUD）由金属、硅胶、塑料或尼龙等惰性材料制成；活性 IUD（第二代 IUD）内含活性物质，如药物、铜离子、激素和磁性物质等，可以提高其避孕效果，减少不良反应（图 18-1）。

避孕原理：主要是将 IUD 放置于子宫腔内，通过局部组织对异物的各种反应而达到避孕效果。①干扰受精卵着床：异物刺激导致子宫内膜损伤及慢性炎症反应，产生前列腺素，改变输卵管蠕动，使受精卵运行速度与子宫内膜发育不同步，受精卵着床受阻。②杀精毒胚作用：在宫腔中含铜 IUD 释放铜离子，铜离子对精子和胚胎有毒性作用。

1. IUD 放置术

（1）适应证：凡生育年龄妇女，自愿要求放置而无禁忌证者均可放置。

（2）禁忌证：①妊娠或可疑妊娠；②生殖道急、慢性炎症者；③月经过多、过频或阴道不规则出血者；④子宫口过松，子宫颈严重裂伤、重度糜烂或重度子宫脱垂者；⑤宫腔深度＞9.0cm 或＜5.5cm 者；⑥生殖器官肿瘤、畸形者；⑦人工流产术后子宫收缩不良，怀疑有妊娠组织残留或感染者；⑧较严重的全身急、慢性疾病者；⑨有铜过敏史者，禁止放置含铜 IUD。

考点：宫内节育器放置时间

（3）放置时间：①月经净后 3～7 天无性交者；②正常分娩产后 42 天后，子宫恢复正常者；③剖宫产术后半年者；④人工流产术后宫腔深度＜10.0cm 者；⑤哺乳期排除早孕者。

（4）IUD 型号选择：根据宫腔大小选择合适的 IUD 型号。

（5）护理要点

1）术前物品准备：阴道窥器 1 个，卵圆钳 2 把，子宫颈钳 1 把，剪刀 1 把，子宫探针 1 个，放环器 1 个，弯盘 1 个，无菌手套 1 副，洞巾 1 块，棉球若干，宫内节育器 1 个，0.5%聚维酮碘溶液。

2）护理配合：应询问受术者月经史、生育史、避孕史、既往身体状况。术前向受术者介绍 IUD 的避孕原理、放置的目的和过程，详细说明放置 IUD 术中和术后可能出现的不适，消除思想顾虑，使其理解并主动配合。

3）术后健康指导：①术后休息 3 日，避免重体力劳动 1 周；②术后 2 周内禁止性生活及盆浴，保持外阴清洁；③术后 3 个月每次行经或排便时注意有无 IUD 脱落；④IUD 放置后 3、6、12 个月各复查 1 次，之后每年复查 1 次，直至取出停用。

（6）IUD 不良反应及护理

1）阴道流血：主要表现为经量过多，经期延长和少量点滴出血，一般不需处理，3～6 个月后逐渐恢复。若需药物治疗，可遵医嘱给予前列腺素合成酶抑制剂，出血时间长者，应补充铁剂。若经上述处理无效，应考虑取出 IUD，改用其他避孕方法。

2）腰酸及下腹坠胀：IUD 与宫腔大小形态不符时，引起子宫频繁收缩而出现腰腹酸胀感，轻者无须处理，重者考虑更换合适的节育器或改用其他避孕方法。

（7）IUD 的并发症及护理

1）术中、术后可能会出现感染：放置 IUD 时未严格执行无菌操作。有明确宫腔感染者，应在选用广谱抗生素治疗的同时取出 IUD。

2）IUD 嵌顿或断裂：一经确诊，需尽早取出。

3）IUD 异位：多由于术前没有查清子宫位置和大小、术中操作不当而造成子宫穿孔，将 IUD 放于子宫外。当发生 IUD 异位时，应经腹（包括腹腔镜）或经阴道将 IUD 取出。

4）IUD 脱落：主要是由于 IUD 与宫腔大小、形态不符。IUD 脱落容易发生在放置 IUD 后第一年，尤其是最初 3 个月。常发生在月经期，与经血一起排出，且不易被察觉。

5）带器妊娠：多见于 IUD 下移、嵌顿或异位，使避孕失败。一旦确诊，行人工流产终止妊娠，同时取出 IUD。

2. IUD 取出术

（1）适应证：计划再生育者；放置期限已满者；带器妊娠者；绝经 1 年者；不良反应经治疗无效或出现并发症者；IUD 异位者。

（2）禁忌证：患生殖器官急性、亚急性炎症或全身性疾病，应待病情转好后再取出。

（3）取出时间：月经干净后 3～7 天者；带器妊娠人工流产同时者，取出前可行 B 超或 X 线检查，以确定 IUD 的位置和类型。

考点：放置和取出宫内节育器后的健康教育

（二）避孕套

避孕套分男用与女用两种，目的是阻止精子进入子宫，这种屏障避孕法亦能预防性传播疾病。目前男用避孕套（阴茎套）应用比较广泛，是一种简便、经济的传统避孕工具。使用前选择合适阴茎套型号，应坚持每次性生活时更换新套，用前及事后应检查阴茎套有无破裂，如房事后发现阴茎套有破损，应立即采取紧急避孕措施（图 18-2）。女用避孕套又称阴道套，开口处连接直径为 7.0cm 的柔韧"外环"，套内有一直径为 6.5cm

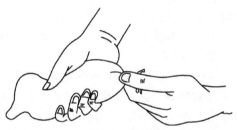

图 18-2　检查男用避孕套方法

的游离"内环"。女用避孕套既能避孕，又能预防性传播疾病和艾滋病。除阴道过紧、生殖道畸形、子宫Ⅱ度脱垂、生殖道急性炎症及对女性避孕套过敏外，均可使用。

二、药物避孕

药物避孕是指女性应用甾体激素达到避孕效果。我国第一批甾体激素避孕药是 1963 年研制成功的，制剂大致分雌激素衍生物、孕激素衍生物、睾酮衍生物三类。按给药方式不同避孕药物有短效口服避孕药、长效口服避孕药及避孕针、探亲避孕药和缓释避孕药等。

（一）作用机制

1. 抑制排卵　避孕药中雌、孕激素通过干扰下丘脑-垂体-卵巢轴的正常功能，抑制下丘脑释放 GnRH，从而使垂体分泌 FSH 和 LH 减少；同时影响垂体对 GnRH 的反应，不出现排卵期 LH 高峰，因此不发生排卵。

2. 干扰受精　改变子宫颈黏液的性状，不利于精子穿透，阻止受精。

3. 干扰受精卵着床　改变子宫内膜的形态及功能，使其不适于孕卵着床。

4. 改变输卵管的功能，改变输卵管正常运行。

（二）适应证

有避孕要求的生育年龄的健康妇女。

（三）禁忌证

1. 急慢性肝、肾疾病，严重的心血管疾病。

2. 血液病、血栓性疾病及内分泌疾病。

3. 生殖器良性、恶性肿瘤，乳房肿块。

4. 月经稀少，年龄大于 45 岁。

5. 精神病，生活不能自理者。

6. 哺乳期妇女。

（四）护理要点

1. 用药配合

（1）复方短效口服避孕药片：复方炔诺酮、复方甲地孕酮片，均于月经来潮第 5 天开始，每晚 1 片，连服 22 天，不能间断。如漏服应于 12 小时内补服。停药 2～3 天出现撤药性出血，视为月经。从出血的第 5 天开始服下一个周期的药，方法和剂量同前一周期。

（2）长效口服避孕药片：首次服用，可在月经周期第 5 天、第 10 天各服一片，之后在每次月经来潮的第 5 天服一片，即可避孕 1 个月。

（3）长效避孕针剂：是长效避孕方法之一。目前国内供应有孕激素制剂和雌孕激素复合制剂两种，有效率达 98% 以上。雌孕激素复合制剂每月肌内注射 1 次，可避孕 1 个月。首月应于月经周期第 5 日和第 12 日各肌内注射一支，第 2 个月起每次月经周期第 10～12 日肌内注射 1 支，一般于注射后 12～16 日月经来潮。单孕激素制剂：醋酸甲羟孕酮避孕针，每隔 3 个月注射 1 针，避孕效果好。

（4）探亲避孕药：又称速效避孕药或事后避孕药，分为孕激素制剂、雌孕激素复合制剂及非孕激素制剂。探亲避孕药不受月经周期的时间限制，在任何一天开始服用都能发挥避孕作用，避孕有效率达 99% 以上，适用于夫妻分居两地、短期探亲者。孕激素制剂和雌孕激素复合制剂的服用方法是在探亲前 1 日或当日中午服用 1 片，以后每晚服 1 片，连续服用 10～14 日。若已服 14 日而探亲期未满，可改为服短效口服避孕药直至探亲结束。非孕激素制剂（C53 号抗孕药）的服用方法是在第一次房事后即刻服 1 片，次日早晨加服 1 片，以后每次房事后即服 1 片。

（5）缓释避孕药：有皮下埋植、阴道避孕环、微囊或微球缓释避孕针等。将避孕药与具备缓释性能的高分子化合物制成多种剂型，在体内持续恒定的微量释放，以起到长效避孕的作用。

2. 不良反应及护理

（1）类早孕反应：少数可出现类早孕的症状，是雌激素刺激胃黏膜所致。轻者无须处理；重者按医嘱口服维生素 B_6、维生素 C 缓解症状。

（2）不规则阴道流血：多因剂量不足或漏服所致，可根据出血的时间和量，遵医嘱处理。

（3）闭经：连续发生 2 个月停经，应考虑更换避孕药种类，更换药物后仍无月经来潮和连续发生 3 个月停经者应停止服用避孕药并观察一段时间，等待月经复潮；也可以按照医嘱肌内注射黄体酮，每日 20mmg，连续 5 日，或服用甲羟孕酮，每日 10mmg，连服 5 日。

（4）色素沉着、体重增加：极少数妇女颜面皮肤出现蝶形、淡褐色色素沉着，停药后多数可自行消退或减轻。少数妇女较长时间服用避孕药而出现体重增加，不会导致肥胖症，不影响健康，需注意均衡饮食，合理安排生活方式，并结合进行有氧运动。

（5）其他：偶可出现头痛、复视、皮疹、皮肤瘙痒、乳房胀痛，可对症处理，严重者需停药、做进一步检查。

（五）健康指导

1. 妥善保管避孕药，防止儿童误服。存放于阴凉干燥处，药物潮解后可影响避孕效果。

2. 强调按时和周期性服药的重要性，并告知睡前服药可减轻不良反应。

3. 要求妊娠者应在停短效口服避孕药 6 个月后或停长效口服避孕药 1 年后妊娠。

4. 长效避孕针剂要确保全量深部肌内注射，避免因剂量不足而影响效果，停药后连用短效口服避孕药 3 个月，以防月经紊乱。

5. 服药期间要定期检查乳房、肝肾功能、血脂、血糖等。

三、其他避孕方法

（一）紧急避孕

紧急避孕又称房事后避孕，是指在无防护性性生活或避孕失败后 3～5 天内，为防止非意愿性妊娠而采用的补救措施。其包括放置宫内节育器和口服紧急避孕药。作用机制是通过延迟或阻止排卵，干扰受精或阻止孕卵着床。

1. 紧急避孕药　只限于性交后 72 小时内，不能代替常规避孕方法。

（1）非激素类：如米非司酮空腹服用 25mg 即可。

（2）激素类：左炔诺孕酮片，在无保护性性交后 3 日（72 小时）内首剂一片，12 小时后再服一片。

2. 放置 IUD　性交后 5 天内，放置含铜 IUD。

（二）安全期避孕

安全期避孕是指通过避开易受孕期性生活，不采用药物和工具而达到避孕的目的。排卵一般在下次月经前 14 天，排卵前后的 4～5 天为易受孕期，其余时间不易受孕，视为安全期。适应于月经规律的育龄妇女。但排卵易受外界环境和情绪等因素的影响，因此安全期避孕失败率最高。

（三）其他避孕法

目前正在研究的方法有免疫避孕、抗生育疫苗等。

护考链接

我国现在最常用的、失败率较低的避孕方法是（　　）

A. 安全期避孕　　　　B. 使用阴茎套　　　　C. 口服避孕药

D. 使用阴茎隔膜　　　E. 放置宫内节育器

答案：E

分析：宫内节育器是一种安全、有效、简便、经济、可逆、不良反应小的避孕方法，是我国育龄妇女的主要避孕措施。

第3节　人工终止妊娠的方法及护理

案例 18-2

丁某，19 岁，在热恋中意外妊娠，现已停经 56 天，心里非常紧张，在施行人工流产过程中，出现面色苍白、出冷汗、头晕、胸闷、心动过缓、血压下降。

问题：该患者术中发生了什么情况？应如何处理和护理？

人工终止妊娠的方法包括药物流产、人工流产术、依沙吖啶（利凡诺）引产和水囊引产等。

一、药物流产及护理

药物流产是非手术终止妊娠的方法，具有简便、安全、不需要宫腔操作等的优点。药物有米非司酮配伍米索前列醇，两者协同作用既提高流产成功率，又减少用药剂量，终止早孕完全流产率达 90% 以上。也有个别出现流产不全和失败的现象，需要行清宫术。

（一）适应证

1. 妊娠 49 天以内经 B 型超声证实为宫内妊娠、年龄小于 40 岁的健康妇女。

2. 手术流产的高危对象，如瘢痕子宫、多次手术流产及严重骨盆畸形等。

3. 哺乳期妊娠者。

（考点：药物流产的适宜时间）

（二）禁忌证

1. 米非司酮的禁忌证　肝肾疾病、内分泌疾病、血液病、血管栓塞、过敏性体质。

2. 前列腺素禁忌证　心血管疾病、青光眼、哮喘等。

3. 其他　带器妊娠、异位妊娠、服用抗前列腺素药等。

（三）用药方法

米非司酮 25mg，每日服 2 次，每次服药前后至少空腹 1 小时，连服 3 日。于第 3 日服用米非司酮 1 小时后，口服米索前列醇 0.6mg。

（四）护理要点

1. 用药前应详细询问停经时间、生育史、既往病史及药物过敏史，协助患者相应的辅助检查，明确早期宫内妊娠的诊断。协助医师严格审核孕妇药物流产的适应证，签署知情同意书。

2. 关注患者的心理变化，介绍药物流产的相关知识，陪伴患者，减轻其思想上的顾虑。

3. 耐心详细地讲解米非司酮、米索前列醇的使用剂量、次数、用药方法及不良反应等，告知患者遵医嘱服用药物，切记不可出现漏服、少服或者多服现象，不可提前或推迟服药。

4. 告知患者可能会出现阴道流血、小腹下坠感、腹痛等症状。指导患者使用专用便器或一次性杯收集妊娠排出物，协助医生根据排除物鉴定妊娠囊大小及是否完整。

5. 密切观察阴道流血、腹痛等情况，如若流产不全或流产失败，协助医生做好清宫准备。

（五）不良反应及处理

1. 服药后可出现恶心、呕吐、腹泻、头晕、乏力、四肢发麻症状，多自行好转，不需处理。

2. 出血时间过长（半个月左右）和阴道流血过多，需及时刮宫。

（六）健康指导

嘱患者药物流产后注意休息、保持外阴清洁，1 个月内禁止性生活和盆浴，预防感染。积极提供系统、规范的"流产后关爱"服务项目，帮助流产后女性选择合适的避孕方法，避免重复流产。

二、人工流产术及护理

人工流产术是指妊娠 14 周以内，因意外妊娠、优生或疾病等原因终止妊娠，包括负压吸引术和钳刮术，是避孕失败的补救方法。妊娠 10 周内采用负压吸引术（图 18-3），妊娠 11～14 周采用钳刮术。

（考点：选择负压吸引术和钳刮术的孕周）

（一）适应证

1. 因避孕失败要求终止妊娠无禁忌证者。

2. 患各种疾病不宜继续妊娠者。

（二）禁忌证

1. 生殖道急性炎症。

2. 术前间隔 4 小时测体温，2 次测得体温≥
37.5℃。

3. 各种疾病的急性期。

4. 全身情况不良，不能耐受手术者。

（三）并发症及护理

1. 人工流产综合征反应　表现在术中或术后出现心动过缓、血压下降、面色苍白、出冷汗、胸闷甚至晕厥等。可暂停手术，给氧、遵医嘱用阿托品0.5～1.0mg 可缓解。

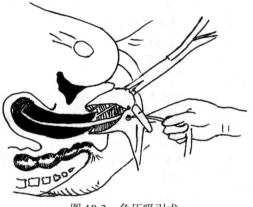

图 18-3　负压吸引术

2. 吸宫不全　指术后仍有部分胚胎组织残留在宫腔内。表现为出血时间超过 10 天、量多。确诊后应立即清宫。

3. 子宫穿孔　后果较严重，多因术者技术不熟练、瘢痕子宫、子宫过度屈曲、哺乳期子宫所致。应立即停止手术，住院观察，必要时再手术。

4. 其他　漏吸、感染、出血或羊水栓塞（如钳刮术）等。

考点：人工流产并发症及护理

三、依沙吖啶、水囊引产术及护理

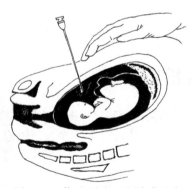

图 18-4　依沙吖啶经腹羊膜腔内
注入引产术

依沙吖啶是一种强力杀菌剂，可损害胎儿主要器官，使胎儿中毒。临床常用依沙吖啶羊膜腔内注入法，引产成功率达90%以上。如注药 5 日后仍未临产者，应及时报告医师，遵医嘱给予处置（图 18-4）。水囊引产术是先将水囊置于子宫壁与胎膜之间，向囊内注入适量的生理盐水，刺激宫缩，促使胎儿及其附属物排出。出现宫缩后即取出水囊。如放置水囊 24 小时无宫缩亦应取出水囊。

（一）适应证

1. 妊娠 13 周至不足 28 周患有严重疾病不宜继续妊娠者。

2. 胎儿畸形，检查发现胚胎异常者。

（二）禁忌证

1. 严重全身性疾病。肝、肾疾病能胜任手术者不作为水囊引产禁忌证。

2. 生殖器官急性炎症或穿刺局部皮肤感染者。

3. 全身各种急性感染性疾病、慢性疾病急性发作期或不能耐受手术者。

4. 术前 24 小时内，两次间隔 4 小时测量体温超过 37.5℃ 者。

5. 剖宫产术或肌瘤挖除术 2 年内。子宫壁有瘢痕、子宫颈有陈旧性裂伤者慎用。

（三）手术方法

1. 依沙吖啶引产术　临床常用经腹羊膜腔内注入法（可在 B 型超声定位后注入）。①核对床号、姓名、手术名称，评估受术者全身及专科检查情况并做好解释。②孕妇排尿后取仰卧位。③B 型超声定位选择穿刺点。④以穿刺点为中心常规消毒腹部皮肤，铺无菌布。依沙吖啶用注射用水或羊水溶解（忌用生理盐水），羊膜腔内注射后娩出胎儿和胎盘过程与正常分娩相似（图 18-4）。

2．水囊引产　将消毒水囊放置在子宫壁与胎囊之间，囊内注入一定量 0.9%氯化钠溶液，以增加宫腔压力和机械性刺激子宫颈管，诱发子宫收缩，促使胎儿和胎盘排出。

（四）注意事项

1．依沙吖啶的使用剂量为 50～100mg，一般不超过 100mg，穿刺尽可能一次成功，最多不超过 2 次。

2．水囊引产时根据孕月的不同，注入 0.9%氯化钠溶液 300～500ml，最多不超过 500ml。

3．水囊引产感染率高，要严格掌握禁忌证及无菌操作。

（五）护理要点

1．心理护理　向手术者简单介绍手术过程，解除对手术的恐惧心理。

2．术前准备　术前嘱受术者排空膀胱。备好手术包，查看消毒日期，准备必用药品。

3．术中配合　陪伴受术者，提供心理支持；密切观察受术者的一切反应，及时发现并防止并发症的发生；发现异常及时报告医生，安慰患者，配合处理。配合检查吸出物及排出物，必要时送病检。

4．术后护理　留受术者在观察室休息 1～2 小时，观察宫缩、阴道流血及宫底高度；常规按压宫底，排除积血；观察体温和恶露情况。

（六）健康指导

1．注意休息，加强营养。

2．指导中期妊娠引产的产妇及时退乳。

3．术后 1 个月内禁止性生活及盆浴，保持外阴清洁。

4．术后休假 2 周，1 个月后复查。

5．发热、腹痛及人工流产术后阴道出血超过 10 天者，及时就诊。

6．落实避孕措施。

考点：中期妊娠引产后的健康指导

第 4 节　输卵管绝育术及护理

输卵管绝育术是采取手术的方式阻断输卵管，阻止精子与卵子相遇而达到永久不孕的目的。目前常用的方法是经腹输卵管结扎术和经腹腔镜输卵管绝育术，以前者应用最广泛。经腹腔镜输卵管绝育术指在腹腔镜直视下，采用热效应或机械手段使输卵管受阻，达到绝育目的，目前在临床上还没有广泛应用。本节主要介绍经腹输卵管结扎术。

（一）适应证

1．夫妇双方不愿再生育，自愿接受女性绝育手术而无禁忌证者。

2．患严重全身性疾病，不宜生育者。

3．有严重的遗传性疾病不宜生育者。

（二）禁忌证

1．生殖道炎症，腹部皮肤感染者。

2．全身情况不能耐受手术者。

3．各种疾病的急性期者。

4．术前 24 小时内，两次间隔 4 小时测量体温≥37℃者。

5．严重的神经症者。

（三）手术时间

1．人工流产或分娩后宜在 48 小时内施行手术。

2. 非妊娠妇女以月经干净后 3～7 日为宜。

3. 剖宫产实施同时即可作绝育术。

4. 难产或疑有产时感染者，需抗生素预防感染 3～5 日后，无异常情况可施行手术。

5. 哺乳期或闭经妇女绝育须先排除妊娠。

考点：输卵管结扎术的手术时间

（四）并发症及处理

1. 出血、血肿　多因动作粗暴、过度牵拉、钳夹损伤输卵管或输卵管系膜，也可因创面血管结扎不紧或漏扎而引起。一旦出血或血肿，要根据临床具体情况采取相应的措施。发现后要及时止血，必要时剖宫探查。

2. 脏器损伤　多因解剖关系不清或操作粗暴所致。主要是膀胱或肠管损伤，发现后及时修补，并注意术后观察。

3. 感染　术中未严格执行无菌操作规程，手术器械及敷料消毒不严可致术后发生感染。因此，术前要严格掌握手术适应证和禁忌证，术中严格执行无菌操作规程。

4. 绝育失败　绝育术后再孕的情况偶有发生。主要是绝育方法本身缺陷、手术操作技术的误差引起。

（五）护理要点

1. 术前准备　做好受术者的思想工作，耐心回答其所提出的各种疑问，解除其顾虑与恐惧。术前完善相关辅助检查，全面评估受术者。按腹部手术要求准备皮肤。

2. 术中护理　陪伴受术者，给予心理支持，遵医嘱协助医生完成手术。

3. 术后护理　术后密切观察受术者生命体征，评估有无腹痛、内出血或脏器损伤征象等。若发生脏器损伤等，应严格执行医嘱给予药物。保持腹部切口敷料干燥、清洁，防止感染。鼓励受术者及早排尿。

（六）健康指导

1. 术后休息 3～4 周，1 个月内禁止性生活及盆浴。

2. 术后 1 个月复查，有发热、腹痛者及时就诊。

小　结

计划生育是我国的一项基本国策。本章主要介绍：宫内节育器和药物避孕、药物流产和人工流产、中期妊娠引产术的护理。重点内容是适应证、禁忌证、用药方法、手术时间和操作及注意事项。要求熟练掌握有关计划生育的知识，做好对节育妇女的护理，以确保计划生育质量及广大妇女的身心健康。

自 测 题

A₁型题

1. 我国育龄妇女主要避孕方法是（　　）

A. 口服避孕药　　B. 宫内节育器

C. 避孕套　　D. 安全期避孕

E. 长效避孕针

2. 放置宫内节育器的禁忌证不包括（　　）

A. 月经规律　　B. 月经过频

C. 宫口过松　　D. 急性盆腔炎

E. 子宫发育畸形

3. 放置宫内节育器最恰当的时间是（　　）

A. 月经净后 1～2 天

B. 足月产后 6 个月

C. 月经净后 3～7 天

D. 剖宫产后 24 小时

E. 药物流产后立即

4. 短效避孕药在服用期间如有漏服，应在何时补服（　　）

A. 12 小时 　　　　B. 24 小时

C. 8 小时 　　　　D. 2 小时

E. 立即

5. 放置宫内节育器术后的健康指导不正确的是（　　）

A. 术后休息 3 天

B. 术后 2 周内禁止性生活

C. 术后 3 个月内的月经期可能会不规则

D. 应注意有无节育器脱落

E. 术后出现发热、腹痛属正常现象

6. 既能防止性传播又能避孕的最好方法是（　　）

A. 避孕套 　　　　B. 宫内节育器

C. 口服避孕药 　　D. 皮下埋植

E. 安全期避孕

7. 下列失败率最高的避孕措施是（　　）

A. 宫内节育器 　　B. 皮下埋植

C. 口服避孕药 　　D. 安全期避孕

E. 避孕套

8. 以下妊娠的周数，适用钳刮术的是（　　）

A. 9 周 　　　　　B. 8 周

C. 12 周 　　　　　D. 6 周

E. 20 周

A₂ 型题

9. 范女士，26 岁，产后 70 天，哺乳期，月经尚未复潮，最适宜采用的避孕措施是（　　）

A. 长效口服避孕药 B. 短效口服避孕药

C. 避孕套 　　　　D. 安全期避孕

E. 宫内节育器

10. 赵女士，28 岁，平时月经规律，现停

经 56 天，妊娠试验阳性，要求终止妊娠，最恰当的方法是（　　）

A. 药物流产 　　　B. 负压吸引术

C. 钳刮术 　　　　D. 依沙吖啶引产

E. 水囊引产

11. 24 岁女性，因早孕要求终止妊娠。行人工流产术，术后突然出现心率缓慢、胸闷、出汗及面色苍白等征象。初步诊断为（　　）

A. 低血容量性休克

B. 人工流产综合征反应

C. 神经症

D. 心绞痛

E. 子宫穿孔

12. 患者，女，30 岁，G₂P₁，宫内妊娠 20 周，采用依沙吖啶引产术。以下说法错误的是（　　）

A. 注药 24～48 小时后体温升高不超过 38℃，不需处理

B. 一般注药后 12～24 小时出现规律宫缩

C. 依沙吖啶用生理盐水溶解

D. 术后 1 个月禁止性生活和盆浴

E. 用药后 36～48 小时胎儿、胎盘娩出

13. 患者，女，26 岁，剖宫产后半年，目前处于哺乳期，拟采用宫内节育器避孕。关于宫内节育器放置术后的并发症，不包括（　　）

A. 感染

B. 子宫穿孔

C. 带器妊娠

D. 节育器异位、嵌顿或断裂

E. 腰酸及轻微腹痛

14. 30 岁新婚女性，患急性乙型病毒性肝炎，最佳的避孕方法是（　　）

A. 使用阴茎套 　　B. 安全期避孕

C. 放置宫内节育器 D. 口服短效避孕药

E. 使用长效避孕针

（肖荣霞）

第 19 章

妇 女 保 健

妇女保健是我国人民卫生事业的重要组成部分,妇女保健的宗旨是维护和促进妇女的身心健康。女性一生经历新生儿期、婴幼儿期、青春期、生育期、围绝经期和老年期,各年龄段出现不同的生理变化,各种女性疾病发生在不同年龄阶段,为实现人人享有充分的健康保障,护理人员应承担起相应的卫生保健工作任务。

第1节 妇女保健概述

一、妇女保健工作的目的和意义

妇女在现代社会和家庭中起着重要作用,肩负国家建设和生育下一代的双重任务。因此,做好妇女保健工作,保护妇女的身心健康关系到下一代的健康和家庭的幸福,关系到我国整个民族素质的提高和计划生育基本国策的实施。妇女保健以维护和促进妇女的健康为目的,以群体为服务对象,以预防为主,以保健为中心,以基层为重点,开展以生殖健康为核心的保健工作。做好妇女保健工作,保护妇女的身心健康,为妇女儿童造福,有利于提高人口质量,是富国强民的基础。

二、妇女保健的服务范围

妇女保健的服务范围涵盖妇女的一生,包括身体保健和心理-社会方面的保健。

三、妇女保健工作的组织机构

（一）行政机构

各级卫生行政机构中均设有专门负责妇女保健工作的组织。

1. 国家级 国家卫生健康委员会内设妇幼健康司,下设综合处、妇女卫生处、儿童卫生处、出生缺陷防治处。

2. 省级 省级卫生健康委员会内设妇幼健康服务处、计划生育基层指导处、计划生育家庭发展处。

3. 市（地）级 一般与省级卫生健康委员会关于妇幼保健机构的设置保持一致,也有设立妇幼卫生处。

4. 县（市）级 县（市）级卫生健康委员会设有妇幼保健/妇幼卫生科。

（二）专业机构

1. 省、市级妇幼健康服务机构

（1）孕产保健部:设有孕产群体保健科、婚前保健科、孕前保健科、孕期保健科、医学遗传与产前筛查科、产科、产后保健科。还可根据需要增设产前诊断等科室。

（2）儿童保健部:设有儿童群体保健科、新生儿疾病筛查科、儿科、新生儿科等13个科室。

（3）妇女保健部:设有妇女群体保健科、青春期保健科、更老年期保健科、乳腺保健科、妇科、中医妇科等。

（4）计划生育技术服务部:设有计划生育服务指导科、计划生育咨询指导科、计划生育手术科、男性生殖健康科、避孕药具管理科。

2. 县、区级妇幼健康服务机构

（1）孕产保健部：设孕产保健科、产科。

（2）儿童保健部：设儿童保健科、儿科。

（3）妇女保健部：设妇女保健科、妇科。

（4）计划生育技术服务部：设计划生育指导科、计划生育技术服务科、避孕药具管理科。

此外，乡级计划生育技术服务机构与乡（镇）卫生院妇幼保健职能结合，村级卫生室和计划生育服务室同时保留。

第2节　妇女保健工作的任务

妇女保健工作内容：①妇女各期保健；②实行孕产妇系统管理，提高围生期保健质量；③计划生育指导；④常见妇女病及恶性肿瘤的普查、普治；⑤贯彻落实妇女劳动保健制度。

（一）妇女各期保健工作任务

1. 青春期保健　应重视健康行为方面的问题，以加强一级预防为重点。

（1）一级预防

1）预防保健：进行健康教育，使青少年了解青春期生理、心理及社会特点，懂得自爱，学会保护自己，培养良好的个人习惯，合理安排学习和生活。

2）营养指导：注意营养成分的搭配，提供足够的热量，定时定量，三餐有度。

3）体育锻炼：参与适当的体育锻炼和体力劳动，注意运动负荷，不宜过量，经期避免剧烈的跑跳动作。

4）卫生指导：包括经期保健和乳房保健。

5）性教育：进行心理卫生和性知识教育，正确处理性发育过程中的各种问题，减少少女妊娠，预防性传播疾病。

（2）二级预防：早期发现疾病和行为偏导，减少危险因素，通过学校保健等对青少年的普查，及早筛查出健康和行为问题。

（3）三级预防：对青少年疾病进行治疗和康复。

考点：青春期保健的内容

2. 婚前保健　是指为即将婚配的妇女在其结婚登记前提供的保健服务，包括婚前医学检查、婚前卫生指导和咨询。婚前保健可避免近亲及遗传性疾病患者间不适宜的婚配或生育，减少遗传性疾病儿出生，促进服务对象个人和家庭幸福，达到优生优育及计划生育的目的。

3. 生育期保健　此期妇女生殖功能旺盛，保健目的是维持正常的生殖功能，减少因孕育导致的各种疾病；做好计划生育指导，加强妇科疾病普查及卫生宣传，降低其发病率，保护妇女身心健康。

4. 围生期保健　围生期是指从妊娠满28周到产后1周，围生期保健包括妊娠前期、妊娠期、分娩期、产褥期、哺乳期保健。

（1）妊娠前期保健：是指为准备妊娠的夫妇提供以健康教育与咨询、妊娠前医学检查、健康评估和健康指导为主要内容的保健服务。指导夫妇选择最佳受孕时期，如最佳年龄（男：23～30岁，女：21～29岁）、最佳身心状态、良好的社会环境等，积极治疗对妊娠有影响的疾病，戒烟戒酒，避免接触有毒物质和放射线，长期使用避孕药物避孕者应改为工具避孕半年后再妊娠，对有不良妊娠史者应接受产前咨询，减少高危妊娠的发生，确保优生优育。

（2）妊娠期保健：是指从确定妊娠之日起至临产前，为孕妇及胎儿提供的系列保健服务。

1）妊娠早期保健：妊娠早期是胚胎与胎儿发育的重要阶段，受有害因素影响，易发生胎儿畸形或流产。主要保健内容包括加强孕妇妊娠期卫生、性生活、旅行、工作、饮食营养、休息与活动、心理适应等方面的健康教育，识别和预防流产的发生。

2）妊娠中期保健：妊娠中期是胎儿生长发育较快的时期，主要的保健内容包括开展妊娠生理知识、预防贫血和早产的健康教育，开展胎儿开放型神经管畸形和唐氏综合征的遗传筛查、妊娠期糖尿病筛查和胎儿畸形排查。

3）妊娠晚期保健：妊娠晚期是胎儿发育最快的时期。主要的保健内容包括开展分娩、产褥相关知识的教育及新生儿免疫接种指导；加强胎儿宫内生长发育的监护及孕妇胎盘功能的监测，防治妊娠并发症。

（3）分娩期保健：做好"五防""一加强"。"五防"：防滞产、防窒息、防产伤、防出血、防感染；"一加强"：加强产时监护和产时处理。

（4）产褥期保健：产褥期是产妇全身器官恢复正常的时期，也是产妇角色适应与心理调适的重要时期。主要的保健内容包括开展产妇营养、卫生、活动与休息、母乳喂养等健康教育，加强家庭与社会支持；预防产后出血、感染及抑郁症的发生；重视产后访视和计划生育指导。树立以家庭为中心的产科护理理念，指导产妇尽快适应新角色并建立亲子关系，鼓励家庭成员积极与产妇交流，促进家庭和谐发展；产后访视共3次，分别于产妇出院后3日内、产后14日和28日进行，若有必要，可酌情增加访视次数；产后42日应到医院进行产后健康检查。

（5）哺乳期保健：母乳喂养一般为10个月至1年。主要包括宣教母乳喂养的优点、促进母乳喂养成功的方法、乳房异常的处理。

考点：围生期保健的内容

5. 围绝经期保健 妇女在此期由于性激素的减少可引发一系列躯体和精神心理症状。因此，围绝经期保健的主要目的是提高围绝经期妇女的自我保健意识和生活质量。加强围绝经期卫生知识宣教，消除顾虑，保持精神愉快，坚持体育锻炼，预防骨质疏松症，定期进行健康检查。

6. 老年期保健 国际老年学会规定，60～65岁为老年前期，65岁以上为老年期。由于生理方面的明显改变所带来的心理和生活的巨大变化，处于老年期的妇女较易患各种身心疾病。因此，针对老年妇女的健康保健，除指导她们定期体检，加强体育锻炼以外，还应鼓励她们参加公益活动，陶冶情操，宽容豁达，提高生命质量，以利健康长寿。

考点：老年期保健的内容

（二）计划生育指导

计划生育指导包括积极宣传计划生育知识、开展计划生育的技术咨询，保证夫妻双方对节育方法知情选择，获得安全、有效的节育方法；避孕和节育的医学检查；计划生育手术并发症和计划生育药具不良反应的诊断、治疗；输卵管再通手术；开展围绕生育、节育、不育及其他生殖保健项目。

（三）定期进行妇女病和恶性肿瘤的普查、普治

定期开展普查工作，能够早期发现并及时治疗妇女的常见病、多发病。凡30岁以上已婚妇女，每1～2年1次普查。内容：病史填写、妇科检查、阴道分泌物检查、子宫颈细胞学检查、子宫颈活体组织检查、乳腺触诊、红外线检查、B型超声检查。普查中应重点普查以下8类疾病：感染类、月经病、不孕症、妇科肿瘤、损伤、性病、乳腺疾病和计划生育。

（四）做好妇女劳动保护

妇女劳动保护是指根据女性生理特点造成的特殊困难，对妇女在生产劳动过程中采取的

相关有效措施来确保女性的安全和健康，维护女职工的合法权益。对妇女各期劳动的有关规定如下：

1. 月经期　不得安排从事高空、低温、冷水作业和国家规定的第三级体力劳动强度的作业。

2. 妊娠期　女职工在妊娠期间，所在单位不得安排其从事国家规定的第三级体力劳动强度的劳动和妊娠期禁忌从事的劳动，不得在正常劳动日以外延长劳动时间；对不能胜任原劳动者，应当根据医务部门的证明，予以减轻劳动量或安排其他劳动。妊娠7个月及以上的女职工，单位一般不得安排其从事夜班劳动；在劳动时间内应当安排一定的休息时间。妊娠的女职工，在劳动时间内进行产前检查，应当算作劳动时间。

3. 产褥期　产假为98天，其中产前休假15天。难产者增加产假15天。多胞胎生育者，每多生育1个婴儿，增加产假15天。女职工妊娠流产者，其所在单位应当根据医务部门的证明，给予一定时间的产假。

4. 哺乳期　有不满1周岁婴儿的女职工，其所在单位应当在每班劳动时间内给予其两次哺乳（含人工喂养）时间，每次30分钟。多胞胎生育者，每多哺乳1个婴儿，每次哺乳时间增加30分钟。女职工每班劳动时间内的两次哺乳时间，可以合并使用。哺乳时间和在本单位内哺乳往返途中的时间，算作劳动时间。女职工在哺乳期内，所在单位不得安排其从事国家规定的第三级体力劳动强度的劳动和哺乳期禁忌从事的劳动，不得延长其劳动时间和安排夜班劳动。

5. 其他　我国规定妇女不宜从事：①矿山井下作业；②森林伐木、归楞及流放作业；③《体力劳动强度分级》标准中第Ⅳ级体力劳动强度的作业；④建筑业脚手架的组装和拆除作业，以及电力、电信行业的高处架线作业；⑤单人连续负重（指每小时负重次数在6次以上）每次负重超过20kg，单人间断负重每次超过25kg，双人抬运总重量每次超过50kg的作业。凡适合妇女从事劳动的单位，不得拒绝招收女职工。不得在女职工妊娠期、产褥期、哺乳期降低其基本工资，或解除其劳动合同。

知识链接　　　　　　　　　　　　　**体力劳动强度指数**

按劳动强度指数大小分为4级，Ⅰ级：8小时工作日平均耗能值为3558.8kJ/人，劳动时间率为61%，即净劳动时间为293分钟，相当于轻劳动。Ⅱ级：8小时工作日平均耗能值为5560.1kJ/人，劳动时间率为67%，即净劳动时间为320分钟，相当于中等强度劳动。Ⅲ级：8小时工作日平均耗能值为7310.2kJ/人，劳动时间率为73%，即净劳动时间为350分钟，相当于重强度劳动。Ⅳ级：8小时工作日平均耗能值为11 304.4kJ/人，劳动时间率为77%，即净劳动时间为370分钟，相当于"很重"强度劳动。

注：劳动时间率是指一个工作日内净劳动时间（即除休息和工作中间持续1分钟以上暂停时间外的全部劳动时间）与工作日总时间的比，以百分率表示。

小　结

妇女保健是指在国家、省、市、县妇幼保健机构的行政领导下，在省、市、县妇幼保健专业机构的专业技术指导下，通过对妇女各期进行保健、开展计划生育技术指导，加强妇女病普查、普治及妇女劳动保护等，降低妇女各期疾病的患病率，降低孕产妇和围生儿死亡率，从而促进妇女的身心健康。

自 测 题

A₁型题

1. 妇女保健工作意义中下列错误的是（　　　）

A. 关系到计划生育工作的深入开展

B. 关系到优生优育的贯彻落实

C. 关系到中华民族素质的提高

D. 护士在妇幼保健工作中的作用越来越小

E. 社会对护理工作的要求不断提高

2. 下列不属于妇科普查工作内容的是（　　　）

A. 内、外生殖器及乳房检查

B. 宫内诊断

C. 子宫颈刮片细胞学检查

D. 子宫颈活体组织切片检查

E. 阴道分泌物检查

3. 青春期保健中的性教育属于（　　　）

A. 一级预防　　　B. 二级预防

C. 三级预防　　　D. 四级预防

E. 五级预防

4. 有不满1周岁婴儿的女职工，其所在单位应当在每班劳动时间内给予其两次哺乳（含人工喂养）时间，每次（　　　）分钟。

A. 30　　　　　　B. 10

C. 15　　　　　　D. 60

E. 5

5. 妇女保健工作内容包括（　　　）

A. 妇女各期保健及实行孕产妇系统管理，提高围生期保健质量

B. 计划生育指导

C. 常见妇女病及恶性肿瘤的普查、普治

D. 贯彻落实妇女劳动保健制度

E. 以上皆是

6. 国家卫生健康委员会属于（　　　）级专门负责妇女保健工作的组织。

A. 国家　　　　　B. 省

C. 市　　　　　　D. 县

E. 乡

（肖荣霞）

第 20 章　妇产科常用护理技术

妇产科常用护理技术属于专科技术，是妇产科护理工作中常用的技术。本章主要介绍妇产科五项常用护理技术的目的、适应证、物品准备、操作方法及注意事项。

第1节　会阴擦洗/冲洗

案例 20-1

26 岁产妇，会阴侧切术后第 2 天，伤口疼痛，不敢坐立。

问题： 如何为患者做会阴擦洗？

【目的】

保持患者会阴及肛门部清洁，促进患者的舒适及会阴伤口的愈合；预防生殖系统、泌尿系统的逆行感染。

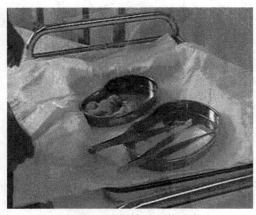

图 20-1　会阴擦洗用物准备

【适应证】

1. 长期卧床、生活不能自理者。
2. 妇产科手术后会阴有伤口或留置导尿管者。
3. 急性外阴炎者。

【用物准备】

一次性会阴垫 1 块或中单和橡胶单各 1 块，一次性无菌手套 1 副。

1. 会阴擦洗用物　会阴擦洗盘 1 个，内盛无菌弯盘 2 个，无菌卵圆钳或镊子 2 把，浸有 0.02%～0.05%聚维酮碘（碘伏）溶液或 1：5000 高锰酸钾溶液消毒棉球若干，无菌干纱布 2 块（图 20-1）。

2. 会阴冲洗用物　冲洗壶 1 个，内盛 0.1%苯扎溴铵溶液或 1：5000 高锰酸钾溶液或 0.05%聚维酮碘（碘伏）溶液 500ml，消毒干棉球若干，水温计 1 支，便盆 1 个。

【操作方法】

1. 核对患者的床号、姓名，评估患者会阴情况，向其解释会阴擦洗/冲洗的目的、方法，以取得患者的理解和配合。请房内多余人员暂时回避，以减轻患者的心理负担。

2. 嘱患者排空膀胱，脱下一条裤腿，取屈膝仰卧位，双腿略外展，暴露外阴。将一次性会阴垫或中单和橡胶单垫在患者臀下。若行会阴冲洗，将便盆放于中单或一次性会阴垫上。注意为患者保暖、遮挡。

3. 擦洗/冲洗

（1）会阴擦洗：护士将会阴擦洗盘放至床边，戴一次性无菌手套，将一个消毒弯盘置于患者会阴部。用一把无菌镊子或卵圆钳夹取干净的药液棉球，用另一把无菌镊子或卵圆钳从下方夹取棉球进行擦洗。一般擦洗 3 遍。擦洗的顺序：第一遍为由上至下、由外向内、由对侧向近侧（阴阜上 10cm→两大腿内侧上 1/3→大阴唇→小阴唇→会阴→臀部→肛门）依次擦洗，初步擦净会阴部的污垢、分泌物及血迹；第二遍为自上而下、由内向外、由对侧向近侧（小阴唇→大阴唇→阴阜上 10cm→两大腿内侧上 1/3→会阴→臀部→肛门）依次擦洗，或以伤口、阴道口为中心向外擦洗；第三遍顺序同第二遍。擦洗时均应注意最后擦洗肛周和肛门，防止伤口、阴道、尿道被污染。每擦洗一个部位更换一个棉球，直至将会阴部的分泌物擦干净，最后用干棉球擦干，擦干的顺序与第二遍擦洗相同。

考点：会阴擦洗的顺序和药液

（2）会阴冲洗：将便盆置于患者臀部下，先将消毒干棉球置于阴道口，然后护士一手持盛有消毒液的冲洗壶，另一手持镊子或卵圆钳夹住消毒棉球，边冲边擦洗，冲洗的顺序同擦洗，冲洗完毕后取出阴道口棉球，用干棉球擦干会阴。

（3）操作完毕，撤去橡胶单、中单或一次性会阴垫，协助患者穿好衣裤，并整理好床单。

【注意事项】

1. 在擦洗/冲洗时，应注意观察会阴部及局部伤口有无红肿、分泌物和伤口愈合情况，发现异常应及时向医生汇报并配合处理。

2. 对留置导尿管的患者，应注意保持导尿管的通畅，避免脱落或扭曲。

3. 擦洗/冲洗时动作应轻稳，顺序正确。

4. 注意无菌操作，最后擦洗/冲洗有伤口感染的患者，避免交叉感染。每次擦洗/冲洗前后，护士均应洗净双手。

5. 擦洗/冲洗溶液温度适中，注意给患者保暖、遮挡。

6. 产后及会阴部手术的患者，大便后应及时擦洗，预防感染。

护考链接

护士在给患者进行会阴擦洗时，以下哪项操作不正确（　　　）

A. 棉球由外向内擦洗　　　B. 勿使擦洗液流入阴道　　　C. 取屈膝仰卧位暴露外阴

D. 如会阴有伤口，应以伤口为中心向外擦洗　　　E. 每擦洗一个部位更换一个棉球

答案：A

分析：会阴擦洗三遍的顺序是不一样的，第一遍由外向内，第二遍、第三遍由内向外。

第2节　阴道灌洗

案例 20-2

56 岁患者，因子宫脱垂（Ⅲ度）行"经阴子宫切除术"。术前医嘱：阴道灌洗 3 天。

问题：阴道灌洗的目的是什么？

【目的】

阴道灌洗具有清洁、收敛、消炎和热疗作用。可促进阴道的血液循环，减少阴道分泌物，减轻局部组织充血，有利于炎症的消退。

【适应证】

1. 各种阴道炎、子宫颈炎。

2. 子宫全切术前和阴道手术前的常规阴道准备。

考点：阴道灌洗的适应证

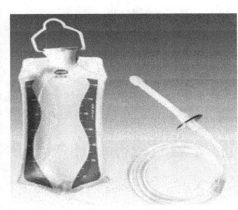

图 20-2　灌洗袋、橡皮管、灌洗头

3．腔内放疗后常规清洁冲洗。

【用物准备】

1．灌洗物品　橡胶单、中单各 1 块或一次性垫巾 1 块，一次性无菌手套 1 副，一次性灌洗袋或消毒灌洗筒 1 个，带调节夹的橡皮管 1 根，灌洗头 1 个（图 20-2），输液架 1 个，弯盘 1 个，阴道窥器 1 只，卵圆钳 1 把，消毒大棉球若干，便盆 1 个、水温计 1 个。

2．灌洗溶液　常用 1：5000 高锰酸钾溶液、生理盐水、0.02%聚维酮碘（碘伏）溶液、0.5%乙酸溶液、1%乳酸溶液、2%～4%碳酸氢钠溶液等。

【操作方法】

1．核对患者床号、姓名，向其解释操作目的、方法，以取得配合。嘱其排空膀胱后取膀胱截石位，臀下铺橡胶单、中单或一次性垫单，放置便盆。注意遮挡，保护隐私。

考点： 阴道灌洗筒距床面高度

2．根据患者的病情，配制灌洗液 500～1000ml，将灌洗袋（筒）挂于距床沿 60～70cm 的支架上，连接橡皮管和灌洗头。排去管内空气，试好水温后备用（图 20-3）。

3．护士戴一次性无菌手套，一手持灌洗头，打开开关，先冲洗外阴，然后另一手分开小阴唇，将灌洗头沿阴道后壁纵行插入至阴道穹窿后部，边冲洗，边在阴道内左、右、上、下移动灌洗头。阴道灌洗也可用阴道窥器暴露宫颈后再进行，灌洗时转动阴道窥器，将整个阴道穹及阴道侧壁冲洗干净。待灌洗液剩下约 100ml 时，关上开关，将阴道窥器向下按压，以使阴道内残留的液体完全流出。拔出灌洗头和阴道窥器，再用余液冲洗外阴。

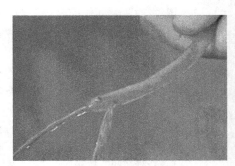

图 20-3　排空空气

4．扶患者坐于便盆上，使阴道内残留的液体流出。擦干外阴，撤离便盆、橡胶单、中单或一次性垫单，协助患者穿上衣裤。

【注意事项】

1．灌洗液温度以 41～43℃为宜，温度过低患者不舒适，温度过高可能烫伤患者的阴道黏膜。

2．灌洗液应根据不同的病情进行选择。滴虫性阴道炎用酸性溶液灌洗，外阴阴道假丝酵母菌病用碱性溶液灌洗，非特异性阴道炎用一般消毒液或 0.9%氯化钠溶液灌洗，术前患者用聚维酮碘（碘伏）溶液、高锰酸钾溶液进行灌洗。

3．灌洗筒与床沿的距离不超过 70cm，以免压力过大、水流过速，使灌洗液或污物进入子宫腔或灌洗液与局部作用时间不足。

4．产后 10 日或妇产科手术 2 周后的患者，如果合并阴道分泌物混浊、有臭味、阴道伤口愈合不良、黏膜感染坏死等可行低位灌洗，灌洗筒与床沿距离不超过 30cm，以防止污物进入宫腔或损伤阴道伤口。

考点： 阴道灌洗的注意事项

5．操作时动作轻柔，灌洗头插入不宜过深，以免损伤阴道黏膜和子宫颈组织。用阴道窥器冲洗时要转动阴道窥器，使灌洗液能达到阴道各部。

6．宫颈癌伴有活动性出血、月经期、妊娠期、产褥期、人工流产术后子宫口未闭者或阴道流血患者均应禁止灌洗。未婚女性可用导尿管灌洗，不能使用阴道窥器。

✎ **护考链接**

下列哪位患者不能进行阴道灌洗（　　）
A. 腔内放疗者患者　　B. 宫颈癌有活动性出血患者　　C. 老年性阴道炎患者
D. 全子宫切除术前患者　　E. 慢性子宫颈炎患者
答案：B
分析： 阴道有出血、产后、人工流产术后宫口未闭、月经期禁阴道灌洗。

第 3 节　会阴湿热敷

案例 20-3

18 岁女学生，外阴骑跨伤第 2 天，右侧大阴唇后下方见一 1cm×2cm 大小的紫蓝色包块，触疼明显。为促进局部血液循环，减轻疼痛，为其进行会阴湿热敷。
问题： 会阴湿热敷具体操作方法是什么？

【目的】
会阴湿热敷是利用热源和药物直接接触患区，改善血液循环，增强白细胞的吞噬功能，提高组织活力，达到消炎、消肿、促进伤口愈合的目的。

【适应证】
1. 会阴水肿和血肿的吸收期。
2. 会阴伤口硬结及早期感染者。

【用物准备】
橡胶单、中单各 1 块或一次性会阴垫 1 块，会阴擦洗盘 1 个，镊子 2 把，棉垫 1 块，一次性换药碗或带盖搪瓷罐（内盛沸水浸泡的纱布或煮沸的 50%硫酸镁溶液浸泡的纱布 2 张），无菌干纱布数块，棉签若干，医用凡士林适量，50%硫酸镁溶液，95%乙醇溶液，丁字带 1 条，红外线灯 1 台，一次性无菌手套 1 副。

【操作方法】
1. 核对解释，嘱患者排空大小便，取屈膝外展仰卧位，暴露外阴，注意保暖。臀下铺橡胶单及中单或一次性会阴垫，行外阴擦洗，清洁局部。
2. 先在热敷部位用棉签涂一薄层凡士林，盖上无菌干纱布，再用镊子夹起热湿纱布，稍稍拧干，敷于患处，外盖棉垫保温，必要时用丁字带固定。
3. 每 3～5 分钟更换热敷垫一次，亦可将红外线灯对局部进行照射以延长更换敷料的时间。一次热敷可持续 15～30 分钟。
4. 热敷完毕，移去热敷垫，观察热敷部位皮肤，用纱布拭净皮肤上的凡士林，帮助患者整理衣裤，撤去橡胶单、中单或一次性会阴垫，整理床铺。

【注意事项】
1. 会阴湿热敷应该在行会阴擦洗、外阴局部伤口的污垢清洁后进行。
2. 湿热敷面积应是病损范围的 2 倍。
3. 湿热敷的温度一般为 41～46℃。湿热敷时听取患者的主诉，对休克、虚脱、昏迷及皮肤

考点： 会阴湿热敷的注意事项

感觉障碍者应特别注意密切观察其皮肤颜色，警惕烫伤。

4. 湿热敷过程中，护士应随时评价热敷效果，并为患者提供一切生活护理。

护考链接

护士在为患者进行会阴湿热敷时，错误的是（　　　）

A. 热敷面积与病变面积大小等同

B. 湿热敷过程中，护士应随时评价热敷效果

C. 一次湿热敷时间为 15～30 分钟

D. 湿热敷纱布垫上后再盖棉垫

E. 湿热敷溶液的温度为 41～46℃

答案：B

分析： 湿热敷面积应是病灶范围的 2 倍。

第4节　阴道或子宫颈上药

案例 20-4

　　34 岁已婚妇女，近日阴道分泌物增多，外阴奇痒。经医院检查，诊断为外阴阴道假丝酵母菌病，需阴道冲洗后阴道上药。

问题： 如何进行阴道上药？

【目的】

阴道或子宫颈上药，使药物直接作用于局部炎性病变组织，可促进炎症消退及伤口愈合。

【适应证】

各种阴道炎、子宫颈炎及术后阴道残端炎。

【物品准备】

橡胶单、中单各 1 块或一次性垫单 1 块，一次性无菌手套 1 副，阴道灌洗物 1 套，阴道窥器 1 个，长镊子 1 把，带线大棉球，干棉球，长棉签，纱布，药品（甲硝唑、新霉素等）。

【操作方法】

核对解释，嘱患者排空膀胱，取膀胱截石位，行阴道灌洗以除去子宫颈黏液或炎性分泌物。将阴道窥器放入阴道暴露子宫颈，用消毒干棉球擦干。根据病情及药物剂型的不同，采用以下方法：

1. 涂擦法　适用于液状或软膏状药物如 20%～50%硝酸银溶液。用阴道窥器扩张阴道，再用消毒长棉签蘸取药物，均匀涂擦在子宫颈或阴道病变部位。

2. 喷洒法　适用于粉末状药物如已烯雌酚。用阴道窥器扩张阴道，再将药粉均匀喷洒在病变组织表面。腐蚀性药物不可喷洒。

3. 纳入法　适用于片剂、丸剂、栓剂或胶囊状药物如甲硝唑。护士将药物用长镊子放入阴道穹隆后部。可指导患者自行放置：患者于临睡前洗净双手或戴指套，一手示指和中指夹持药品并用中指将药品沿阴道后壁推进直至中指完全伸入。

4. 子宫颈棉球上药　适用于子宫颈亚急性或急性炎症伴有出血者，常用药物有止血粉剂或抗生素药液。先用阴道窥器暴露子宫颈，再用长镊夹持带有尾线的蘸药棉球塞至出血处，同时将阴道窥器轻轻退出阴道，然后取出镊子，防止退出阴道窥器时将棉球带出或移动位置。将尾线露出于阴道口外，并用胶布固定于阴阜侧上方。嘱患者于 12～24 小时后牵引尾线自行取出棉球。

【注意事项】

1. 上非腐蚀性药物时，应转动阴道窥器，使阴道四壁炎性组织均能涂上药物。

2. 上腐蚀性药物时，要注意保护阴道壁及正常组织。上药前应将纱布或小棉球垫于阴道后壁及阴道穹窿后部，以免药液流下灼伤正常组织。药物涂好后用棉球吸干，立即如数取出所垫的纱布或棉球。

3. 阴道栓剂或片剂最好晚上或休息时上药，以免生起成站立时脱出，影响疗效。

4. 给未婚妇女上药时，勿使用阴道窥器，可用细长棉签涂擦或送入，棉签上的棉花必须捻紧，涂药时应按同一方向转动，以防棉花落入阴道。

5. 用棉球进行子宫颈上药者，放药完毕时嘱患者 12～24 小时后取出。

6. 月经期及子宫出血者不宜采用阴道给药。用药期间应禁止性生活。

考点：阴道上药、子宫颈上药的注意事项

护考链接

关于阴道子宫颈上药，下述错误操作的是（　　　）

A. 喷洒法适用于液状药物

B. 阴道栓剂或片剂最好晚上放药

C. 用棉球进行子宫颈上药者，尾线与棉球一并塞入阴道内

D. 放药完毕时嘱患者 12～24 小时后取出

E. 上腐蚀性药物时，要注意保护阴道壁及正常组织

答案：A

分析：喷洒法适用于粉末状药物如己烯雌酚。

第5节　坐　　浴

案例 20-5

27 岁产妇，会阴侧切术后第 5 天，伤口针眼处红肿、有硬结。

问题：该患者应如何处理？

【目的】

坐浴可以清洁外阴，并借助水温与药液的作用，促进局部组织的血液循环，增强局部抵抗力，促进炎症吸收，利于组织的修复。

【适应证】

1. 外阴炎、阴道炎或会阴切口愈合不良。

2. 外阴、阴道手术前的准备。

3. 子宫脱垂。

4. 膀胱阴道松弛。

【用物准备】

配制好的药液 2000ml，坐浴盆 1 个，30cm 高的坐浴盆架 1 个（图 20-4），无菌小毛巾 1 块。

【操作方法】

1. 核对患者床号、姓名，向其说明坐浴的目的、方法、效果，以取得患者的理解和配合。

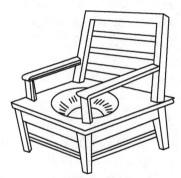

图 20-4　坐浴盆架

2. 根据病情需要按比例配制好所需溶液 2000ml，将坐浴盆置于坐浴盆架上。滴虫性阴道炎常用 0.5%乙酸溶液、1%乳酸溶液；念珠菌性阴道炎常用 2%～4%碳酸氢钠溶液；老年性阴道炎常用 0.5%～1.0%乳酸溶液；外阴炎及其他非特异性阴道炎、外阴阴道手术术前准备常用 1∶5000 高锰酸钾溶液或 10%洁尔阴洗液、0.05%碘伏溶液。

3. 嘱患者排空膀胱后将外阴和全臀浸泡于溶液中，持续 20 分钟左右。

4. 结束后用无菌小毛巾擦干外阴，整理用物，消毒坐浴盆。

【注意事项】

1. 禁忌证 月经期、妊娠期、阴道流血者，产后 7 天内禁止坐浴。

2. 坐浴液严格按比例配制，浓度过高容易造成黏膜烧伤；浓度太低则达不到治疗效果。

3. 水温适宜，不要过高，以免烫伤皮肤。

4. 坐浴前排空膀胱，并将外阴及肛门周围擦洗干净。

5. 坐浴时必须将臀部与外阴全部浸于药液中。注意保暖，防止受凉。

考点：会阴热水坐浴的温度是 41～43℃。

根据水温不同，坐浴分为三种，①热水浴：水温在 41～43℃，适用于急性炎症有渗出性病变者，可先熏后坐浴，持续 20 分钟左右；②温水浴：水温在 35～37℃，适用于各种阴道炎、术前准备者；③冷水浴：水温在 14～15℃，可刺激肌肉神经，使其张力增加，改善血液循环，适用于膀胱阴道松弛者，持续 2～5 分钟即可。

📝 护考链接

以下哪位患者可以进行坐浴（　　　）

A. 月经期患者　　　B. 阴道出血患者　　　C. 孕妇

D. 分娩后第 3 天的产妇　　E. 外阴炎、阴道炎或会阴切口愈合不良

答案：E

分析： 坐浴的适应证有外阴炎、阴道炎或会阴切口愈合不良；外阴、阴道手术前的准备；子宫脱垂；膀胱阴道松弛。

△ 小　结

本章是妇产科护理实训技能的重点，主要介绍会阴擦洗／冲洗、阴道灌洗、会阴湿热敷、坐浴、阴道或子宫颈上药等局部护理技术。会阴擦洗/冲洗时应掌握擦洗顺序，擦洗过程中注意观察伤口情况。阴道灌洗的溶液应根据不同的灌洗目的进行选择，灌洗液温度适中。会阴湿热敷要注意避免烫伤。护士指导患者自行进行阴道或子宫颈上药时，应告知上药时间最好选择在临睡前或休息时。配制坐浴溶液时注意药物浓度不能过高，坐浴时必须将外阴与臀部全部浸于药液中。注意保暖，防止受凉。

📋 自　测　题 ✎

A₁型题

1. 为患者进行湿热敷的面积为（　　　）

A. 小于病损面积　　B. 与病损面积等大

C. 病损面积的 2 倍　D. 病损面积的 3 倍

E. 病损面积的 4 倍

2. 关于会阴擦洗的目的，不包括（　　　）

A. 防止泌尿系统感染

B. 促进会阴部血液循环

C. 促进会阴部伤口愈合

D. 防止生殖系统感染

E. 保持会阴部清洁

3. 关于阴道灌洗的操作, 错误的是（　　）

A. 备灌洗液 500～1000ml

B. 灌洗筒距床沿 60～70cm

C. 灌洗液温度 41～43℃

D. 冲洗液流尽后抽出冲洗头

E. 患者排空膀胱后, 取膀胱截石位

4. 治疗外阴阴道假丝酵母菌病, 常用的阴道灌洗液是（　　）

A. 乳酸溶液　　　　B. 生理盐水

C. 碳酸氢钠溶液　　D. 蒸馏水

E. 氢氧化钠溶液

5. 每次坐浴的时间一般为（　　）

A. 5～10 分钟　　　B. 10～15 分钟

C. 20～30 分钟　　　D. 40 分钟

E. 60 分钟

A₂ 型题

6. 周女士, 35 岁, 近 1 周外阴瘙痒, 白带多。妇科检查见阴道内有大量稀薄泡沫状白带, 黏膜充血水肿。该患者首先适合采用的护理操作是（　　）

A. 阴道灌洗　　　　B. 会阴擦洗

C. 会阴湿热敷　　　D. 坐浴

E. 阴道上药

A₃ 型题

（7～9 题共用题干）

王女士, 48 岁, 因子宫颈息肉行手术切除, 术后伤口渗血。

7. 该患者适合采用的妇科操作是（　　）

A. 外阴擦洗　　　　B. 阴道灌洗

C. 子宫颈上药　　　D. 坐浴

E. 外阴湿热敷

8. 为该患者进行上述操作时应准备的用物下列哪项除外（　　）

A. 阴道窥器　　　　B. 长镊子

C. 纱布条　　　　　D. 大棉球

E. 热水袋

9. 若患者无继续出血, 纱布应在多久后取出（　　）

A. 4 小时　　　　　B. 6 小时

C. 12 小时　　　　　D. 24 小时

E. 48 小时

（姜丽英）

第21章 妇产科常用诊疗技术及手术的护理

妇产科专科护理中，专业操作技术对妇产科疾病的诊断与治疗起着重要作用。护士只有充分做好术前评估、术前准备、术中配合和术后护理，才能配合医师为患者提供优质的诊疗技术服务。

案例 21-1

> 李女士，45 岁，性生活后阴道点滴状出血 3 个月。妇科检查：外阴阴道正常，子宫颈柱状上皮异位 Ⅱ 度，触之出血。
>
> **问题：** 该患者可能的诊断是什么？应该做哪些检查？

第 1 节 生殖道细胞学检查术

女性生殖道上皮细胞受卵巢激素的影响而呈周期性变化，临床上生殖道细胞学检查既可了解卵巢功能，又可以协助诊断生殖器官不同部位的恶性肿瘤，是一种简便、经济、实用的辅助检查方法。

【适应证】

1. 卵巢功能检查　闭经、功能失调性子宫出血、卵巢功能性肿瘤。
2. 生殖道感染性炎症　阴道炎、子宫颈炎。
3. 妇科肿瘤的筛查　子宫颈细胞学检查是子宫颈上皮内瘤变及早期宫颈癌筛查的基本方法。

【禁忌证】

1. 月经期或阴道流血者。
2. 生殖器官急性炎症期。

【用物准备】

阴道窥器、宫颈刮板、小吸管、干净玻片、妇科棉签、干棉球、0.9%氯化钠溶液（备用）、95%乙醇溶液、细胞刷和装有固定液（95%乙醇溶液）的标本瓶。

【检查中配合】

考点：筛查宫颈癌的重要方法

1. 阴道侧壁涂片　患者取膀胱截石位，已婚妇女用阴道窥器扩开阴道，在阴道侧壁上 1/3 处刮取分泌物及细胞，轻轻涂于玻片上，将涂片放入 95%乙醇溶液分隔缸内固定 15 分钟；未婚妇女在签署知情同意书后将消毒棉签浸湿，伸入阴道侧壁上 1/3 处轻轻转动后涂片固定。

2. 子宫颈刮片　是筛查宫颈癌的重要方法。用小刮板在子宫颈鳞-柱状上皮交界处，以子宫颈外口为中心轻刮 1 周，均匀涂于玻片上，然后固定。

3. 子宫颈管涂片　将细胞刷置于子宫颈管内，达子宫颈外口上方 10mm 左右，旋转 360°后取出，旋转细胞刷将附着于小刷子上的标本均匀涂于玻片上，立即固定或放入保存液中。

4. 宫腔吸片　将小吸管轻轻放入宫腔达宫底部，上、下、左、右移动吸取分泌物涂片、固定。

【注意事项】

1. 取标本前 24 小时，阴道内禁止任何刺激，如性生活、阴道冲洗及用药、阴道检查等。

2. 取标本的用具必须无菌干燥，子宫颈刮片时，若阴道分泌物多应用干棉球拭净黏液后再刮取标本，玻片应立即放在 95%乙醇溶液中固定，不可久留于空气中，以免细胞干燥、皱缩、变形，影响检查结果。

3．涂片时应取一个方向一次涂开，切勿来回涂抹，以防损伤细胞，涂片不应过厚或过薄。

4．评估检查后阴道流血情况，询问有无其他不适，发现异常及时通知医师。

第 2 节　子宫颈活组织检查术

子宫颈活组织检查是取子宫颈病变或可疑部位小部分组织进行病理检查，是确诊宫颈癌的可靠依据。

【适应证】

1．子宫颈脱落细胞学涂片检查巴氏Ⅲ级或Ⅲ级以上者；子宫颈脱落细胞学涂片检查巴氏Ⅱ级经反复治疗无效者。

2．TBS 分类鳞状上皮细胞异常、低度鳞状上皮细胞内病变及以上者。

3．阴道镜检查反复可疑阳性或阳性患者。

【禁忌证】

1．生殖器官急性炎症期。

2．妊娠期、月经期或有不规则子宫出血者。

3．患血液病有出血倾向者。

【用物准备】

阴道窥器 1 个、子宫颈钳 1 把、卵圆钳 2 把、子宫颈活检钳 1 把（必要时用鼠齿钳、剪刀或尖刀）、带线尾的消毒纱布和大棉球若干、洞巾 1 块，手套 1 副，装有 10%甲醛溶液的标签瓶 4～6 个、2.5%碘酊、75%乙醇溶液、0.02%聚维酮碘溶液、0.1%苯扎溴铵溶液。

【操作方法】

（一）钳取法

1．患者排尿后取膀胱截石位，常规消毒外阴，铺无菌洞巾。以阴道窥器暴露子宫颈，用干棉签拭净子宫颈表面的分泌物，局部消毒。

2．用活检钳在子宫颈鳞-柱状上皮交界处或可疑病变区夹取小块组织；疑为子宫颈癌者，在宫颈 3 点、6 点、9 点、12 点处分别取组织；为提高检查的准确率，可在子宫颈碘试验不着色区或阴道镜指引下取材。所有标本均应分块、分瓶放入装有 10%甲醛溶液的标签瓶中，标记并送病理检查。

3．创面用带尾线的消毒纱布或棉球压迫止血，嘱患者 24 小时后自行取出。

（二）子宫颈锥形切除术

1．患者在硬膜外麻醉或蛛网膜下腔麻醉下，排空膀胱后取膀胱截石位，常规消毒外阴、阴道，铺无菌洞巾，以阴道窥器暴露子宫颈，消毒阴道、子宫颈。

2．用子宫颈钳钳夹子宫颈前唇，以手术尖刀在深入子宫颈管 1.0～2.5cm 处呈 30°～50°角向内锥形切除（图 21-1）。在切除标本的 12 点处作标志，放入有 10%甲醛溶液的标签瓶中送病理检查。

3．创面用带尾线的消毒纱布压迫止血，嘱患者 24 小时后自行取出。或行子宫颈成形缝合术或荷包缝合止血，常规探查子宫颈管。

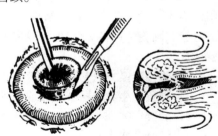

图 21-1　子宫颈锥形切除

【护理配合】

1. 术前护理　术前向患者说明子宫颈活组织检查的目的、操作过程，以取得患者的理解和配合。指导患者在月经干净后 3～7 天施行手术。

2. 术中护理　为医生准备好手术所需物品和器械，鼓励患者配合手术。注意观察患者的面色、血压等变化，给予心理上的支持。

3. 术后护理　指导患者术后 24 小时取出纱布或棉球；注意观察阴道出血量，出血多时及时就诊；保持外阴部清洁，2 个月内禁止性生活及盆浴。行子宫颈锥形切除术者，术后 6 周门诊复查，探查子宫颈管有无狭窄。

第 3 节　会阴切开缝合术

会阴切开缝合术是产科常用手术之一，目的是避免严重会阴裂伤，减少分娩时的阻力，以利于胎儿娩出。其可分为会阴侧斜切开术及会阴正中切开术两种（图 21-2）。

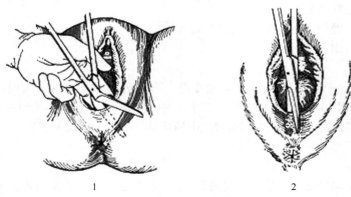

图 21-2　会阴切开术
1. 会阴侧斜切开；2. 会阴正中切开

【适应证】

1. 需行阴道助产手术，如产钳术、胎头吸引术及臀位助产术。

2. 估计会阴裂伤不可避免，如会阴体过长、过紧，胎儿较大等。

3. 需缩短第二产程，如宫缩乏力、第二产程延长、胎儿宫内窘迫、妊娠合并心脏病等。

4. 预防早产儿因会阴阻力引起颅内出血。

【用物准备】

会阴切开缝合包 1 个（弯盘 1 个、会阴侧切剪 1 把、止血钳 4 把、持针器 1 把、长镊子 2 把、组织镊 1 把、大孔巾 1 块、治疗巾 4 块、纱布若干、10ml 注射器 1 个、长穿刺针头 1 个、三角缝合针和圆缝合针各 2 个、0 号铬制肠线 1 管、1 号铬制肠线 1 管）、0.25%～0.50%普鲁卡因溶液 20ml。

【操作步骤及方法】

1. 准备　患者取膀胱截石或仰卧屈膝位，常规冲洗、消毒、铺巾。

2. 麻醉　0.25%～0.50%普鲁卡因溶液 20ml 作阴部神经阻滞或局部浸润麻醉。

3. 切开　术者左手中、示指伸入阴道内，放于胎先露与阴道后侧壁之间。当宫缩时，右手持会阴侧切剪自会阴后联合处，与正中线呈 45°角（会阴高度膨隆时呈 60°～70°角）向左下方垂直剪开皮肤，切口长为 4～5cm。正中切开时，沿会阴后联合中间向下垂直剪开，长 2～3cm。阴道黏膜与皮肤切口长度应一致。切开后用纱布压迫止血，必要时结扎止血。

4．缝合　胎盘娩出后，阴道内填塞一带尾纱布卷使手术视野清楚，便于缝合。用 0 号铬制肠线间断缝合阴道黏膜和会阴肌层，缝合线应超出切口顶端上方 0.5～1.0cm。用 1 号铬制肠线皮内缝合皮下脂肪及皮肤。注意逐层缝，对合整齐，松紧适宜，不留无效腔。取出阴道内纱布卷，常规肛诊，检查有无缝线穿透直肠黏膜，如果有，应将穿过的缝线拆除，重新缝合。

【护理配合】

1．术前护理　向产妇和家属解释会阴切开缝合术的目的、意义及必要性，使产妇接受并主动配合手术。

2．术中护理　陪伴、关心产妇，消除其紧张心理。密切观察宫缩及胎心变化，指导产妇正确使用腹压。为医生提供手术所需物品和器械，做好会阴部清洁消毒工作，协助医生完成手术。

3．术后护理　产妇留产房观察 2 小时，注意宫缩及阴道流血情况；指导产妇健侧卧位，以利于伤口愈合；保持外阴部清洁干燥，勤换会阴消毒垫，每天擦洗外阴 2 次，每次大便后及时擦洗；注意观察伤口有无渗血、红肿、硬结和感染，如已感染，应立即拆线引流、换药；若无异常一般于术后 3～5 天出院。

考点：会阴侧切缝合术后的体位

第4节　剖宫产术

剖宫产术是指经腹切开子宫取出胎儿、胎盘完成分娩的手术。手术方式：子宫体部剖宫产、子宫下段剖宫产、腹膜外剖宫产三种。因子宫下段剖宫产术后切口愈合良好、术中出血少、盆腔粘连和再次妊娠发生子宫破裂的概率低而最为常用。

【适应证】

1．产道异常、产力异常、胎儿异常、脐带脱垂、胎儿宫内窘迫。

2．严重的妊娠合并症和并发症。

3．子宫因素　先兆子宫破裂、前次有剖宫产史、子宫瘢痕。

【禁忌证】

死胎及胎儿畸形。

【术前准备】

1．用物准备　剖宫产手术包 1 个，内有 25cm 不锈钢盆 1 个，弯盘 1 个，卵圆钳 6 把，1、7 号刀柄各 1 把，解剖镊 2 把，小无齿镊 2 把，大无齿摄 1 把，18cm 弯血管钳 6 把，10cm、12cm、14cm 直血管钳各 4 把，组织钳 4 把，持针器 3 把，吸引器头 1 个，阑尾拉钩 2 个，腹腔双头拉钩 2 个，刀片 3 个，双层剖腹单 1 块，手术衣 6 件，治疗巾 10 块，纱布垫 4 块，纱布 20 块，手套 6 副，1、4、7 号丝线各 1 个，可吸收缝线若干包。

2．产妇准备

（1）腹部准备：交叉配血、备血 1500ml 等同一般开腹手术。

（2）术前禁用吗啡、哌替啶等呼吸抑制剂，以防新生儿窒息。

（3）做好新生儿抢救的人员、物品和药品的准备工作。

（4）协助产妇取左侧卧位倾斜 10°～15°，防止仰卧位低血压综合征。

【术中配合】

1．器械护士　适时、准确地给医生递送手术器械和敷料；认真清点手术器械和敷料，确保准确无误。

2. 巡回护士　建立静脉通道，遵医嘱输血输液；指导患者摆好体位，协助完成麻醉穿刺；观察产妇生命体征、胎心变化及导尿情况，发现异常及时报告医生协助处理；保证手术所需物品的供应；协助助产士处理和抢救新生儿。

3. 助产士　新生儿娩出后立即清理呼吸道，协助抢救新生儿。

【术后护理】

1. 病情观察、饮食等同一般腹部手术。

2. 注意腹部切口有无红肿和渗血、宫缩及阴道流血情况，术后 24 小时产妇取半卧位。

3. 保持会阴部清洁干燥。

4. 指导产妇母乳喂养的知识和技巧，学会哺乳。

5. 出院指导　指导产妇进食高热量、高蛋白、高维生素食物，多食新鲜蔬菜和汤类；教会产妇在床上做产后保健操；嘱产妇勤换内衣裤，保持身体及会阴部皮肤清洁；鼓励母乳喂养，并提供书面宣传资料；嘱产后禁止盆浴、性生活 6 周，产后 6 周来院复查；落实避孕措施，避孕 2 年。

第5节　妇科手术

　　妇科手术根据急缓程度可分为择期手术、限期手术和急诊手术。根据手术途径可分为腹式手术和阴式手术。常用的腹式手术有剖宫探查术、全子宫切除术、次全子宫切除术、附件切除术、盆腔肿瘤根治术等。常用的阴式手术有会阴Ⅲ度裂伤修补术、阴道前后壁修补术、经阴道全子宫切除术等。手术既是治疗的过程也是创伤的过程，因此，应充分做好术前准备，加强术后护理，以保证手术顺利完成，促进患者术后快速康复。

【手术前准备】

1. 心理支持　多数患者缺乏医学知识或片面掌握部分知识，不知道手术、麻醉将会发生怎样的情况、导致怎样的后果，因而产生焦虑或恐惧。同时患者对生殖器官功能的认识不足，尤其是较年轻的患者需行子宫或卵巢切除术时，常担心失去女性特征，尤其是生育能力，从而产生焦虑、紧张、恐惧、悲观等不良心理反应。护理人员应热情接待患者，介绍病区环境、医疗水平、主管医生和责任护士，介绍其与同病室病友认识，尤其是同病种手术成功的病例，使她们尽快熟悉新环境。术前耐心向患者讲解相关的疾病知识和手术治疗效果，消除其因担心术后影响性生活而出现的焦虑；介绍手术的必要性、麻醉情况、手术前后可能出现的情况及应对措施、手术前后的注意事项等，使患者安心配合治疗，取得最好的手术效果。

2. 术前指导

（1）指导患者学会胸式呼吸、咳嗽和有效排痰，以防发生术后坠积性肺炎。

（2）指导患者翻身、起床和活动的技巧，鼓励术后早期活动，避免下肢静脉血栓形成。

（3）指导患者在床上练习使用便器排尿排便。

（4）告知患者切除子宫后不再产生月经，卵巢切除后会出现停经、潮热、阴道分泌物减少等症状，即使保留一侧卵巢，也会因术中影响卵巢血运，暂时性引起体内性激素水平波动而出现一些症状。症状严重者，可咨询医师补充雌激素。

3. 手术前一日准备

（1）皮肤准备：受术者于术前 1 天完成沐浴更衣等个人卫生后，进行手术区域皮肤的准备。

经腹手术腹部备皮范围是上起剑突下缘，下至外阴和两大腿上 1/3，两侧至腋中线；脐部用汽油（或络合碘）棉签清洁后再用酒精棉签擦拭。阴部手术备皮范围上至耻骨联合上 10cm，下至外阴部、肛门周围、臀部和大腿内侧上 1/3。去除阴毛和汗毛，切忌损伤患者表皮。备皮完成后用温水洗净、拭干。

考点：妇科手术备皮的范围

（2）胃肠道准备：一般经腹手术，术前晚进半流质、清淡饮食，术前 1 天清洁肠道或口服复方聚乙二醇电解质散导泻。术前 6 小时禁食，术前 2 小时禁水。阴道手术或涉及肠道的手术，术前 3 天进少渣饮食，遵医嘱口服抗生素，口服 20%甘露醇溶液 250ml 加 0.9%氯化钠溶液 250ml，每日 1 次。术前 1 天禁食，静脉补液，继续口服抗生素及甘露醇，并行清洁洗肠。术日晨清洁灌肠，直至排泄物中无粪渣。

（3）阴道准备：经阴道手术术前 3 天每日用 0.05%聚维酮碘溶液行冲洗阴道，阴道流血患者改用 0.5%氯己定溶液擦洗阴道，每日 1 次，共 3 次。经腹手术可于手术前 1 天进行阴道冲洗，在手术室于手术前再用消毒液消毒子宫颈、阴道，消毒时注意阴道穹，消毒后用大棉球拭干。

考点：妇科腹部手术的阴道准备

（4）抽血做血型及交叉配血试验，做普鲁卡因、青霉素等药物过敏试验。术前晚按医嘱给予镇静安眠药。

4．手术日护理

（1）清晨注意有无月经来潮、上呼吸道感染，如有上述情况应及时与医师取得联系。

（2）常规置导尿管，并保持开放。

（3）阴道冲洗后用大棉球擦干，必要时涂 1%甲紫溶液作标记。

（4）术前 30 分钟注射苯巴比妥、阿托品。

（5）取下患者可活动的义齿、发夹、首饰及贵重物品交家属或护士长保管。长发者梳成辫子，头戴布帽。认真核对患者姓名、住院号、床号等病历资料，正确无误地完成受术者由病房到手术室的交接过程，并签字确认。

考点：手术当日的准备

（6）根据患者手术种类及麻醉方式铺好麻醉床，准备好术后监护用具及急救用品。

【术后护理】

1．床边交班　与麻醉师和手术室护士进行床边交班，认真查阅麻醉记录，了解麻醉方式、手术经过、手术范围、术中出血量、尿量、尿液颜色、术中用药等情况。

2．心理护理　建立良好的护患关系，告知手术情况及术后注意事项，及时适宜地应用止痛药物，经常观察病情，进行康复指导，提高患者的自理能力。同时，也要注意家属、病友、探视的同事朋友等对患者的心理影响，了解有关的社会心理因素，必要时动员有关人员共同配合治疗，以利患者康复。

3．体位　根据手术和麻醉方式采取不同的体位。经腹手术全麻患者应专人护理，取去枕平卧位，头偏向一侧，防止呕吐物吸入气管，患者清醒后根据需要选择合适体位；硬膜外麻醉的患者去枕平卧 4～6 小时；腰麻患者去枕平卧 4～6 小时，防止术后头痛。如患者无特殊病情变化，术后次日晨取半卧位。经阴道手术的处女膜闭锁及有子宫的先天性无阴道患者，术后采取半卧位，有利于经血的流出；外阴癌行外阴根治术后的患者应平卧位，双腿外展屈膝，膝下垫软枕以减少腹股沟及外阴部的张力，有利于伤口的愈合；行阴道前、后壁修补或盆底修补术后的患者应采取平卧位，禁止半卧位，以降低外阴阴道张力，促进伤口的愈合。

考点：各种不同手术术后体位

术后为防止下肢静脉血栓的形成，应鼓励患者尽早进行床上四肢肌肉收缩和放松的活动。

4．密切观察病情

（1）生命体征：术后每 15～30 分钟测体温、脉搏、呼吸、血压 1 次，平稳后改为每 4 小时一次，持续 24 小时后病情稳定者每日测 3～4 次，直至正常后 3 天。患者手术后 1～2 天体温稍有升高，但一般不超过 38℃，此为手术后正常反应。全麻未清醒的患者还应注意观察瞳孔、意识及神经反射。

（2）切口：观察切口有无渗血、红肿、渗液或流脓，若有应立即报告医生并配合及时处理。

（3）麻醉消失情况：麻醉作用一般于停药 6 小时后消失。

（4）阴道流血：有些外阴部手术需加压包扎或阴道内留置纱条压迫止血，外阴包扎或阴道内纱条一般在术后 12～24 小时取出，取出时注意核对数目。注意阴道流血情况及取出阴道填塞的纱布后有无活动性出血。

5. 疼痛护理　一般术后 24 小时内遵医嘱肌内注射哌替啶可有效缓解伤口疼痛。可与患者交谈以分散其注意力，减少室内噪声，使患者安静休息、减轻痛苦。术后 12～24 小时取半坐卧位，有利于引流，防止感染，减轻伤口疼痛。应用自控镇痛泵的患者，应指导其正确使用自控镇痛装置。

6. 大小便护理

（1）术后要保持尿管通畅，注意观察并记录尿液的量、颜色及性质，如发现尿液为鲜红色则考虑有可能损伤输尿管或膀胱。一般术后 24～48 小时拔出尿管；广泛性子宫切除和盆腔淋巴清扫术后，留尿管 10～14 天；经阴道全子宫切除术和阴道前后壁修补术留尿管 3～5 天。在保留尿管期间患者每天擦洗会阴并更换尿袋，每周换尿管。在拔尿管前 1～2 天，将尿管夹闭并定时开放，一般 3～4 小时开放一次，夜间应持续开放以训练和恢复膀胱功能，必要时拔出尿管后测残余尿。

考点：各种不同手术保留尿管的时间

（2）会阴Ⅲ度裂伤修补术后控制 5 天内不排便，遵医嘱口服复方樟脑酊延缓排便，术后第 5 天服液状石蜡软化大便。

7. 引流管护理　合理固定引流管，保持引流管通畅，观察并记录引流液的性质、量及颜色。术后 24 小时内若引流液每小时超过 100ml 并为鲜红色时，应考虑有内出血，须立即报告医生。引流管及引流瓶应每日更换并要严格无菌操作。

8. 饮食护理　一般妇科腹部手术后 6～8 小时可进流质饮食，忌食牛奶及甜食，肛门排气后可进半流食，排便后开始进普食。进行胃肠减压的患者均应禁食。

9. 消化道反应的护理　观察患者有无恶心、呕吐、腹胀及肠道排气情况。一般术后呕吐不需要处理，严重的呕吐要通知医生给予药物治疗。腹胀多因麻醉、术后卧床、活动减少致使肠运动减弱而引起，通常术后 2～3 天肛门排气后腹胀可减轻。术后 3 天未排气，无大便，患者腹部隆起，叩诊呈鼓音，排除肠梗阻后，可采取以下措施：①早下床活动；②腹部热敷，轻轻摩擦以促进排气；③遵医嘱肌内注射或穴位封闭新斯的明；④若因低钾引起，则按医嘱补钾；⑤必要时肛管排气或生理盐水低位灌肠。

10. 会阴护理　子宫全切术后患者阴道残端有伤口，应注意观察阴道分泌物的性质、量、颜色，以便判断阴道残端伤口的愈合情况。由于受阴道残端缝线反应的影响，术后有少量浆液性阴道分泌物，属正常情况。每天做会阴擦洗，保持会阴清洁干燥。

11. 健康教育

（1）饮食：进食高蛋白、高热量、高维生素饮食，补充新鲜蔬菜和水果。

（2）休息与活动：注意休息和睡眠。术后半个月可开始运动，活动量应以患者的耐受力而定，避免从事会增加盆腔充血的活动。

（3）症状观察：全子宫切除术后 7～14 天，阴道可有少量粉红色分泌物，这是阴道残端肠线溶化所致，不需处理。如阴道出血量超过月经量，应及时就诊。

（4）全宫切除术后 3 个月内禁止性生活及盆浴。子宫肌瘤剔除术、卵巢囊肿剔除术及异位妊娠手术后 1 个月内禁止性生活及盆浴。妇科手术患者出院后应在 1 个月至 1 个半月来院复查。

考点：全子宫切除术后阴道出现少量粉红色分泌物的原因

小　结

妇产科常用诊疗技术及手术的护理是妇产科护理的基本功，在临床运用中要严格按手术程序操作，做好术前准备、术中配合及术后护理，以保证患者健康。

自 测 题

A₁ 型题

1. 会阴切开缝合术的产妇，术后宜采取的体位是（　　）
A. 平卧位　　　　B. 半卧位
C. 健侧卧位　　　D. 伤口侧卧位
E. 俯卧位

2. 筛查早期宫颈癌最常用的方法是（　　）
A. 阴道窥器检查
B. 宫腔镜检查
C. 阴道镜检查
D. 子宫颈活体组织检查
E. 子宫颈刮片细胞学检查

3. 阴道侧壁涂片检查时，要求患者在检查前多长时间禁止性生活、阴道灌洗及上药（　　）
A. 8 小时　　　　B. 12 小时
C. 24 小时　　　D. 48 小时
E. 1 周内

4. 剖宫产术后护理中，错误的是（　　）
A. 术后平卧，次日改半卧位
B. 术后 12 小时内密切注意阴道流血情况
C. 保持外阴清洁
D. 术后即可拔出留置导尿管
E. 术后 2～3 日，可坐起

5. 子宫脱垂患者阴道前、后壁修补手术后应采取的体位是（　　）
A. 头高足低位　　B. 平卧位
C. 半卧位　　　　D. 侧卧位
E. 自由体位

A₂ 型题

6. 王女士，46 岁，因子宫肌瘤住院，需要行经腹全子宫切除术。术前备皮范围是（　　）
A. 上至脐部，两侧至腋中线，下达大腿上 1/3 处
B. 上至脐部，两侧至腋中线，下达阴部和大腿上 2/3 处
C. 上至剑突下，两侧至腋前线，下达阴部和大腿上 1/3 处
D. 上至剑突下，两侧至腋中线，下达外阴部和大腿上 1/3 处
E. 上至剑突下，两侧至腋中线，下达大腿上 2/3 处

A₃ 型题

〔7、8 题共用题干〕

某女士，26 岁，初产妇，因妊娠 39 周分娩，拟行会阴侧斜切开术。

7. 应选择何时切开最佳（　　）
A. 宫口开全即可切开
B. 破膜后立即切开
C. 宫缩间歇期切开
D. 宫缩会阴体膨隆时切开
E. 破膜前切开

8. 术后日常护理措施下列哪项错误（　　）
A. 保持外阴部清洁
B. 一般于术后 3～5 天出院
C. 大便后及时擦洗
D. 用碘伏棉球擦洗外阴，每天 1 次
E. 勤换会阴垫

（姜丽英）

实 训 指 导

实训1　产前检查技能训练

【案例设计】

谭某，女，26岁，已婚，平素月经规律，4/26～28。末次月经第一日是7月1日，现妊娠6个月。今天第一次来产前检查。

讨论：如何对此孕妇进行产前检查？

【实训目的】

1. 熟练掌握产前检查的物品准备及护理配合。

2. 学会骨盆外测量和腹部四步触诊的方法；学会胎心音的听诊。

3. 培养学生的爱心和责任心；培养学生细心的工作态度和团结协作的能力。

【实训准备】

1. 物品准备　孕妇人体模型、骨盆模型、检查床、骨盆外测量器、记录纸、笔。

2. 检查者准备　穿工作衣，戴帽子、口罩。

【操作流程及护理配合】

1. 示教

（1）骨盆外测量

1）髂棘间径：伸腿仰卧位。测量两髂前上棘外缘间的距离。正常值为23～26cm。间接推算入口横径长度。

2）髂嵴间径：伸腿仰卧位。测量两髂嵴外缘间最宽的距离。正常值为25～28cm。间接推算入口横径长度。

3）骶耻外径：左侧卧位，右腿伸直，左腿屈曲。测量第5腰椎棘突下至耻骨联合上缘中点的距离。正常值为18～20cm。第5腰椎棘突下相当于米氏菱形窝的上角，或相当于髂嵴后连线中点下1.5cm。间接推算入口前后径长度。

4）坐骨结节间径：仰卧位，两腿弯曲，双手抱双膝。测量两坐骨结节内侧缘的距离，正常值为8.5～9.5cm。也可用检查者的拳头测量，若其间能容纳成人的手拳，则一般大于8.5cm，即属正常。间接推算出口横径长度。

5）耻骨弓角度：用两手拇指尖斜着对拢，放置在被测量者耻骨联合下缘，左右两拇指平放在耻骨降支上面，测量两拇指间的角度即为耻骨弓角度，正常值为90°，小于80°则为异常。间接推算出口横径长度。

（2）腹部四步触诊法：了解宫高、胎儿大小、胎产式、胎方位、胎先露及羊水情况等。前3步，检查者面向孕妇头部；第4步，检查者面向孕妇足端。

第1步：检查者两手置于子宫底部，了解子宫外形及子宫底高度，估计胎儿大小与孕周是否相符。两手指腹相对并交替轻推以判断胎儿部位。若为胎头，则硬而圆且有浮球感；若为胎臀，则软而宽且形状稍不规则。

第2步：检查者两手紧贴子宫左右两侧，一手固定，另一手轻轻深按检查，两手交替进行。

感觉平坦、饱满者是胎背；可变形且高低不平者是胎儿肢体，有时能感受到肢体活动。

第3步：检查者右手拇指与其余四指分开，置于耻骨联合上方，轻握胎先露以确定是胎头还是胎臀。同时向左右推动，判断是否衔接。若胎先露能被推动则未入盆；若不能被推动，提示已入盆。

第4步：检查者两手分别置于先露部的两侧，沿骨盆入口轻轻向下深按，进一步核实胎先露部的判断是否正确，并确定其入盆程度。

2. 分组训练　示教后每2名同学为1组，相互测量练习，边叙述边操作，并将骨盆外测量的数据和腹部四步触诊检查的结果填写到实践报告上，教师巡回矫正指导。

【注意事项】

1. 操作前告知模拟孕妇检查的意义和配合事项。

2. 骨盆外测量时注意确认各径线起止点的骨性标志。

3. 操作轻柔、态度和蔼，注意保护孕妇隐私。

【实训作业】

1. 完成实验报告，写出骨盆外测量的方法，总结实践体会。

2. 练习骨盆外测量法和腹部四步触诊法。

（瞿学烨）

实训2　正常分娩妇女的护理

【案例设计】

初产妇，足月临产入院。检查：宫口已开大6cm，枕右前位，胎心正常，其他无异常。经严密观察4小时后，宫口开全。

讨论：如何为该产妇做接产准备？如何配合医生接产？

一、正常分娩产妇的外阴清洁消毒

【实训目的】

掌握会阴擦洗/冲洗、消毒的目的、适应证、操作前准备及操作方法。

【实训准备】

1. 用物准备　有盖敷料缸4个（分别盛放10%肥皂水棉球、碘伏棉球、干棉球、干纱布）、持物钳1把、无齿镊子1把、无菌镊子罐1个、冲洗壶（内盛温开水）、无菌巾、便盆、产妇模型。

2. 操作者准备　穿产房工作服，换清洁鞋，戴口罩和帽子；向产妇说明外阴清洁、消毒的重要性，取得产妇配合；注意保护产妇隐私；注意环境温度；清洗双手，站立于产妇右侧。

3. 产妇准备　排空膀胱，仰卧于产床；配合操作者脱去裤腿，穿裤套；双膝屈曲分开，充分暴露外阴部。

【操作流程及护理配合】

1. 嘱产妇抬高臀部，便盆放臀下。

2. 清洗外阴

（1）干棉球（或干纱布）堵住阴道口。

（2）擦洗：肥皂水棉球自上而下，先中间后周围（小阴唇→大阴唇→阴阜上10cm→两侧大腿内侧上 1/3→会阴→臀部→肛门）擦洗。

（3）冲洗：取冲洗壶，用温开水冲净肥皂液（阴阜上 10cm→两侧大腿内侧上 1/3→大阴唇→小阴唇→会阴→臀部→肛门），右手持长镊子取干棉球边冲边擦。

（4）取出阴道口干棉球（或干纱布）。

（5）擦干：用干棉球或干纱布擦干外阴部（小阴唇→大阴唇→阴阜→两侧大腿内侧上 1/3→会阴→臀部→肛门）。

3. 消毒　外阴长镊子夹取碘伏棉球，按自上而下、先中间后周围的顺序（小阴唇→大阴唇→阴阜→两侧大腿内侧上 1/3→会阴→臀部→肛门）消毒外阴部。

4. 嘱产妇抬高臀部，取出便盆；臀下垫无菌巾。

5. 清理用物，放归原处。

【注意事项】

1. 准备物品齐全，产妇及操作者准备符合要求。

2. 冲洗及消毒顺序、范围正确。

3. 冲洗液勿流入阴道内，冲洗液勿弄湿产妇衣服。

4. 消毒面完全、无遗漏，注意无菌观念。

5. 操作熟练、认真、仔细。

【实训作业】

利用模型练习外阴清洁、消毒。

二、接产的护理配合

【实训目的】

1. 掌握正常分娩时的操作规程，能进行接产时的护理配合。

2. 养成操作认真、负责的态度，树立对孕产妇人文关怀的理念。

【实训准备】

1. 用物准备　产妇模型、新生儿模型、产床、无菌产包、胎心音听筒 1 个、血压计 1 副、吸痰管 1 副。

2. 操作者准备　戴口罩、帽子；洗手消毒；穿接产衣，戴消毒手套。产妇取仰卧位，接产者站在产妇右侧。在接产过程中，随时与产妇交流、解释，取得产妇的配合。

3. 产妇准备　排空膀胱，仰卧于产床上，上半身抬高至 15°，脱去裤子，两腿屈曲，脚放在产床的脚蹬上，或膝部放在产床的腿架上；下腹、大腿上部、外阴裸露充分。

【操作流程及护理配合】

1. 第一产程

（1）生命体征观察：每隔 4～6 小时测量 T、P、R、BP 一次并记录。

（2）心理护理：耐心讲解分娩经过，及时提供分娩信息，增强产妇对自然分娩的信心，促使产妇密切配合，以便顺利分娩。

（3）观察宫缩：护理人员将一手置于产妇腹壁，感觉宫缩时宫体隆起变硬，间歇时宫体松弛变软，并记录。

（4）听胎心：潜伏期每隔 1～2 小时听胎心 1 次，活跃期每隔 30 分钟听胎心 1 次，每次听 1 分钟并记录。

（5）排尿与排便：鼓励产妇每 2～4 小时排尿 1 次，以避免膀胱充盈影响宫缩及胎先露下降。

如在第一产程产妇出现排便感，应仔细分辨，此时应禁止产妇如厕，避免胎儿坠入厕所。大便后应立即清洗外阴，保持外阴清洁。

2．第二产程

（1）继续观察宫缩的强度与频率。

（2）勤听胎心，一般于宫缩间歇期每5～10分钟听1次。

（3）指导产妇屏气，正确运用腹压，观察胎头拨露情况。

（4）随时遵医嘱准备药品及器械。

（5）外阴清洁消毒，配合医生接产。

3．第三产程

（1）预防产后出血：胎儿前肩娩出后立即给产妇肌内注射缩宫素10U，可促进胎盘剥离，减少子宫出血。

（2）清理呼吸道：用吸痰管轻轻吸出新生儿口、鼻腔黏液及羊水，保持呼吸道通畅。

（3）新生儿Apgar评分：根据评分情况进行处理。

（4）皮肤接触：新生儿、母亲前胸裸露，进行第一次皮肤接触。

（5）新生儿体检：给新生儿戴腕带，盖足印和母亲的拇指印，并穿好衣服，包褓褓，滴眼药水，系上小标牌，并注意保暖。

（6）产后2小时的观察及护理：重点观测血压、子宫收缩情况、宫底高度、阴道流血量；为产妇擦汗更衣、注意保暖；帮助产妇第一次哺乳，建立母子情感。

【注意事项】

1．操作前准备齐全。

2．正确处理新生儿。

3．严格无菌操作，操作后处理符合医院感染管理规定。

4．操作熟练、认真、仔细。

5．注意与产妇沟通，体现对产妇的人文关怀。

【实训作业】

1．利用模型观察宫缩及产程进展。

2．练习听胎心。

（杜秀红）

实训3　母乳喂养

【案例设计】

25岁的王女士刚刚生完孩子，准备进行母乳喂养，请你指导她进行有效的母乳喂养。

讨论：通过见习观察到母乳喂养的步骤是什么？

【实训目的】

1．了解母乳喂养的好处，推荐母乳喂养。

2．熟悉母乳喂养中出现的问题，指导正确哺乳。

3．掌握母乳喂养的方法。

【实训准备】

1．操作者准备　母亲洗净双手，用温开水擦洗乳头。

2. 选择舒适的体位　卧位或坐位，打开胸罩。

【操作流程及护理配合】

1. 新生儿头部与身体成一条直线。

2. 母亲将一手拇指与其余四指分别放在乳房上下方，呈"C"形托起乳房。

3. 用乳头轻触婴儿口唇，待其口张大后，将乳头及大部分乳晕送入婴儿口中，注意勿使乳房堵住婴儿鼻孔。吸空一侧，再吸另一侧。哺乳时尽量做到"三贴"：胸贴胸，腹贴腹，下颌贴乳房。母亲能明显感觉到婴儿有节奏地吸吮。

4. 哺乳后，将婴儿竖抱轻拍背部1～2分钟，排出胃内空气以防吐奶，再将其侧卧位置于床上，以防溢乳造成窒息。母亲挤出少量乳汁涂在乳头及乳晕上。

【注意事项】

1. 操作过程中动作应轻柔，多和宝宝进行情感交流。

2. 注意喂养时的卫生。

3. 哺乳后，将婴儿竖抱轻拍，排出胃内空气，以防溢乳造成窒息。

【实训作业】

1. 复述母乳喂养的步骤。

2. 掌握母乳喂养的注意事项。

（兰晓明）

实训4　新生儿沐浴

新生儿皮肤比较娇嫩，出生时表面覆有胎脂、羊水、产道分泌物等，且新生儿分泌旺盛，因此，新生儿沐浴能清洁皮肤、预防感染、使新生儿舒适，还可以加速血液循环，促进生长发育。

【案例设计】

25岁的王女士妊娠40周，足月分娩一健康新生儿。

讨论：请护士为新生儿沐浴。

【实训目的】

1. 了解新生儿沐浴的目的。

2. 熟悉新生儿沐浴的方法。

3. 掌握新生儿沐浴的步骤。

【实训准备】

1. 操作者准备　修剪指甲、取下腕部及手上硬物、洗净并温暖双手。

2. 用物准备　浴盆1个、大毛巾1块、小毛巾1块、大浴巾1块、清洁衣服和尿布、70%乙醇溶液、消毒棉签2个、婴儿沐浴液、臀部和皮肤护理用物、磅秤1个、防水护脐贴1个、水温计1个。

3. 环境准备　室内安静、整洁，光线充足，关闭门窗，调节室温于26～28℃。

4. 新生儿准备　最好选择新生儿哺乳前或哺乳1小时后进行，以防溢乳。

【操作流程及护理配合】

1. 备齐用物至床旁，浴盆内放2/3温水，水温以38～40℃为宜。

2. 将新生儿放于平坦处，打开包被，脱去衣服，露出全身（脐带未脱落时贴防水护脐贴），裹上浴巾。

3. 洗脸　小毛巾对折再对折，擦洗顺序为：眼，由内眼角→外眼角；鼻、嘴、脸，由中间→鼻翼两旁。

4. 洗头　用左臂夹住新生儿的身体，并用左手掌托稳头颈部，用左手拇指及中指将新生儿耳郭向前方轻轻按住，防止水流入外耳道。右手取浴液柔和地按摩头部，洗头、颈，然后用清水冲洗干净，并用大毛巾擦干头发。

5. 洗身体　解开浴巾，以左手握住新生儿左肩及腋窝处，右手托住新生儿左腿及右臀轻轻地将新生儿放入浴盆。新生儿肩部露出水面，下半身浸入水中，姿势是半躺半坐。取小浴巾蘸水淋湿全身，擦浴液、冲洗，顺序依次为：颈部→上肢→腋下→前胸→腹部→后背→腹股沟→会阴及臀部→下肢，注意洗净皮肤皱褶处。

6. 将新生儿抱起并放于浴巾中，迅速包裹并擦干水分。用酒精棉签从脐部中央向外轻轻擦拭，重复 1 次，更换脐部敷料。颈部、腋窝、腹股沟等皱褶处撒少许爽身粉，臀部涂上护臀霜。

7. 为新生儿换上尿布，穿上柔软、干净的衣服。

【注意事项】

1. 沐浴时将沐浴液搓于掌心或倒入水中，不要直接涂在新生儿皮肤上。

2. 给女婴清洗会阴时，将阴唇分开，用棉签蘸清水自上而下轻轻擦洗；男婴将包皮向上推，暴露尿道外口，再用棉签擦洗。

3. 沐浴后将爽身粉洒在手上，双手抹匀，再轻涂全身，以免粉尘进入新生儿鼻、口、眼中。

4. 皮肤破损或脐部有感染的新生儿，可选择局部擦洗。

5. 早产或经阴道助产分娩的新生儿，生后 3 天禁止洗头。

【实训作业】

1. 在见习时注意观察沐浴的步骤和顺序。

2. 复述沐浴的注意事项。

实训 5　新生儿窒息的抢救

新生儿窒息是指胎儿娩出后 1 分钟，仅有心跳而无呼吸或未建立规律呼吸的缺氧状态，为新生儿死亡及伤残的主要原因之一，也是出生后常见的一种紧急情况，必须积极抢救、精心护理，以降低新生儿的死亡率。

【案例设计】

张女士，35 岁，妊娠合并心脏病，妊娠 35 周分娩一女婴，娩出后发现新生儿仅有微弱的心跳，心率 90 次/分，无呼吸，皮肤苍白，喉反射有些反应，四肢稍屈。

讨论：新生儿窒息的抢救步骤。

【实训目的】

1. 了解新生儿窒息抢救前的用物准备。

2. 熟悉新生儿窒息的抢救程序。

3. 掌握新生儿窒息的 ABCDE 抢救步骤。

【实训准备】

1. 用物准备　新生儿复苏气囊、吸球、吸痰管、小儿气管插管、喉镜、肾上腺素 10ml 和 100ml 0.9%氯化钠溶液；5%碳酸氢钠溶液，25%葡萄糖溶液；各种型号注射器；示教人。

2. 操作者准备　戴手套、口罩、帽子等，七步洗手法洗手。

3．患者准备　摆放新生儿于仰卧位，置于硬板床上。

【操作流程及护理配合】

1．清理呼吸道　胎头娩出后清除口、鼻、咽部黏液及羊水（图 6-2），吸引器的压力不应超过 13.3kPa，避免长时间吸引某处黏膜而引起损伤。

2．建立正常呼吸　确认呼吸道通畅后进行触觉刺激促其啼哭，一般轻度窒息者可建立自主呼吸。若仍无自主呼吸，立即进行人工呼吸，其方法如下，①托背法：新生儿平卧，用一手托稳新生儿背部，徐徐抬起，使胸部向上挺，脊柱极度伸展，然后慢慢放平，每 5～10 秒重复 1 次。②口对口人工呼吸：将纱布置于新生儿口鼻上，一手托起新生儿颈部，另一手轻压上腹部以防气体进入胃内，然后对准新生儿口鼻部轻轻吹气，吹气时见到胸部微微隆起时将口移开，放在腹部的手轻压腹部，协助排气，如此一吹一压，每分钟 30 次。直到呼吸恢复为止。③人工正压给氧：给予持续正压呼吸（图 6-3）。正压通气可以在气囊面罩、T-组合复苏器或气管插管下进行。正压通气的频率为40～60 次/分，持续正压通气时间为 30 秒。④气管插管：经上述处理无效时使用。

3．维持正常循环　可行胸外心脏按压，有拇指法和两指法两种（图 6-4）。使新生儿仰卧，用示、中指有节奏地按压胸骨中段，每分钟按压 100 次，按压深度为胸廓按下 1～2cm。每次按压后随即放松。按压时间与放松时间大致相等。按压有效者可摸到颈动脉和股动脉搏动。胸外按压和正压通气的比例应为 3：1，即 90 次/分按压和 30 次/分呼吸，达到每分钟约 120 个动作。每个动作约 1/2 秒，2 秒内 3 次胸外按压加 1 次正压通气。

4．药物治疗　①刺激心跳，用肾上腺素 0.2ml/kg，给药途径首选脐静脉给药。②纠正酸中毒，用 5%碳酸氢钠溶液 3～5ml/kg，溶于 25%葡萄糖溶液 20ml，5 分钟内自脐静脉缓慢注入。③扩容，可用全血、生理盐水、白蛋白等。用药时一定要建立有效静脉通道，保证药物的应用。

5．评价　在复苏过程中要随时评价新生儿的皮肤颜色、自主呼吸、心率、反射、肌张力，为制订进一步的抢救措施提供依据。

【注意事项】

1．新生儿的抢救要争分夺秒，步骤熟练。

2．新生儿静脉用药选择脐静脉。

【实训作业】

1．用示教人分组练习胸外心脏按压。

2．用示教人分组练习气管插管。

实训 6　异常妊娠妇女的护理

【实训目的】

1．通过临床见习和病例讨论，学会对难免流产、异位妊娠、妊娠期高血压疾病、前置胎盘、胎盘早剥妇女进行护理评估、提出护理问题、制订护理措施。

2．培养学生科学严谨的学习态度，提高分析问题、解决问题的能力。

【实训准备】

1．联系医院妇产科病房，组织学生临床见习。

2．选择典型临床案例。

【实训方法和步骤】

1．展示病例或到病房见习典型病例

〖病例1〗 女性，25岁，已婚。因"停经2个月，阴道流血5天，增多2小时"入院。

病史：平时月经规则。停经42天时确诊为早期妊娠。现停经2个月，5天前出现少量阴道流血，伴轻微下腹痛。2小时前阴道流血量增多，下腹部阵发性疼痛加剧。

体格检查：体温36.5℃，脉搏110次/分，呼吸22次/分，血压80/50mmHg。

妇科检查：外阴阴道血染，子宫颈口扩张，子宫如妊娠60天大小。

辅助检查：血红蛋白80g/L，白细胞总数5×10^9/L。

请问：

（1）该患者最可能的疾病诊断是什么？

（2）治疗原则是什么？

（3）首优的护理问题是什么？

（4）护理措施有哪些？

〖病例2〗 女性，25岁，已婚。因"停经2个月，突发右下腹撕裂样疼痛2小时"入院。

病史：平时月经规则。停经42天时行尿妊娠试验为阳性。现停经2个月，3天前出现阴道流血，量少，色暗红。2小时前突发右下腹撕裂样疼痛，之后全腹疼痛，伴有恶心、呕吐、肛门坠胀感。

体格检查：体温36.5℃，脉搏120次/分，呼吸24次/分，血压70/40mmHg。面色苍白。下腹压痛、反跳痛，轻度腹肌紧张，移动性浊音阳性。

妇科检查：阴道少量流血、暗红色；阴道穹窿后部饱满、触痛；子宫颈举痛和摆动痛；子宫稍大、质软；右侧附件区触及包块，质软，有压痛。

辅助检查：血红蛋白70g/L，白细胞总数5.0×10^9/L，中性粒细胞百分比70%，淋巴细胞百分比30%。

请问：

（1）该患者最可能的疾病诊断是什么？

（2）简单可靠的辅助检查是什么？

（3）治疗原则是什么？

（4）首优的护理问题是什么？

（5）护理措施有哪些？

〖病例3〗 女性，30岁，已婚。因"妊娠32周、发生无诱因无痛性阴道流血2次"入院。

病史：孕3产1，于3年前足月顺产1次，人工流产1次。妊娠31周时无诱因无痛性阴道流血1次，量少、暗红色，经卧床休息后血止。现妊娠32周，1小时前又出现无痛性阴道流血，量多于第1次。无外伤、劳累和性生活史。

体格检查：体温36.5℃，脉搏90次/分，呼吸18次/分，血压110/80mmHg。神志清，心肺无异常。腹软，无压痛，宫底位于脐与剑突之间，LOA，胎头高浮，胎心音140次/分，无宫缩。

辅助检查：血红蛋白100g/L，白细胞总数9.0×10^9/L，中性粒细胞百分比70%，淋巴细胞百分比30%。

请问：

（1）该患者最可能的疾病诊断是什么？

（2）首选的辅助检查是什么？

（3）治疗原则是什么？

（4）护理问题有哪些？

（5）应采取哪些护理措施？

〖病例4〗　女性，28岁，已婚。因"水肿1个月伴头痛、眼花5天"入院。

病史：孕3产0。现妊娠36周，1个月前出现下肢水肿，经休息后不消退，5天前出现头痛、眼花，经检查确诊为"重度子痫前期"，入院后给予解痉、镇静等治疗。1小时前突然出现持续性腹痛，且进行性加重，无阴道流血。

体格检查：体温36.7℃，脉搏120次/分，呼吸22次/分，血压120/60mmHg，心肺听诊无异常。

产科检查：宫高40cm，腹围105cm，子宫硬如板状，压痛明显，胎位触不清，胎心音消失。肛门检查：胎膜未破，胎头位于坐骨棘上2cm，子宫颈口未开。骨盆外测量正常。

辅助检查：血红蛋白80g/L，白细胞总数 9.0×10^9/L。尿蛋白（＋＋＋）。

请问：

（1）该患者最可能的疾病诊断是什么？

（2）最可能的病因是什么？

（3）治疗原则是什么？

（4）护理问题有哪些？

（5）应采取哪些护理措施？

〖病例5〗　女性，35岁。因"下肢水肿1个月，头痛、眼花、视物模糊3天"入院。

病史：平时月经规则，无高血压、糖尿病和肾病史。现妊娠32周，1个月前出现下肢水肿，延及大腿，休息后不消退，未引起重视。近3天来出现头痛、眼花、视物模糊。

体格检查：体温36.5℃，脉搏90次/分，呼吸22次/分，血压170/120mmHg，水肿（＋＋）。

产科检查：宫高30cm，腹围85cm，LOA，胎心146次/分。

辅助检查：血红蛋白112g/L。尿蛋白（＋＋＋）。

请问：

（1）该患者最可能的疾病诊断是什么？

（2）应进行哪些辅助检查？

（3）治疗原则是什么？

（4）护理问题有哪些？

（5）应采取哪些护理措施？

2.学生讨论　要求学生分成小组，分析、讨论病例，对每个病例进行护理评估，写出护理问题/诊断，并制订护理措施。

【实训小结】

1.汇报评价　每组学生派出代表，汇报小组讨论的结果；教师针对汇报内容进行评价，并计入小组成绩。

2.书写报告　针对病例，制订护理计划。

（王雪芹）

实训7　异常分娩妇女的护理

【实训目的】

1.通过病例讨论，能对子宫收缩乏力的产妇进行护理评估，并能针对其存在的护理问题制订护理措施。

2. 熟练掌握缩宫素的使用方法和注意事项。

3. 通过实训，培养学生关爱产妇的人文精神，学会与产妇沟通和交流的技巧。

【实训准备】

1. 联系医院妇产科病房，组织学生临床见习。

2. 选择典型临床案例。

【实训方法和步骤】

1. 展示病例或到病房见习典型病例

李女士，26 岁，孕 1 产 0，因"妊娠 39 周，阵发性腹痛 4 小时"入院。腹部检查：腹膨隆，宫底在剑突下 2 横指触及，头先露，胎头衔接，胎心率 135 次/分，宫缩间歇时间 3～4 分钟，持续 30～40 秒。骨盆外测量正常。阴道检查：头先露 S^{-1}，宫口扩张 3cm，触及羊膜囊。入院诊断：足月妊娠临产，头先露。产妇入院后精神紧张，进食少，对疼痛敏感，渐显疲惫。入院后 8 小时检查：胎心率 126 次/分，宫缩间歇时间 5～6 分钟，持续 20～30 秒，宫缩时按压宫壁可出现凹陷。阴道检查：头先露 S^{0}，胎膜未破，宫口扩张 5cm，胎心率 126 次/分，骨盆内测量未见明显异常。

请问：

（1）该产妇是否存在子宫收缩和产程的异常？说出其类型和依据。

（2）能否对该产妇加强宫缩？可采取哪些方法？

（3）人工破膜和缩宫素静脉滴注的指征、方法和注意事项有哪些？

（4）该产妇常见护理诊断/问题有哪些，如何拟定护理措施？

2. 学生讨论　要求学生分成几个小组，分析、讨论病例，对每个病例进行护理评估，写出护理问题/诊断，并制订护理措施。

【实训小结】

1. 汇报评价　每组学生派出代表，汇报小组讨论的结果；教师针对汇报内容进行评价，并计入小组成绩。

2. 书写报告　针对病例，制订护理计划。

（姜丽英）

实训 8　产后出血患者的护理

【实训目的】

1. 通过临床见习和病例讨论，学会对产后出血妇女进行护理评估、提出护理问题、制订护理措施。

2. 培养学生科学严谨的学习态度，提高分析问题、解决问题的能力。

【实训准备】

1. 联系医院妇产科病房，组织学生临床见习。

2. 选择典型临床案例。

【实训方法和步骤】

1. 展示病例或到病房见习典型病例

〔病例 1〕 28 岁初产妇，足月妊娠，于早晨 7：00 在会阴侧切下娩出一男婴。

病史：分娩过程中因继发性子宫收缩乏力给予缩宫素静脉滴注后，产程进展良好，产后胎盘胎膜剥离完整，子宫收缩欠佳，阴道持续出血，时多时少，色暗红，出血量约 900ml。既往体弱多病。

体格检查：体温 36.2℃，脉搏 110 次/分，呼吸 28 次/分，血压 80/50mmHg。

妇科检查：子宫轮廓摸不清，质软，软产道子宫颈无裂伤，但按压宫底见阴道持续出血。

辅助检查：血红蛋白 70g/L，血细胞比容 35%，血小板 $111×10^9$/L。

请问：

（1）该患者最可能的疾病诊断是什么？

（2）治疗原则是什么？

（3）首优的护理问题是什么？

（4）护理措施有哪些？

2. 学生讨论 要求学生分成小组，分析、讨论病例，对病例进行护理评估，写出护理问题/诊断，并制订护理措施。

【实训小结】

1. 汇报评价 每组学生派出代表，汇报小组讨论的结果；教师针对汇报内容进行评价，并计入小组成绩。

2. 书写报告 针对病例，制订护理计划。

（陈梦茹）

实训9 妇科检查

【案例设计】

王某，女，35 岁，2 个月前发现下腹部有一包块，经妇科门诊检查收住入院。

讨论：作为她的责任护士应从哪些方面进行妇科检查？

【实训目的】

1. 了解妇科检查的物品准备。

2. 熟悉妇科检查的护理配合与注意事项。

3. 掌握常用盆腔检查的方法、操作步骤。

【实训准备】

1. 用物准备 妇科检查模型、无菌手套、阴道窥器、无齿长镊子、无菌持物钳、0.9%氯化钠溶液、臀垫、长棉签、污物桶等。

2. 操作者准备 戴帽子、口罩，穿工作衣，戴无菌手套。

【操作流程及护理配合】

1. 教师示教 运用模型进行示范教学。首先嘱患者排空膀胱，协助其脱去一侧裤腿、平卧于检查台上、取膀胱截石位，两手平放于身旁，使腹肌放松。检查者站立于患者两腿之间，面向受检者。

（1）外阴检查：观察外阴发育及阴毛的生长、分布，表面有无炎症、畸形、肿块、萎缩、增生情况；然后分开两侧小阴唇，暴露阴道前庭，注意尿道口、前庭大腺有无异常，检查处女膜完整性；最后让患者向下屏气，观察有无阴道前后壁膨出、子宫脱垂及尿失禁等情况。

（2）阴道窥器检查：将阴道窥器两叶合拢，用 0.9%氯化钠溶液润滑两叶前端，左手示指和拇指轻轻分开小阴唇，右手持窥器斜行插入阴道口，沿阴道后壁缓慢插入阴道内，边旋转边向上向后推进并将两叶转平，张开，直至完全暴露子宫颈。

1）观察阴道：观察阴道黏膜颜色、皱襞，有无充血水肿、溃疡、囊肿等，注意阴道分泌物的量、色、性状，有无臭味等。

2）观察子宫颈：大小、颜色、外口形状、硬度，有无糜烂、息肉、腺囊肿，有无接触性出血、举痛等。

（3）双合诊检查：检查者戴无菌手套，一手示、中指蘸润滑剂，沿阴道后壁轻轻插入阴道内，另一手在腹部配合，检查阴道、子宫颈、子宫体、输卵管、卵巢、宫旁结缔组织有无异常，注意子宫的位置、大小、形状、硬度、活动度及有无压痛；附件有无包块及包块形状、大小、活动度等。

（4）三合诊检查：检查者一手示指在阴道内，中指在直肠内，另一手在腹部配合，此为三合诊检查。可弥补双合诊的不足，查清子宫后壁、直肠子宫陷凹、盆腔后部的情况，了解后倾、后屈子宫的大小。

（5）直肠-腹部诊：检查者一手示指伸入直肠，另一手在腹部配合。适用于未婚、阴道闭锁、经期不宜做阴道检查者。

（6）检查后记录：依次记录外阴、阴道、子宫颈、子宫体、附件（输卵管和卵巢）。

2. 要求学生分组利用模型进行训练，边叙述边操作。教师巡回指导。

【实训评价】

每组随机抽取 1 人操作，由学生评价、教师确认，并将结果作为小组成绩。

【注意事项】

1. 检查时动作轻柔、规范，注意保暖，保护患者隐私。

2. 臀垫、无菌手套、检查器械应每人次更换，以防交叉感染

3. 正常月经期应避免阴道检查。如因有异常阴道出血而必须检查者，应先消毒外阴并戴消毒手套检查。

4. 未婚患者禁做双合诊、三合诊和阴道窥器检查，如检查确有必要，应先征得家属和患者同意。

5. 检查者如为男性医生，则应有女性医务人员在场。

6. 实践结束后，将所有物品归位，养成良好的工作习惯。

【实训作业】

完成实践报告，总结学习体会。

（肖荣霞）

实训10　女性生殖系统炎症患者的护理

【实训目的】

1. 通过临床见习和病例讨论，学会对阴道炎、子宫颈炎、盆腔炎性疾病妇女进行护理评估、提出护理问题、制订护理措施。

2. 培养学生科学严谨的学习态度，提高分析问题、解决问题的能力。

【实训准备】

1. 联系医院妇产科门诊，组织学生临床见习。

2. 选择典型临床案例。

【实训方法和步骤】

1. 展示病例或到门诊见习典型病例

〖病例1〗 女性，35岁。因"白带增多，外阴奇痒3天"就诊。

病史：3天前，患者自觉白带增多，呈豆渣样，无异味，伴外阴、阴道奇痒，坐卧不安。无腹痛及阴道流血。目前因为其他疾病正在接受大剂量雌激素治疗。

妇科检查：外阴已婚已产型，抓痕明显；阴道壁充血明显，小阴唇内侧及阴道壁有白色膜状物附着，用棉签擦拭，露出红肿的黏膜面；子宫颈光滑，子宫前倾前屈位，大小正常，活动度好，无压痛；双侧附件（－）。

请问：

（1）该患者需要做的检查是什么？

（2）首优的护理问题是什么？

（3）护理措施有哪些？

〖病例2〗 女性，30岁，已婚。因"白带增多2个月，性生活后出血1周"就诊。

病史：患者2个月前无明显诱因出现白带增多，黄色，质地略黏稠，无异味。近1周来，患者性生活后有少量出血，有时鲜红，有时暗红，伴有腰骶部酸痛，劳累后加重。平时月经规律，经量中等，无痛经。孕3产2，足月顺产2胎，人工流产1次，现采用宫内节育器避孕。

妇科检查：外阴正常；阴道通畅，阴道分泌物量多，黄色，黏液状，无异味；子宫外口已产型，表面糜烂样改变；子宫前位，大小正常，表面光滑，活动度好，无压痛；双侧附件无异常。

请问：

（1）该患者最可能的疾病诊断是什么？

（2）应做的辅助检查是什么？

（3）如何配合医生进行治疗护理？

〖病例3〗 女性，49岁。因"发热伴下腹部疼痛5日"就诊。

病史：5日前，患者劳累后出现发热及下腹持续性疼痛，活动后加重，伴阴道分泌物增多，脓性，无腹泻。在村卫生室肌内注射"头孢"（具体药物不详）4天，效果不明显。患者既往月经规律，经量偏多，痛经。孕4产1，20年前顺产1胎，人工流产3次。慢性盆腔炎病史8年，反复发作。

体格检查：体温38.5℃，脉搏90次/分，呼吸22次/分，血压130/90mmHg，急性病容，被动体位，心肺听诊无异常。腹部无膨隆，腹肌紧张，压痛、反跳痛明显。

妇科检查：阴道分泌物增多，黄色，有臭味。子宫后位，大小正常，压痛，活动度差。宫旁组织增厚，可扪及条索状物，压痛明显。

请问：

（1）该患者最可能的疾病诊断是什么？

（2）治疗原则是什么？

（3）护理问题有哪些？

（4）应采取哪些护理措施？

2. 学生讨论　要求学生分成小组，分析、讨论病例，对每个病例进行护理评估，写出护理问题/诊断，并制订护理措施。

【实训小结】

1. 汇报评价　每组学生派出代表，汇报小组讨论的结果；教师针对汇报内容进行评价，并计入小组成绩。

2. 书写报告　针对病例，制订护理计划。

（张颖子）

实训 11　女性生殖系统肿瘤患者的护理

【实训目的】

1. 通过临床见习和病例讨论，学会对宫颈癌、卵巢肿瘤妇女进行护理评估，学会对患者进行病情观察，提出护理问题、制订相应护理措施。

2. 培养与患者沟通、交流的良好职业道德，形成科学严谨的学习态度，同时提高分析、解决问题的能力。

【实训准备】

1. 选择典型临床案例。

2. 联系医院病房，组织学生临床见习。

【实训方法和步骤】

1. 展示病例或到病房见习典型病例

〖病例 1〗 孙某，35 岁，已婚。因"近 1 年来出现接触性出血，加重 1 个月"入院。

病史：1 年前出现性生活后阴道流血，色鲜红，量少，可自行消失，无腹痛，无阴道排液及不规则阴道流血。1 个月前接触性出血量增加，约为月经量的一半，可自行消失。饮食睡眠尚可，体重无明显下降，大小便无异常。无既往病史及家族史。

体格检查：体温 36.5℃，脉搏 80 次/分，呼吸 18 次/分，血压 110/75mmHg。心肺听诊无异常，腹部平坦，无压痛、反跳痛及肌紧张。

妇科检查：子宫颈肥大，后唇呈菜花样增生，质脆，触之易出血，宫旁无增厚组织。子宫前位，正常大小，双侧附件（－）。

请问：

（1）该患者最可能的疾病诊断是什么？首选的辅助检查是什么？

（2）为确诊应给患者做哪种辅助检查？

（3）治疗原则是什么？

（4）如何对患者及其家属进行健康指导？

〖病例 2〗 周女士，35 岁，妇科普查发现盆腔包块，无不适。

妇科检查：外阴和阴道无异常，子宫颈光滑、子宫前位、正常大小、质地中等、无压痛；左侧有一形状不规则、回声不均的低回声区，边界清楚，右侧附件（－）；其余检查无异常。

请问：

（1）该患者最可能的疾病诊断是什么？

（2）患者转身突然出现左下腹剧烈疼痛，伴恶心、呕吐。其最可能发生了什么？该如何处理？

2. 学生讨论　要求学生分成小组，分析、讨论病例，对每个病例进行护理评估，写出常见的护理问题/诊断，并制订护理措施。

【实训小结】

1. 汇报评价　每组学生派出代表，汇报讨论结果；教师针对汇报内容进行评价，并将结果作为小组成绩。

2. 完成报告　针对病例，制订护理计划。

（曹丽娜）

实训 12 女性生殖内分泌疾病患者的护理

【实训目的】

1. 通过临床见习和病例讨论，学会对功能失调性子宫出血、闭经、痛经、围绝经期综合征妇女进行护理评估、提出护理问题、制订护理措施。

2. 培养学生科学严谨的学习态度，提高分析问题、解决问题的能力。

【实训准备】

1. 联系医院妇产科病房，组织学生临床见习。

2. 选择典型临床案例。

【实训方法和步骤】

1. 展示病例或到病房见习典型病例

〖病例 1〗 女性，34 岁，已婚。因"近 1 年月经不调"入院。

病史：患者平素月经正常，曾自然流产 2 次，近 1 年经期延长为 10～15 天，量多。平日乏力。

体格检查：体温 37℃，脉搏 80 次/分，呼吸 20 次/分，血压 110/80mmHg。口唇苍白，轻度贫血貌。心肺无异常。

妇科检查：外阴红，已婚已产型；阴道充血，子宫颈光滑，肥大；子宫前位，正常大小；双附件未触及包块，无压痛。

辅助检查：血红蛋白 90g/L，血 hCG（－）。月经来潮后第 5 天行诊断性刮宫，结果示：增生期和分泌期子宫内膜并存。

请问：

（1）该患者最可能的疾病诊断是什么？

（2）治疗原则是什么？

（3）首优的护理问题是什么？

（4）护理措施有哪些？

〖病例 2〗 女性，20 岁，未婚。因"月经期腹痛，伴恶心呕吐 1 天"入院。

病史：患者既往体健，月经规律，月经期有轻微腹痛。1 天前月经来潮，严重腹痛，伴有恶心、呕吐、头晕、乏力，面色苍白，出冷汗。

体格检查：体温 36℃，脉搏 95 次/分，呼吸 22 次/分，血压 128/85mmHg。神志清，精神欠佳，面色苍白，出冷汗，心肺无异常。

辅助检查：B 型超声检查子宫及附件未见异常。

请问：

（1）该患者最可能的疾病诊断是什么？

（2）首选的辅助检查是什么？

（3）治疗原则是什么？

（4）护理问题有哪些？

（5）应采取哪些护理措施？

〖病例 3〗 女性，52 岁，已婚。因"月经不调 3 个月，伴有潮热，易激惹"入院。

病史：患者 3 个月前月经周期发生改变，长短不一，同时反复出现面部潮红，并阵发性潮热，易出汗。有时伴有心悸、头晕，情绪波动大，易激惹、失眠。

体格检查：体温 36.7℃，脉搏 70 次/分，呼吸 18 次/分，血压 122/88mmHg，神志清楚，心肺听诊无异常。

妇科检查：外阴黏膜萎缩，阴道干燥，子宫略小，双附件未触及包块，无压痛。

辅助检查：B 超检查子宫及附件无异常，雌二醇激素测定结果偏低。

请问：

（1）该患者最可能的疾病诊断是什么？

（2）最可能的病因是什么？

（3）治疗原则是什么？

（4）护理问题有哪些？

（5）应采取哪些护理措施？

2．学生讨论　要求学生分成小组，分析、讨论病例，对每个病例进行护理评估，写出护理问题/诊断，并制订护理措施。

【实训小结】

1．汇报评价　每组学生派出代表，汇报小组讨论的结果；教师针对汇报内容进行评价，并计入小组成绩。

2．书写报告　针对病例，制订护理计划。

（陈梦茹）

实训 13　宫内节育器放置术和取出术的护理

【实训目的】

1．了解宫内节育器放置术和取出术的操作方法、物品准备。

2．熟悉宫内节育器放置术和取出术的注意事项。

3．掌握节育器放置术和取出术的护理配合。

【实训准备】

1．用物准备　无菌消毒包内阴道窥器 1 个，弯盘 1 个，子宫颈钳、探针、放置器、取环器、剪刀各 1 把，无菌卵圆钳 2 把，双层大包布、洞巾各 1 块，脚套 2 只，干纱布、棉球若干，另外准备无菌手套 1 副，消毒液及棉球等。

2．已消毒包装的节育器。

3．计划生育模型。

4．多媒体视频资料。

【操作流程及护理配合】

1．教师示教　运用模型进行宫内节育器放置术和取出术的示教。

（1）节育器大小的选择及消毒：T-宫内节育器依其横臂宽度（mm）分为 26、28、30 号 3 种，宫腔深度>7cm 用 28 号，≤7cm 者用 26 号。金属类节育器可高压灭菌、煮沸、75%乙醇溶液或 0.1%苯扎溴铵溶液浸泡 30 分钟消毒。凡浸泡消毒的节育器，使用前均应用无菌液冲洗以除去药液。使用时注意节育器包装袋有无破损或逾期。

（2）宫内节育器放置术：排尿后取膀胱截石位，外阴部常规消毒铺巾，做双合诊；阴道窥器暴露子宫颈，2.5%碘伏溶液及 70%乙醇棉球常规消毒子宫颈及颈管；子宫颈钳夹持子宫颈前唇，用子宫探针顺子宫位置探测子宫深度；用放置器将节育器推送入子宫腔，其上缘必须抵达子宫底部，带尾丝者在距子宫颈外口 2cm 处剪断。观察无出血，取出子宫颈钳及阴道窥器。填写手术记录。

（3）宫内节育器取出术：B 型超声或 X 线检查确定宫腔内节育器位置及类型。探针探测前的步骤同放置术。带尾丝者，用血管钳夹住后轻轻牵引取出；金属单环者，以取环器钩住环下缘牵引取出，切忌粗暴用力。取出困难者可在 B 型超声监视下操作。填写手术记录。

2. 观看多媒体视频资料。

3. 分组训练　要求学生分组训练，边叙述边操作，教师巡回矫正反馈。

【实训评价】

每组随机抽取 1 人操作，由学生评价、教师确认，并将结果作为小组成绩。

【注意事项】

1. 严格把握宫内节育器放置的适应证及禁忌证。

2. 放置时间一般选择在月经干净后 3～7 天。患者在术后休息 3 天。术后保持外阴清洁干燥，术后 1 周内避免重体力劳动，2 周内忌性生活及盆浴，3 个月内每次月经期或排便时注意有无节育器脱落，术后定期随访。

3. 行节育器取出时动作轻柔，切忌粗暴用力，术后休息 1 日，2 周内忌性生活及盆浴。

4. 实训结束后整理用物。

【实训作业】

完成实践报告，总结学习体会。

（肖荣霞）

实训14　妇产科常用护理技术

妇产科常用护理技术包括会阴擦洗/冲洗、阴道灌洗、会阴湿热敷、阴道或宫颈上药、坐浴。目的是保持患者外阴及阴道的清洁，促进炎症消退及伤口愈合，预防生殖、泌尿系统的逆行感染。

一、会阴擦洗

【案例设计】

26 岁产妇，会阴侧切术后第 2 天，伤口疼痛，不敢坐立。

讨论：如何为患者做会阴擦洗？

【实训目的】

1. 了解会阴擦洗的适应证。

2. 熟悉会阴擦洗的用物准备及操作流程。

3. 掌握会阴擦洗的注意事项。

【实训准备】

1. 用物准备　会阴擦洗盘 1 个，内盛无菌弯盘 2 个，无菌卵圆钳或镊子 2 把，浸有 0.02%～0.05%聚维酮碘（碘伏）溶液或 1：5000 高锰酸钾溶液的消毒棉球若干，无菌干纱布 2 块。

2. 操作者准备　洗手，戴口罩，戴一次性无菌手套。

3. 患者准备　了解自己的病情，配合护士的操作。

【操作流程及护理配合】

1. 检查用物，携用物到患者床旁，做好查对和解释。

2．嘱患者排空膀胱，脱下一条裤腿，取屈膝仰卧位，双腿略外展，暴露外阴。将一次性会阴垫或中单和橡胶单垫在患者臀下。

3．护士将会阴擦洗盘放至床边，戴一次性无菌手套，将一个消毒弯盘置于患者会阴部。用一把无菌镊子或卵圆钳夹取干净的药液棉球，用另一把无菌镊子或卵圆钳从下方夹取棉球进行擦洗。一般擦洗三遍。擦洗的顺序：第一遍由上至下、由外向内、由对侧向近侧（阴阜上 10cm→两大腿内侧上 1/3→大阴唇→小阴唇→会阴→臀部→肛门）依次擦洗，初步擦净会阴部的污垢、分泌物及血迹；第二遍为自上而下、由内向外、由对侧向近侧（小阴唇→大阴唇→阴阜上 10cm→两大腿内侧上 1/3→会阴→臀部→肛门）擦洗，或以伤口、阴道口为中心向外擦洗；第三遍顺序同第二遍。擦洗时均应注意最后擦洗肛周和肛门，防止伤口、阴道、尿道被污染。每擦洗一个部位更换一个棉球，直至将会阴部的分泌物擦干净，最后用干棉球擦干，擦干的顺序与第二遍擦洗相同。

4．操作完毕，撤去橡胶单、中单或一次性会阴垫，协助患者穿好衣裤，并整理好床单。

【注意事项】

1．在擦洗时，应注意观察会阴部及局部伤口有无红肿、分泌物和伤口愈合情况。

2．对留置导尿管的患者，应注意保持导尿管的通畅，避免脱落或扭曲。

3．擦洗时动作应轻稳，顺序正确。

4．注意无菌操作，最后擦洗有伤口感染的患者，避免交叉感染。每次擦洗前后，护士均应洗净双手。

5．擦洗溶液温度适中，注意保暖、遮挡。

6．产后及会阴部手术的患者在大便后应及时擦洗，预防感染。

【实训作业】

1．练习会阴擦洗。

2．书写实训报告。

二、阴 道 灌 洗

【案例设计】

56 岁患者，因子宫脱垂（Ⅲ度）行经阴道子宫切除术。术前医嘱：阴道灌洗 3 天。

讨论：如何为患者做阴道灌洗？

【实训目的】

1．了解阴道灌洗的适应证。

2．熟悉阴道灌洗的用物准备及操作流程。

3．掌握阴道灌洗的注意事项。

【实训准备】

1．用物准备　橡胶单、中单各 1 块或一次性垫巾 1 块，一次性无菌手套 1 副，一次性灌洗袋或消毒灌洗筒 1 个，带调节夹的橡皮管 1 根，灌洗头 1 个，输液架 1 个，弯盘 1 个，阴道窥器 1 只，卵圆钳 1 把，消毒大棉球若干，便盆 1 个、水温计 1 个、灌洗液 500～1000ml（常用 1∶5000 高锰酸钾溶液、0.9%氯化钠溶液、0.02%聚维酮碘溶液、0.5%乙酸溶液、1%乳酸溶液、2%～4%碳酸氢钠溶液等）。

2．操作者准备　洗手，戴口罩，戴一次性无菌手套。

3．患者准备　了解自己的病情，配合护士的操作。

【操作流程及护理配合】

1. 检查用物，引导患者至妇科检查室，做好查对和解释。

2. 根据患者的病情，配制灌洗液 500～1000ml，将灌洗袋（筒）挂于距床沿 60～70cm 的支架上，连接橡皮管和灌洗头。排去管内空气，试好水温后备用。

3. 护士戴一次性无菌手套，一手持灌洗头，打开开关，先冲洗外阴，然后另一手分开小阴唇，将灌洗头沿阴道后壁纵行插入至阴道穹窿后部，边冲洗边在阴道内左、右、上、下移动灌洗头。阴道灌洗也可用阴道窥器暴露子宫颈后再进行，灌洗时转动阴道窥器，将整个阴道穹及阴道侧壁冲洗干净。待灌洗液剩下约 100ml 时，关上开关，将阴道窥器向下按压，以使阴道内残留的液体完全流出。拔出灌洗头和阴道窥器，再用余液冲洗外阴。

4. 操作完毕，撤去橡胶单、中单或一次性会阴垫，协助患者穿好衣裤，并整理好床单。

【注意事项】

1. 灌洗液温度以 41～43℃为宜，温度过低，患者不舒适；温度过高，可能烫伤患者的阴道黏膜。

2. 灌洗液应根据不同的病情进行选择。滴虫性阴道炎用酸性溶液灌洗，外阴阴道假丝酵母菌病用碱性溶液灌洗，非特异性阴道炎用一般消毒液或 0.9%氯化钠溶液灌洗，术前患者用聚维酮碘（碘伏）溶液、高锰酸钾溶液进行灌洗。

3. 灌洗筒与床沿的距离不超过 70cm，以免压力过大、水流过速，使灌洗液或污物进入子宫腔或灌洗液与局部作用时间不足。

4. 产后 10 日或妇产科手术 2 周后的患者，如果合并阴道分泌物混浊、有臭味、阴道伤口愈合不良、黏膜感染坏死等可行低位灌洗，灌洗筒与床沿距离不超过 30cm，以防止污物进入子宫腔或损伤阴道伤口。

5. 操作时动作轻柔，灌洗头插入不宜过深，以免损伤阴道黏膜和子宫颈组织。用阴道窥器冲洗时要转动阴道窥器，使灌洗液能达到阴道各部。

6. 宫颈癌患者有活动性出血、月经期、妊娠期、产褥期、人工流产术后子宫口未闭者或阴道流血患者均应禁止灌洗。未婚女性可用导尿管灌洗，不能使用阴道窥器。

【实训作业】

1. 练习阴道灌洗。

2. 书写实训报告。

三、会阴湿热敷

【案例设计】

18 岁女学生，外阴骑跨伤第 2 天，右侧大阴唇后下方见一 1cm×2cm 大小的紫蓝色包块，触疼明显。为促进局部血液循环，减轻疼痛，为其进行会阴湿热敷。

讨论：如何为患者做会阴湿热敷？

【实训目的】

1. 了解会阴湿热敷的适应证。

2. 熟悉会阴湿热敷的用物准备及操作流程。

3. 掌握会阴湿热敷的注意事项。

【实训准备】

1. 用物准备　橡胶单、中单各 1 块或一次性会阴垫 1 块，会阴擦洗盘 1 个，镊子 2 把，棉垫 1 块，一次性换药碗或带盖搪瓷罐（内盛沸水浸泡的纱布或煮沸的 50%硫酸镁溶液浸泡的纱布 2 块，温度 41～48℃），无菌干纱布数块，棉签若干，医用凡士林适量，50%硫酸镁溶液，95% 乙醇溶液，丁字带 1 条，红外线灯 1 台，一次性无菌手套 1 副。

2．操作者准备　洗手，戴口罩，戴一次性无菌手套。

3．患者准备　了解自己的病情，配合护士的操作。

【操作流程及护理配合】

1．检查用物，携用物到患者床旁，做好查对和解释。

2．嘱患者排空大小便，取屈膝外展仰卧位，暴露外阴，注意保暖。臀下铺橡胶单及中单或一次性会阴垫，行外阴擦洗，清洁局部。

3．先在热敷部位用棉签涂一薄层凡士林，盖上无菌干纱布，再用镊子夹起热湿纱布，稍稍拧干，敷于患处，外盖棉垫保温，必要时用丁字带固定。

4．每 3～5 分钟更换热敷湿纱布一次，亦可将红外线灯对局部进行照射以延长更换敷料的时间。一次热敷可持续 15～30 分钟。

5．热敷完毕，移去热敷纱布，观察热敷部位皮肤，用纱布拭净皮肤上的凡士林，帮助患者整理衣裤，撤去橡胶单、中单或一次性会阴垫，整理床铺。

【注意事项】

1．会阴湿热敷应在清洁外阴后进行。

2．湿热敷的温度一般为 41～48℃，湿热敷的面积是病损范围的 2 倍左右。

3．每次热敷时间 15～30 分钟。

4．热敷时定期检查热源，防止烫伤。

5．在热敷过程中，随时评价热敷效果，为患者做好生活护理。

【实训作业】

1．练习会阴湿热敷。

2．书写实训报告。

四、阴 道 上 药

【案例设计】

34 岁已婚妇女，近日阴道分泌物增多，外阴奇痒。经医院检查，诊断为念珠菌性外阴阴道炎，需阴道冲洗后阴道上药。

讨论：如何为患者做阴道上药？

【实训目的】

1．了解阴道上药的适应证。

2．熟悉阴道上药的用物准备及操作流程。

3．掌握阴道上药的注意事项。

【实训准备】

1．用物准备　橡胶单、中单各 1 块或 1 次性垫单 1 块，一次性无菌手套 1 副，阴道灌洗物 1 套，阴道窥器 1 个，长镊子 1 把，带线尾大棉球，干棉球，长棉签，纱布，药品（甲硝唑、新霉素等）。

2．操作者准备　洗手，戴口罩，戴一次性无菌手套。

3．患者准备　了解自己的病情，配合护士的操作。

【操作流程及护理配合】

1. 检查用物，引导患者至妇科检查室，做好查对和解释。

2. 嘱患者排空膀胱，取膀胱截石位，臀下铺橡胶单及中单或一次性会阴垫，行阴道灌洗以除去子宫颈黏液或炎性分泌物。用阴道窥器扩张阴道、暴露子宫颈，用消毒干棉球擦干。根据病情及药物剂型的不同，采用以下方法：

（1）涂擦法：适用于液状或软膏状药物，如20%～50%硝酸银溶液。用阴道窥器扩张阴道，再用消毒长棉签蘸取药物，均匀涂擦在子宫颈或阴道病变部位。

（2）喷洒法：适用于粉末状药物，如己烯雌酚。用阴道窥器扩张阴道，再将药粉均匀喷在病变组织表面。腐蚀性药物不可喷洒。

（3）纳入法：适用于片剂、丸剂、栓剂或胶囊状药物，如甲硝唑。护士将药物用长镊子放入阴道穹窿后部。

3. 操作完毕，撤去橡胶单、中单或一次性会阴垫，协助患者穿好衣裤，并整理好床单。

【注意事项】

1. 上非腐蚀性药物时，应转动阴道窥器，使阴道四壁炎性组织均能涂上药物。

2. 阴道栓剂或片剂最好晚上或休息时上药，以免起床后脱出，影响疗效。

3. 给未婚妇女上药时，勿使用阴道窥器，可用细长棉签涂擦或送入，棉签上的棉花必须捻紧，涂药时应按同一方向转动，以防棉花落入阴道。

4. 月经期及子宫出血者不宜采用阴道给药。用药期间应禁止性生活。

【实训作业】

1. 练习阴道上药。

2. 书写实训报告。

五、坐　　浴

【案例设计】

27岁产妇，会阴侧切术后第10天，伤口针眼处红肿、有硬结。

讨论：如何为患者坐浴？

【实训目的】

1. 了解坐浴的适应证。

2. 熟悉坐浴的用物准备及操作流程。

3. 掌握坐浴的注意事项。

【实训准备】

1. 用物准备　配制好的药液2000ml，坐浴盆1个，30cm高的坐浴盆架1个，无菌小毛巾1块。

2. 操作者准备　洗手，戴口罩，戴一次性无菌手套。

3. 患者准备　了解自己的病情，配合护士的操作。

【操作流程及护理配合】

1. 检查用物，携用物到患者床旁，做好查对和解释。

2. 根据病情需要按比例配制好所需溶液2000ml，将坐浴盆置于坐浴盆架上。滴虫性阴道炎常用0.5%乙酸溶液、1%乳酸溶液；念珠菌性外阴阴道炎常用2%～4%碳酸氢钠溶液；老年性阴道炎常用0.5%～1.0%乳酸溶液；外阴炎及其他非特异性阴道炎、外阴阴道手术术前准备常用

1：5000 高锰酸钾溶液或 10%洁尔阴洗液、0.05%碘伏溶液。

3. 嘱患者排空膀胱后将全臀和外阴部浸泡于溶液中，持续 20 分钟左右。

4. 结束后用无菌小毛巾擦干外阴，整理用物，消毒坐浴盆。

【注意事项】

1. 月经期、妊娠期、阴道流血、产后 7 天者禁止坐浴。

2. 坐浴液严格按比例配制，浓度过高容易造成黏膜烧伤；浓度太低则达不到治疗效果。

3. 水温适宜，不要过高，以免烫伤皮肤。

4. 坐浴前排空膀胱，并将外阴及肛门周围擦洗干净。

5. 坐浴时必须将臀部与外阴全部浸于药液中。注意保暖，防止受凉。

【实训作业】

1. 会指导患者进行坐浴。

2. 书写实训报告。

（姜丽英）

实训15　妇产科手术妇女的护理

【实训目的】

1. 通过临床见习和病例讨论，学会对经腹手术妇女进行护理评估、提出护理问题、制订护理措施。

2. 培养学生科学严谨的学习态度，提高分析问题、解决问题的能力。

【实训准备】

1. 联系医院妇产科病房，组织学生临床见习。

2. 选择典型临床案例。

【实训方法和步骤】

1. 展示病例或到病房见习典型病例

〔病例1〕 女性，25 岁，妊娠 39^{+5} 周，臀先露。因"阵发性腹痛 2 小时"入院。平时月经规律，周期 30 天，经期 5 天；末次月经 2017 年 11 月 2 日，预产期为 2018 年 8 月 9 日。停经 40 多天时出现恶心、呕吐等早孕反应，持续 1 个月自行缓解；停经 4 个半月自觉胎动至今；定期产前检查无异常，2 个月前发现臀位，纠正失败，2 小时前出现阵发性腹痛，间歇 5～6 分钟，持续 30 秒。

查体：体温 36.5℃，脉搏 82 次/分，呼吸 20 次/分，血压 110/70mmHg，心肺听诊无异常。产科检查：宫高 35cm，腹围 100cm，骶左前位，未入盆，胎心率 146 次/分，有规律宫缩，持续 30 秒，间歇 5～6 分钟。阴道检查：子宫颈展平，宫口开大 1cm，臀先露，胎先露在坐骨棘上 1cm，胎膜未破。骨盆外测量正常。胎儿 B 型超声示混合臀先露，单活胎，双顶径 100cm，股骨长 76cm，羊水指数 125mm，估计胎儿体重 3900g 左右。

该产妇，若经阴道分娩则可能发生脐带脱垂、后出胎头困难、新生儿窒息等，产妇及家属放弃试产。产妇目前已临产，需紧急剖宫产终止妊娠。产妇较紧张，害怕剖宫术中和术后疼痛。

请问：

（1）首优的护理问题是什么？

（2）护理措施有哪些?

〖病例2〗 女性，45 岁。因"月经周期缩短、经期延长、经量增多3年余"入院。

病史：患者 3 年前开始出现月经周期缩短，经期延长，每次经期 8～9 天，无痛经，未就诊。近半年来月经周期不规律，经期延长，经量较前增多，伴有头晕、乏力。

体格检查：体温 36.5℃，脉搏 100 次/分，呼吸 24 次/分，血压 90/60mmHg。一般情况尚可，轻度贫血貌，其余检查无异常。

妇科检查：外阴正常，阴道通畅，子宫颈光滑，子宫体增大如妊娠 3 个月大小，表面凹凸不平，质硬，无压痛，活动度好，双侧附件无明显异常。

辅助检查：血红蛋白 100g/L。B 型超声示多发性子宫肌瘤。

诊断：子宫肌瘤。

处理：子宫切除术。

请问：

（1）结合患者的情况，拟定术前护理措施。

（2）术后如何护理这类患者？

2. 学生讨论 要求学生分成小组，分析、讨论病例，对每个病例进行护理评估，写出护理问题/诊断，并制订护理措施。

【实训小结】

1. 汇报评价 每组学生派出代表，汇报小组讨论的结果；教师针对汇报内容进行评价，并计入小组成绩。

2. 书写报告 针对病例，制订护理计划。

（姜丽英）

参 考 文 献

陈云梅，熊瑛. 2016. 妇产科护理学. 第 3 版. 北京：科学出版社

黎梅. 2015. 妇产科护理. 第 3 版. 北京：科学出版社

罗琼. 2015. 妇产科护理学（高职案例版）. 第 2 版. 北京：科学出版社

南桂英. 2015. 妇产科护理学. 北京：科学出版社

谢幸，苟文丽. 2013. 妇产科学. 第 8 版. 北京：人民卫生出版社

朱梦照. 2012. 妇产科护理. 北京：科学出版社

教学基本要求
（72 课时）

一、课程性质和课程任务

"妇产科护理"是中等职业学校护理、助产专业的一门专业核心课程。内容主要包括正常和异常孕产妇的护理、正常新生儿和高危儿的护理、妇科疾病患者的护理、计划生育妇女的护理、妇女保健及妇产科常用护理技术等。其主要任务是使学生树立"以人为本、关爱健康、关注生命"的护理理念，通过对妇女及新生儿生理、心理及社会特点的分析，结合所学的妇产科基本知识、基本护理技能，可对孕产妇、新生儿、妇科疾病患者、计划生育服务对象进行整体护理和健康教育。

新教材结合妇产科护理岗位和护士执业资格考试最新要求，以护理任务为主线，将护理实施过程与理论知识进行深度融合，并强调人文关怀素养，注重护士职业道德和职业化行为规范的培养。

二、课程教学目标

（一）职业素养目标

1. 具有良好的职业道德和伦理观念，自觉尊重服务对象的人格，保护其隐私。

2. 具有良好的医疗安全与法律意识，自觉遵守医疗卫生、计划生育相关法律法规，依法实施妇产科护理措施。

3. 具有健康的心理和认真负责的职业态度，能予服务对象以人文关怀。

4. 具有勤学善思的学习习惯、细心严谨的工作作风、较强的适应能力，团队合作的职业意识及良好的沟通能力，关心、尊重、爱护患者。

5. 具有终身学习的理念，在学习和实践中不断地思考问题、研究问题、解决问题。

（二）专业知识和技能

1. 掌握女性解剖与生理相关知识。

2. 掌握产科护理的基本知识和技能，能在教师指导下运用护理程序对孕产妇进行整体护理。

3. 掌握妇科常见病患者的护理评估、护理诊断和护理措施，能在教师指导下按照护理程序发现、分析、解决护理问题。

4. 掌握妇产科手术的术前准备、术后护理相关知识，能熟练操作妇产科常用护理技术。

5. 熟悉妇幼保健及优生、家庭健康育儿知识，具备和孕产妇及其家属沟通的能力，并有为女性各阶段提供自我保健、疾病预防、新生儿保健等健康教育的能力。

6. 具有助产的基本知识和技能，能协助医生或助产士对孕产妇进行产前检查与评估、产程观察、平产接生、围生儿护理、产后观察及产褥期护理。

7. 具有制订新生儿护理计划，教会产妇护理新生儿的技巧、常识和方法的能力。

8. 具有使用和管理常用器械、仪器设备的能力，保证其安全与舒适。

三、教学内容和要求

教学内容	了解	熟悉	掌握	教学活动参考
一、绪论				理论讲授 多媒体演示
（一）妇产科护理的性质和内容		√		
（二）我国妇产科护理的发展	√			
（三）妇产科护理的学习目的及方法	√			
二、女性生殖系统解剖及生理				理论讲授 多媒体演示 理实一体化 讨论
（一）女性生殖系统解剖				
1. 骨盆及骨盆底		√		
2. 外生殖器		√		
3. 内生殖器		√		
4. 血管、淋巴和神经	√			
5. 邻近器官	√			
（二）女性生殖系统生理				
1. 女性一生各阶段的生理特点		√		
2. 卵巢周期性变化及其性激素的功能		√		
3. 子宫内膜的周期性变化及月经		√		
4. 月经周期的调节	√			理论讲授 多媒体演示 教师示教 临床见习
三、正常妊娠期妇女的护理				
（一）妊娠生理				
1. 受精及受精卵植入与发育		√		
2. 胎儿附属物的形成与功能		√		
3. 胎儿的发育特征	√			
（二）妊娠期母体变化				
1. 生理变化		√		
2. 心理变化		√		
（三）妊娠诊断				
1. 早期妊娠诊断			√	
2. 中、晚期妊娠诊断			√	
3. 胎产式、胎先露和胎位			√	
（四）妊娠期管理				
1. 护理评估			√	
2. 常见护理诊断/问题			√	
3. 护理措施			√	
4. 健康指导	√			
（五）评估胎儿健康的技术				

教学内容	了解	熟悉	掌握	教学活动参考
1. 胎儿宫内情况的监护		√		
2. 胎盘功能检查	√			
3. 胎儿成熟度检查	√			
4. 胎儿先天畸形及遗传性疾病的宫内诊断	√			
实训1：产前检查技能训练			√	技能实践
四、正常分娩期妇女的护理		√		理论讲授 多媒体演示 案例教学 情景教学 视频示教 临床见习
（一）决定分娩的因素		√		
（二）枕先露的分娩机制	√			
（三）临产征象与产程分期			√	
（四）各产程的临床经过及护理				
1. 第一产程的临床经过及护理			√	
2. 第二产程的临床经过及护理			√	
3. 第三产程的临床经过及护理			√	
（五）分娩技术				
1. 镇痛分娩		√		
2. 导乐分娩		√		
3. 无保护分娩		√		
实训2：正常分娩妇女的护理			√	技能实践
五、正常产褥期妇女的护理				理论讲授 多媒体演示 案例教学 视频示教 临床见习
（一）产褥期母体的变化				
1. 产褥期母体的生理变化		√		
2. 产褥期妇女的心理变化			√	
（二）产褥期妇女的护理				
1. 护理评估			√	
2. 常见护理诊断/问题			√	
3. 护理目标	√			
4. 护理措施			√	
5. 护理评价	√			
（三）母乳喂养				
1. 母乳喂养的基本知识			√	
2. 母乳喂养指导及乳房护理		√		
实训3：母乳喂养			√	
六、围生儿的护理				技能实践 理论讲授 多媒体演示 案例教学
（一）正常新生儿的护理				
1. 正常新生儿生理特点		√		

续表

教学内容	了解	熟悉	掌握	教学活动参考
2. 正常新生儿护理			√	情景教学 视频示教 临床见习
（二）高危儿的护理				
1. 胎儿窘迫			√	
2. 新生儿窒息			√	
3. 新生儿产伤		√		
实训4：新生儿沐浴			√	技能实践
实训5：新生儿窒息的抢救			√	技能实践
七、异常妊娠妇女的护理				理论讲授 多媒体演示 案例教学 情景教学 视频示教 临床见习
（一）流产				
1. 护理评估			√	
2. 常见护理诊断/问题			√	
3. 护理目标	√			
4. 护理措施			√	
5. 护理评价	√			
（二）异位妊娠				
1. 护理评估			√	
2. 常见护理诊断/问题			√	
3. 护理目标	√			
4. 护理措施			√	
5. 护理评价	√			
（三）妊娠期高血压疾病				
1. 护理评估			√	
2. 常见护理诊断/问题			√	
3. 护理目标	√			
4. 护理措施			√	
5. 护理评价	√			
（四）前置胎盘				
1. 护理评估			√	
2. 常见护理诊断/问题			√	
3. 护理目标	√			
4. 护理措施			√	
5. 护理评价	√			
（五）胎盘早剥				
1. 护理评估			√	
2. 常见护理诊断/问题			√	
3. 护理目标	√			
4. 护理措施			√	
5. 护理评价	√			
（六）羊水量异常				
1. 护理评估			√	
2. 常见护理诊断/问题			√	
3. 护理目标	√			
4. 护理措施			√	
5. 护理评价	√			
（七）早产与过期妊娠				
1. 护理评估			√	
2. 常见护理诊断/问题			√	
3. 护理目标		√		
4. 护理措施			√	
5. 护理评价			√	
（八）多胎妊娠				
1. 护理评估			√	
2. 常见护理诊断/问题			√	
3. 护理目标			√	
4. 护理措施			√	
5. 护理评价			√	
（九）高危妊娠				
1. 护理评估			√	
2. 常见护理诊断/问题			√	
3. 护理目标		√		
4. 护理措施			√	
5. 护理评价			√	
实训6：异常妊娠妇女的护理			√	临床见习 病例讨论
八、妊娠合并症妇女的护理				理论讲授 多媒体演示 案例教学 情景教学 视频示教 临床见习
（一）妊娠合并心脏病				
1. 护理评估			√	
2. 常见护理诊断/问题			√	
3. 护理目标		√		
4. 护理措施			√	
5. 护理评价			√	
（二）妊娠合并糖尿病				
1. 护理评估			√	
2. 常见护理诊断/问题			√	

续表

教学内容	教学要求			教学活动参考	教学内容	教学要求			教学活动参考
	了解	熟悉	掌握			了解	熟悉	掌握	
3．护理目标	√				1．护理评估			√	
4．护理措施			√		2．常见护理诊断/问题			√	
5．护理评价	√				3．护理目标	√			
（三）妊娠合并贫血					4．护理措施			√	
1．护理评估			√		5．护理评价	√			
2．常见护理诊断/问题			√		（三）产后出血				
3．护理目标	√				1．护理评估			√	
4．护理措施			√		2．常见护理诊断/问题			√	
5．护理评价	√				3．护理目标	√			
九、异常分娩妇女的护理				理论讲授	4．护理措施			√	
（一）产力异常				多媒体演示	5．护理评价	√			
1．护理评估			√	案例教学	（四）羊水栓塞				
2．常见护理诊断/问题			√	情景教学	1．护理评估			√	
3．护理目标	√			视频示教	2．常见护理诊断/问题			√	
4．护理措施			√	临床见习	3．护理目标	√			
5．护理评价	√				4．护理措施			√	
（二）产道异常					5．护理评价	√			
1．护理评估			√		实训8：产后出血患者的护理			√	技能实践
2．常见护理诊断/问题			√		十一、产褥期并发症妇女的护理				理论讲授
3．护理目标	√				（一）产褥感染				多媒体演示
4．护理措施			√		1．护理评估			√	案例教学
5．护理评价	√				2．常见护理诊断/问题			√	情景教学
（三）胎儿异常					3．护理目标		√		视频示教
1．护理评估			√		4．护理措施		√		临床见习
2．常见护理诊断/问题			√		5．护理评价		√		
3．护理目标	√				（二）晚期产后出血				
4．护理措施			√		1．护理评估			√	
5．护理评价			√		2．常见护理诊断/问题			√	
实训7：异常分娩妇女的护理			√	技能实践	3．护理目标	√			
十、分娩期并发症妇女的护理				理论讲授	4．护理措施			√	
（一）胎膜早破与脐带脱垂				多媒体演示	5．护理评价		√		
1．护理评估			√	案例教学	（三）产后抑郁				
2．常见护理诊断/问题			√	情景教学	1．护理评估		√		
3．护理目标	√			视频示教	2．常见护理诊断/问题		√		
4．护理措施			√	临床见习	3．护理目标		√		
5．护理评价	√				4．护理措施		√		
（二）子宫破裂					5．护理评价		√		

续表

教学内容	教学要求			教学活动参考	教学内容	教学要求			教学活动参考
	了解	熟悉	掌握			了解	熟悉	掌握	
十二、妇科护理评估				理论讲授	2. 常见护理诊断/问题			√	
1. 健康史采集内容			√	多媒体演示	3. 护理目标	√			
2. 身体状况评估			√		4. 护理措施			√	
3. 心理-社会状况评估			√		5. 护理评价		√		
实训9：妇科检查			√	技能实践	（四）卵巢肿瘤				
十三、女性生殖系统炎症患者的				理论讲授	1. 护理评估			√	
护理				多媒体演示	2. 常见护理诊断/问题			√	
（一）概述				案例教学	3. 护理目标	√			
1. 女性生殖器官的自然防御功能	√			视频示教	4. 护理措施			√	
2. 病原体	√			临床见习	5. 护理评价		√		
3. 传染途径			√		实训11：女性生殖系统肿瘤患者			√	技能实践
（二）外阴部炎症			√		的护理				
（三）阴道炎症					十五、滋养细胞疾病患者的护理				理论讲授
1. 滴虫性阴道炎			√		（一）葡萄胎				多媒体演示
2. 外阴阴道假丝酵母菌病			√		1. 护理评估			√	案例教学
3. 老年性阴道炎			√		2. 常见护理诊断/问题			√	视频示教
4. 细菌性阴道病			√		3. 护理目标	√			临床见习
（四）慢性子宫颈炎症			√		4. 护理措施			√	
（五）盆腔炎性疾病	√				5. 护理评价		√		
实训10：女性生殖系统炎症患者			√	技能实践	（二）妊娠滋养细胞肿瘤				
的护理					1. 护理评估			√	
十四、女性生殖系统肿瘤患者				理论讲授	2. 常见护理诊断/问题			√	
的护理				多媒体演示	3. 护理目标		√		
（一）宫颈癌				案例教学	4. 护理措施			√	
1. 护理评估			√	情景教学	5. 护理评价		√		
2. 常见护理诊断/问题			√	视频示教	十六、女性生殖内分泌疾病患者				理论讲授
3. 护理目标	√			临床见习	的护理				多媒体演示
4. 护理措施			√						案例教学
5. 护理评价	√				（一）功能失调性子宫出血				情景教学
（二）子宫肌瘤					1. 护理评估			√	视频示教
1. 护理评估			√		2. 常见护理诊断/问题			√	临床见习
2. 常见护理诊断/问题			√		3. 护理目标		√		
3. 护理目标	√				4. 护理措施			√	
4. 护理措施			√		5. 护理评价			√	
5. 护理评价	√				（二）闭经				
（三）子宫内膜癌					1. 护理评估			√	
1. 护理评估			√		2. 常见护理诊断/问题			√	
					3. 护理目标		√		

续表

教学内容	了解	熟悉	掌握	教学活动参考
4. 护理措施			√	
5. 护理评价	√			
（三）痛经				
1. 护理评估		√		
2. 常见护理诊断/问题		√		
3. 护理目标	√			
4. 护理措施		√		
5. 护理评价	√			
（四）围绝经期综合征				
1. 护理评估		√		
2. 常见护理诊断/问题		√		
3. 护理目标	√			
4. 护理措施		√		
5. 护理评价	√			
实训12：女性生殖内分泌疾病患者的护理			√	技能实践
十七、妇科其他疾病患者的护理				理论讲授 多媒体演示 案例教学 情景教学 视频示教 临床见习
（一）子宫内膜异位症				
1. 护理评估		√		
2. 常见护理诊断/问题		√		
3. 护理目标	√			
4. 护理措施		√		
5. 护理评价	√			
（二）子宫脱垂				
1. 护理评估		√		
2. 常见护理诊断/问题		√		
3. 护理目标	√			

教学内容	了解	熟悉	掌握	教学活动参考
4. 护理措施			√	
5. 护理评价		√		
十八、计划生育妇女的护理				理论讲授 多媒体演示 视频示教 临床见习
（一）计划生育妇女的一般护理			√	
（二）避孕方法及护理			√	
（三）人工终止妊娠的方法及护理			√	
（四）输卵管绝育术及护理	√			
实训13：宫内节育器放置术和取出术的护理			√	技能实践
十九、妇女保健				理论讲授 多媒体演示
（一）妇女保健概述		√		
（二）妇女保健工作的任务		√		
二十、妇产科常用护理技术				理论讲授 多媒体演示 视频示教 临床见习
（一）会阴擦洗/冲洗			√	
（二）阴道灌洗			√	
（三）会阴湿热敷			√	
（四）阴道或子宫颈上药			√	
（五）坐浴			√	
实训14：妇产科常用护理技术			√	技能实践
二十一、妇产科常用诊疗技术及手术的护理				理论讲授 多媒体演示 视频示教 临床见习
（一）生殖道细胞学检查术			√	
（二）子宫颈活组织检查术			√	
（三）会阴切开缝合术		√		
（四）剖宫产术			√	
（五）妇科手术			√	
实训15：妇产科手术妇女的护理			√	技能实践

四、学时分配建议（72 学时）

教学内容	理论	实践	小计
一、绪论	1	0	1
二、女性生殖系统解剖及生理	3	0	3
三、正常妊娠期妇女的护理	4	2	6
四、正常分娩期妇女的护理	4	2	6

续表

教学内容	学时数		
	理论	实践	小计
五、正常产褥期妇女的护理	2	2	4
六、围生儿的护理	2	2	4
七、异常妊娠妇女的护理	5	2	7
八、妊娠合并症妇女的护理	2	0	2
九、异常分娩妇女的护理	2	2	4
十、分娩期并发症妇女的护理	3	1	4
十一、产褥期并发症妇女的护理	2	0	2
十二、妇科护理评估	1	1	2
十三、女性生殖系统炎症患者的护理	2	1	3
十四、女性生殖系统肿瘤患者的护理	4	1	5
十五、滋养细胞疾病患者的护理	2	0	2
十六、女性生殖内分泌疾病患者的护理	3	1	4
十七、妇科其他疾病患者的护理	2	0	2
十八、计划生育妇女的护理	2	2	4
十九、妇女保健	1	0	1
二十、妇产科常见护理技术	1	2	3
二十一、妇产科常用诊疗技术及手术的护理	1	1	2
机动	1		1
合计	50	22	72

五、教学基本要求的说明

（一）教法说明

本课程重点突出以职业岗位为导向，以患者为中心的护理教学理念，注重人文素质的培养。教学重视信息技术手段的使用，将理论、实训与临床对接。提倡运用项目教学法、任务驱动法、问题牵引法、案例教学法、情景教学法、小组讨论学习等多种教学方法，实现教、学、做一体化。技能实践分为实验室训练、临床见习、模型示教等教学方式进行，充分发挥和体现教师的引导作用和学生的主体地位，调动学生学习的热情，积极主动参与教学活动，培养学生仔细观察、独立思考、合作互助的能力，形成评判性思维。

（二）考核形式及评分方法

教学过程中课堂测试、技能考核、阶段考试等形式对学生理论知识、专业技能和职业素养进行综合评价。注重学生学习的过程性评价，建议理论知识占总成绩60%，可采用平时成绩和期末考试相结合的方式；过程性考核评价占总成绩20%，即：学生自评（占2%）＋学生互评（占2%）＋组间互评（占4%）＋教师评价（占12%）；实训操作占总成绩20%，通过实训报告、见习总结或组织标准考试进行评价。

自测题参考答案

第2章

1. A 2. B 3. C 4. A 5. B 6. B 7. D 8. D 9. B 10. C 11. B 12. D
13. D

第3章

1. B 2. D 3. B 4. B 5. E 6. A 7. E 8. C 9. C 10. C 11. D 12. D
13. C

第4章

1. C 2. C 3. E 4. E 5. B 6. C 7. C 8. B 9. A 10. D 11. B 12. E
13. D 14. E 15. A

第5章

1. D 2. C 3. E 4. C 5. B 6. D 7. E 8. D 9. C 10. E 11. C 12. B
13. C 14. C 15. E

第6章

1. C 2. B 3. A 4. C 5. E 6. E 7. D 8. A 9. C 10. B 11. D 12. B
13. A 14. C 15. D

第7章

1. A 2. D 3. D 4. B 5. E 6. E 7. A 8. A 9. C 10. A 11. A 12. A
13. B 14. B 15. C 16. B 17. D 18. C

第8章

1. A 2. A 3. B 4. C 5. C 6. A 7. D

第9章

1. A 2. D 3. D 4. D 5. E 6. E 7. D 8. D 9. C 10. C 11. A 12. C
13. A 14. E 15. A 16. A 17. B

第10章

1. B 2. C 3. D 4. C 5. A 6. A 7. B 8. B 9. B 10. E

第 11 章

1. C 2. B 3. B 4. E 5. E 6. B 7. B 8. C 9. E

第 12 章

1. A 2. A 3. C 4. D 5. D 6. B

第 13 章

1. B 2. D 3. C 4. E 5. A 6. A 7. B 8. E

第 14 章

1. B 2. C 3. D 4. C 5. B 6. A 7. C 8. C 9. B 10. A 11. C 12. B
13. D 14. B 15. C 16. D 17. A 18. E 19. E 20. A 21. D 22. E

第 15 章

1. C 2. D 3. A 4. B 5. D 6. E 7. B 8. B 9. C 10. C 11. D 12. B
13. A 14. A 15. D 16. C

第 16 章

1. C 2. D 3. A 4. E 5. B 6. C 7. B 8. A 9. A 10. D

第 17 章

1. B 2. A 3. D 4. A 5. A 6. C 7. E

第 18 章

1. B 2. A 3. C 4. A 5. E 6. A 7. D 8. C 9. C 10. B 11. B 12. C
13. E 14. A

第 19 章

1. D 2. D 3. B 4. A 5. E 6. A

第 20 章

1. C 2. B 3. D 4. C 5. C 6. A 7. C 8. E 9. D

第 21 章

1. C 2. E 3. C 4. D 5. B 6. D 7. D 8. D